总主编　陈达灿

副总主编　黄　燕　吴　薇　蒋四川

岭南特色中医临证教程

皮肤病学

主　审　禤国维　范瑞强

主　编　李红毅　陈达灿

副主编　莫秀梅　刘　维　梁家芬

编　委（按姓氏笔画排序）

邓家侵　卢传坚　朱培成　伍慧媚

刘　炽　刘　维　刘全知　刘俊峰

闫玉红　李红毅　杨琳琳　吴元胜

何　伟　何梓阳　宋丽芬　陈达灿

陈信生　林　颖　郑伟娟　袁娟娜

莫秀梅　黄咏菁　黄楚君　梁宝莹

梁海莹　梁家芬　韩珊珊　甄庆育

廖列辉　熊述清

科学出版社

北　京

内 容 简 介

本书是"岭南特色中医临证教程"系列丛书之一。笔者按照"院校-师承-地域医学"教育相结合的人才培养模式，为培养具有岭南特色的中医应用型人才，以及进一步配合教学改革工程，支撑专业特色教育，在广州中医药大学第二临床医学院教务处的组织下编写了本书。全书分为两部分，共三十章，选取岭南地区特色皮肤病 15 种。第一部分总论介绍了岭南皮肤科发展的社会历史背景、岭南皮肤科的发展史、中医皮肤病学基础等内容；第二部分各论介绍了岭南特色皮肤病的病因病机、治疗特色、辨证论治、外治法、其他疗法、养护调摄、名家医案等内容。

本书主要供中医院校学生使用，亦可供其他中医爱好者参考使用。

图书在版编目（CIP）数据

皮肤病学 / 李红毅，陈达灿主编. —北京：科学出版社，2020.8
岭南特色中医临证教程 / 陈达灿总主编
ISBN 978-7-03-065176-1

Ⅰ. ①皮… Ⅱ. ①李… ②陈… Ⅲ. ①皮肤病-中医临床-经验-教材
Ⅳ. ①R275.9

中国版本图书馆 CIP 数据核字（2020）第 085582 号

责任编辑：陈深圣 郭海燕 孙 曼 / 责任校对：王晓茜
责任印制：赵 博 / 封面设计：北京图阅盛世文化传媒有限公司

科 学 出 版 社 出版

北京东黄城根北街 16 号
邮政编码：100717
http://www.sciencep.com

北京华宇信诺印刷有限公司印刷
科学出版社发行 各地新华书店经销

*

2020 年 8 月第 一 版 开本：787×1092 1/16
2024 年 2 月第三次印刷 印张：15
字数：356 000

定价：88.00 元
（如有印装质量问题，我社负责调换）

总　　序

岭南医学流派发端于岭南地区，奠基于晋代，发展于隋唐、宋、元时期，成熟于明、清，并派生出诸多专科。它在收集单方、验方和地方草药的基础上，还担负阐明地方人群体质特点，预防南方湿热气候致病，防治地方常见病、多发病等任务，是一个有代表性的南方中医药学术流派。它既有传统医药学的共性，又有其地方医疗保健药物方式的特性，具有学术的传承性、区域性、务实性、兼容性、创新性五大特点。开展与加强对岭南中医学术流派的研究，培养岭南学术思想与临床技能并重的中医药人才，继承与发展岭南医学，是位于岭南大地的中医院校的使命与任务。

在国家大力推进医药卫生体制改革，发展中医药事业和高等中医药教育教学改革的新形势下，在我国高等教育更加注重内涵建设、提高人才培养质量的背景下，为了更好地贯彻落实《中医药发展战略规划纲要（2016—2030年）》和《医药卫生中长期人才发展规划（2011—2020年）》，促进广东省中医药事业健康发展，全面推进卫生强省和中医药强省建设，广州中医药大学第二临床医学院为适应中医学本科人才培养，以面向行业、面向基层、服务地方社会经济发展为宗旨，着力于具有地方特色的高素质应用型中医药人才培养模式的研究、改革与实践，从2017年开始设立岭南班，立足中医地方特色人才培养，按照"院校-师承-地域医学"教育相结合的人才培养模式，打造具有岭南特色中医应用型人才。为进一步配合实施"岭南班"教学改革工程，支撑专业特色教育，广州中医药大学第二临床医学院与科学出版社合作，组织编写"岭南特色中医临证教程"系列丛书。该丛书共7个分册，包括《岭南地产药材鉴别与应用》《中医经典岭南临证解析》《内科与杂病》《妇科》《儿科》《皮肤病学》《骨科》。该丛书除可供培养高层次人才教学之用外，还可作为广大中医学者从事临床与科研的参考。

该丛书的编写遵循高等中医药院校教材建设的原则，注意教学内容的思想性、科学性、先进性、启发性和适应性。同时，根据教学大纲的要求，在学生已掌握"三基"（基本知识、基本理论、基本技能）的基础上，系统梳理岭南医学各个专科的学术思想和临床诊疗经验，遵循贴近实际、贴近临床、贴近疗效的"三贴近"原则，注重现代临床实用性，将理论与临床密切结合，结合具体临证病例加以分析，并进行总结性述评，提出对各流派的评价、发展前景、需要深入探讨的重大课题与未来研究方向等；同时，结合岭南班专业教学实际，整体优化、处理好与中医各专科现行教材的交叉重复，做好衔接，突出精品意识，打造精品教材；注重立足专业教学要求和临床工作的实际需要，强调学生临床思维、实践能力与创新精神的培养。

教材建设是一项长期而艰巨的系统工程，该丛书还需要接受教学实践的检验，恳请有关专家与同行给予指正。该丛书亦将会定期修订，以不断适应岭南医学的发展和岭南特色中医应用型人才培养的需求。

禤国维

2019年3月

前　言

　　中医皮肤病学是中医学的一个重要组成部分，它是一个既古老又新兴的学科。由于历史原因，中医皮肤病学的内容一直归属于中医外科学之中。新中国成立后，在党和政府的重视下，在赵炳南、朱仁康等老一辈中医皮肤科泰斗的开创下，随着中医药学的不断发展，中医皮肤病学也得到了迅速成长。尤其改革开放以来，中医皮肤病学的发展速度更快，逐渐从中医外科学中分化出来成为一个独立的专门学科。为落实"十三五"规划期间广州中医药大学第二临床医学院教学工作的规划目标，加快中医学人才培养综合改革工作，提高中医学人才培养质量，广州中医药大学第二临床医学院于 2017 年 9 月开始每年从中医学五年制新生中遴选 20 人，成立教改班"岭南班"，按照"院校-师承-地域医学"教育相结合的人才培养模式，打造具有岭南特色的中医应用型人才。为进一步配合实施"岭南班"教学改革工程，支撑专业特色教育，我们组织规划了本书的编写工作。本书以培养地方特色教育为目标，主要供广州中医药大学第二临床医学院中医学五年制"岭南班"学生教学使用，也供其他中医院校学生及中医爱好者阅读使用。

　　本书是在广州中医药大学第二临床医学院、广东省中医院皮肤科的十余位教师共同努力下，经过对岭南地区大量古今文献资料的调研及临床经验的总结整理等而完成的。但由于时间仓促及经验的不足，错漏或不当之处在所难免，期望在试用过程中能不断地修正和完善。

编　者

2020 年 2 月

目　　录

第一部分　总　　论

第二部分　各　　论

第一部分 总 论

第一章　岭南皮肤科发展的社会历史背景

一、岭南地域与环境及形成的人的体质特点

  岭南介于山海之间，北枕五岭，南临大海，含今广东、海南两省全部，广西东部，以及越南北部。岭南大致可分为三大地理区域：北部为山地丘陵，含广东北部和东北部、广西东北部；中部为河网密布的冲积平原和三角洲平原，镶嵌部分山地丘陵，含北江中下游、东江下游、西江中下游等；南部沿海平原台地，间有少量山地丘陵，以及近岸海岛。北部居民以耕作为主，梯田文化占优势；中部的地理环境则既利于农耕，又方便贸易，故稻作文化发达，"人多务贾以时逐"，形成商业文化优势；南部沿海地区，"人多以舟楫为食""逐海洋之利"，其人"习海竞渡角旺""粤东滨海地区，耕三渔七"。

  我国岭南地区所处纬度较低，是较接近赤道的地带，日照时间长，太阳辐射量大，属亚热带海洋性气候，四季不分明，长年空气湿度偏大，地表含水量高，若无北方冷空气影响，常年气温相对较高，每年约有 7 个月平均气温高于 22℃，远胜于其他省区，是所谓"四时放花，冬无霜雪之地"。这种长时间的炎热，比一时的高温对人体体质的影响更大。岭南地区气候炎热，气候意义上的四季划分不明显，夏长冬暖。所谓"一岁之间，暑热过半"和"一岁之间，蒸湿过半，三伏之内，反不甚热，盛夏连雨，即复凄寒"。岭南地域高温时期比较多，且一天之中高温延续时间也较长，所以平均温度较高。广州年平均气温（21.8℃）高于北京、青岛、兰州、上海、汉口、成都等地，致使岭南人酿成阳热体质。《太平圣惠方》曰："岭南土地卑湿，气候不同，夏则炎热郁蒸，冬则温暖无雪，风湿之气易伤人。"阳热亢盛，加上人在这种炎热的环境下劳作起居，终年"腠理汗出"，易损伤人体津气，又易形成气阴两虚体质。如清代南海名医何梦瑶在《医碥》中所谓："岭南地卑土薄，土薄则阳气易泄，人居其地，腠理汗出，气多上壅。地卑则潮湿特盛，晨夕昏雾，春夏淫雨，人多中湿，肢体重倦，病多上脘郁闷，胸中虚烦，腰膝疼痛，腿足寒厥。"若正气不足，热邪外侵，则易生热病。亚热带地区除炎热之外，另一个特点是雨季长，雾湿重，所以岭南地域不仅气候炎热，且湿润多雨。东南及华南沿海丘陵地区年降水量高于黄河下游、渭河流域及海河流域，且明显高于东北地区及内蒙古和河西走廊等地，是全国著名的多雨区。岭南地区（珠江区）由于雨量大，年干燥度数小于 1，形成了湿润型气候。明代吴又可《温疫论》中说："南方卑湿之地，更遇久雨淋漓，时有感湿者。"《素问·异法方宜论》云："南方者，天地所长养，阳之所盛处也。其地下，水土弱，雾露之所聚也。"岭南地湿雾重，加上劳动时间长、强度大，体能消耗多，需及时补充盐分及脂肪，故饮食以咸味和厚味为特征。岭南人吃狗肉，尤以夏季为盛。狗肉性刚燥，既伤阴，又燥扰阳气；岭南人喜食鱼虾螺蚝等多湿阴柔之品，尤喜生食，贪饮生冷冻物，故易损肠胃；岭南地区居民养成了喝"下午茶""夜茶"（如潮汕有名的工夫茶）的习惯，久之则加重了脾胃的负担，进而损伤脾胃，使脾胃运化功能失调。岭南人喜喝清热解毒、祛湿消暑功效的凉茶，长期大量使用此类苦寒药物，加重脾胃的损伤，故岭南人脾胃病证最常见，且岭南地区人们勤沐浴，长期

湿热的气候环境和生活习俗影响人的脾胃运化功能，湿困脾胃而酿成湿热体质。湿热体质感受湿热之邪，遂成湿热之病候。正如清代薛生白《湿热病篇》所说："太阳内伤，湿饮停聚，客邪再至，内外相引，故病湿热。"何梦瑶在其著作《医碥》中强调南方"凡病多火""多湿病"，林培政总结广东温病的四大特点之一为临床证候多夹"湿"；《岭南卫生方》指出："岭南既号炎方，而又濒海，地卑而土薄。炎方土薄，故阳燠之气常泄；濒海地卑，故阴湿之气常盛。"岭南名医陈任枚《温病学讲义》总结温病五个兼证，对"兼湿"的论述最为详细："东南濒海之区，土地低洼，雨露时降，一至春夏二令，赤帝司权，热力蒸动水湿，其潮气上腾，则空气中常含多量之水蒸气，人在其中，吸入为病，即成湿热、湿温，又名暑湿。"他认为"兼湿"之发生，广东一年四季皆可有，但多在春生夏长（长夏）之时，病气随时令而发，是已兼夹有蓬勃不可遏抑之势，气候复杂，晴雨无时，脾胃受病，湿郁成热。广东为岭南地区的主要省份，脑力劳动者居多，常见学习紧张，工作压力大，睡眠不足，生活不规律，饮食不节。青少年生机勃勃，阳气旺盛，多喜食煎炸香口之品，又常勤读废寝，易耗伤肾阴，致肾阴不足，相火过旺，易致肾之阴阳平衡失调，出现神倦、夜寐差、焦虑、口干等肾阴不足之象，所以可以得出岭南气候对人群体质影响的特点：一，炎热，热则耗气；二，潮湿，湿则碍脾。在外湿热之邪交蒸，伤阴耗气，不良生活饮食习惯损伤脾胃，在内气阴两虚又生虚热，脾气亏虚，又助湿浊，内外合邪，共致岭南人气阴两虚、脾气不足、湿热内阻的综合体质特点。

二、岭南气候地理环境对皮肤病的影响

《素问·异法方宜论》就提到南方的气候，乃天地所长养，其阳热偏盛；且岭南水土薄弱，雾露之气聚集。特殊的地理气候环境，使岭南古代医家对疾病、临床证候和防治方法的认识也有其特殊性。如岭南元代医家释继洪之《岭南卫生方》就详细论述了岭南之"炎方"的特点，炎方土薄，阳气封藏不固，容易外泄；其临海而地势低平，造就了"湿"的环境特点。"湿"性本重浊，加之气候温热潮湿。温热则易阴伤，湿热则易蕴毒。"湿"又分为外湿、内湿。岭南有"湿""热""瘴气虫毒"的气候环境特点，按照中医学"天人合一"的思想，久居岭南之人，有其特定的生活习惯和体质，受岭南湿热气候的影响，多喜食鱼、虾、蟹等生冷、滋腻之品，易损伤脾胃，导致脾虚湿盛，故容易受外界之湿和内在之湿的影响而致病。由于气候、环境的影响，造就了岭南人阳热偏盛、脾虚湿盛和气阴两虚的体质特征。同时，历代南北迁徙，有利于文化、学术的交融，岭南地区的医学发展也受到中原地区医学体系的影响。皮肤病作为多发疾病，在岭南古籍中常有记载。岭南皮肤病的临床特点和治疗方法、预防的手段有其特殊性，因此产生了很多岭南传统医学用于治疗皮肤病的经验，形成区别于其他区域的医疗特点和医家风格。

纵观岭南大量古代文献，翻阅众多皮肤病研究文章，发现岭南古代医家非常注重整体观念，主张三因制宜，即根据气候特点、人的体质特点、地域特点，通过对道地药材资源的挖掘，用以治疗皮肤疾病，包括疮痈疔肿类、癣类、杨梅疮类、烫火金疮类、瘰病等。岭南医家尤其爱用外治法治疗皮肤疾病，皮肤外治以清热、祛湿、泻火、解毒为治法最多，可见古代医家很早就认识到，受当地气候环境的影响，湿热毒邪是岭南皮肤病的重要致病因素。岭南医家在运用中草药医治本地区疾病的过程中累积了非常多的经验，并有多种专著流传后世。具有代表性的如《肘后备急方》《验方新编》《易简单方集》《经验良方》《良方撮要》《保赤新编》《疡科全书》《不内外因家藏妙方》等古籍，都充分体现了外治注重实效的特点。古代岭南医家对

理论的探讨论较少，多注重临床实际操作，治病多从临床上探索，尤其以外治法为多见。外治法多注重实用性，外治验方皆简便廉验。

三、岭南疾病的证治特点

祖国医学向来注重因人、因时、因地制宜，众所周知，疾病的发生、发展和防治，或人群健康状况的水平、变化，无不与地理环境因素（包括自然环境、生物因素和人文社会因素）有着密切的关系。如《黄帝内经》在要求医家精研医药之术的同时要"上知天文，下知地理，中知人事"。而自然环境因素中的气候因素是影响岭南疾病发生的重要因素，它包括大气的组成、气压与风、太阳辐射、温度、降水、干燥度、日照与云量、空气电离化、气候类型及气候带等。正如吴氏等所做的研究所示，温度与湿度是影响人体健康和疾病的两个最主要气象气候因素，也与岭南疾病的关系最为密切，高温度、高湿度构成的湿热环境是岭南地区的一大气候特点，高温度会影响机体向四周大气的散热过程，抑制代谢机能；湿热环境对人体的影响主要表现在对自主神经系统、内分泌功能、体液代谢的影响等方面，对自主神经的影响主要是交感和副交感神经的反应性，表现为情绪反应性降低，如人在湿热环境下易疲倦、工作能力低下、食欲减退、四肢困懒。内分泌功能方面主要影响性激素、甲状腺激素和甲状旁腺激素、汗腺、抗利尿激素、胸腺及肾上腺功能。暖热气候下，白细胞减少，抗体含量低下，胃酸分泌量减少，对感染性疾病抵抗力低下。这些因素对岭南疾病的发生、发展有着重要的影响。如《岭南卫生方》曰："岭南地偏而土薄，无寒暑正气。阳常泄故冬多暖，阴常盛故春多寒。阳外而阴内，阳浮而阴闭，故人得病多内寒而外热，下寒而上热也""南方草木水泉皆禀恶气，人在其间，元气不固，感而为病，是为之瘴……盛夏初秋茅生夹道，人行其间。热气蒸郁，无林木以蔽日，无水泉以解渴，伏暑至重，因而感疾""外人之入南者必一病，但有轻重之异。若久而与之具化，则可免矣"。鉴于岭南疾病多易从阳化、热化，临床证候多有挟湿的表现，如脘痞胀满，食欲减退，口干不欲饮，恶心呕吐，头身困重，小便混浊，便溏，口黏，口甘，舌苔厚滑黏腻，脉濡等。所以必须重视清解透热、宣畅气机和化解湿邪。湿邪有阴阳不同属性，病理性质可以随疾病正邪双方的演变而出现"从阴""从阳"的变化。因此治湿必重气化，否则易犯"迹其有形，亡乎无形；从其小者，失其大者"的错误。近代名医鹤山吕安卿治病用药主张松、通、清三字，临床喜用郁金、石菖蒲、莲梗、蝉花、川楝子、木通等药，认为郁金解郁，石菖蒲开窍，莲梗通肺，蝉花松肝，川楝子、木通通利膀胱小肠使邪有出路。薛生白在《湿热病篇》中认为湿热宜分不宜合，"湿热两分，其病轻而缓，湿热两合，其病重而速"。对化湿与清热两者，重视化湿为先，以达"湿去热孤"，则病易治。所以薛氏好用辛开宣畅气机之法。吴鞠通治湿热之证亦注重开宣肺气，协调中焦枢纽，宣畅三焦气机的方法。善用杏仁宣肺气而通下焦，使上下气机通畅，则邪有出路，如三仁汤。上焦宜化，中焦宜燥，下焦宜利，所以在临床上常应用杏仁、桔梗、橘皮、苏梗、羌活等宣通上焦而祛湿；用藿香、法半夏、佩兰、茵陈、厚朴、白蔻仁等芳香化湿、理气运脾和胃，协调中焦枢纽；湿阻下焦则用茯苓、泽泻、通草等淡渗之品导而利之。因上、中、下三焦之病常是兼而挟之，因而在临床常是合而用之。正如薛生白《湿热病篇》治湿热阻于下焦气分证，用茯苓、泽泻、草薢分利湿热，但并非一味渗利，"须佐入桔梗、杏仁、大豆黄卷开泄中上，源清则流自洁"。明清岭南医家多推崇河间、丹溪之学，认为"凡病多火"。基于岭南春夏淫雨、潮湿特甚、人多湿病的现象，对冒雨卧湿、岚瘴熏蒸之各种外感湿病和脾虚而致的内伤湿病，都做了精深的研究。王新华总结历代岭南医家学术思想和用药特色得出"岭南暑湿，湿温多见，不为时令所拘""善用芳香轻清花类药物"之见。王新华总结岭南医家潘兰坪治疗温病的三大学术思想：感冒之治在于轻透外邪，温热之治着眼于清热保津；治温热法宜清热保津，清攻养液施治有序；治暑证每从暑湿立法，清上宜肺亦颇为必要。王云飞等总结邓铁涛治疗岭南疾病经验——擅用岭南草药：补气不燥，当选五爪龙（具有益气而不生热，补气而不滋腻，扶正不碍邪，并有祛痰平喘、化湿行气功效），尤适宜岭南炎热多湿的气候特点，故有"南芪"之称。邓老治疗气虚喜用五爪龙；岭南多暑热，解表宜轻清，邓老治疗外感病擅用发散表邪的轻清之剂，常选用银翘散、桑菊饮加减，配伍部分岭南药如龙脷叶、青天葵、岗梅根、木蝴蝶，此类药主产于两广，具有疏风清热、生津止渴、清咽利喉、清肺润肺的功用，多为岭南凉茶主要成分，而凉茶是岭南民间消暑的必备饮品；化湿除痹，首选诸藤，岭南地区湿热之邪偏盛，故痹证多兼湿热之邪。邓老治疗痹证擅用南药之藤类药辨证加减，如常用忍冬藤、鸡矢藤、络石藤等，清化湿热、疏风通络，以治疗湿热痹；常用海风藤、宽筋藤、石楠藤等，以治疗寒湿偏重之痹证。无论何类痹证，化湿为常法，根据辨证选用藤类药，却很少应用附子、乌头类大辛大热之品；治淋选"珍凤"，珍珠草与小叶凤尾草合用形成对药，珍珠草清热、解毒、利水；小叶凤尾草清热利湿、凉血解毒；消食以独脚金（具有清肝健脾、消食杀虫的功效，《南宁药物志》载本品"退热解渴，消食，治疳积烦渴"）；止痢用火炭母（具有清热利湿、凉血解毒的功效）；补肾以楮实子（具有滋肾清肝的功效），安神以素馨花（《岭南采药录》载素馨花"解心气郁痛，止下痢腹痛"），邓老常用之养心安神，治疗心悸、失眠、健忘等心系病证。

岭南地区人群体质以气阴两虚和湿热质居多，治则强调补而不燥、滋而不腻、消而不伐，用药多选用花、叶类药物和岭南草药，另外在化湿与清热的同时，要注重滋阴，如何梦瑶指出："火虽属心，而起于下焦肾中之阴火也。火旺则肾水虚，少加黄柏以泻阴火救肾水；如烦躁不止，加生地黄以滋肾，肾水旺则心火自降。"生地、玄参、丹参等滋阴养血而不助湿之药亦为治疗岭南疾病常用药。另外清热、祛湿的同时，当不忘顾护脾胃，药当用性味甘淡而平和之品，能散而芳香，健运脾阳，且多平和无毒，如广东民间流传的"五花茶"，既清热利湿又有很好的保健作用。

鉴于岭南独特的条件所形成的人群体质，岭南皮肤病中病因亦以湿邪为多，如湿疹、接触性皮炎、带状疱疹、脂溢性皮炎、脓疱疮、天疱疮、类天疱疮等疱病类，多汗症、酒齄鼻、足癣、扁平苔藓、小腿溃疡、结节性痒疹等。湿邪在皮肤科中的致病特点：①湿为阴邪，其性重浊、黏滞、病程缠绵，如湿疹易从急性到亚急性再到慢性等。②湿性下趋，易袭阴位。《素问·太阴阳明论》云："伤于湿者下先受之。"许多皮肤病多发于下肢、外阴等处，如小腿湿疹、臁疮、阴囊湿疹、股癣等。③湿为阴邪，易损伤阳气，阻遏气机。湿为重浊有质之邪，侵入最易留滞于脏腑经络，阻遏气机，使脏腑气机升降失常，经络阻滞不畅。《素问·至真要大论》云："诸湿肿满皆属于脾。"脾运化水湿，性喜燥而恶湿，湿邪困脾，则脾阳不振，运化无权，从而水湿内生，发于体肤，则形成恶性循环，如湿疹。

根据合邪及感受毒邪程度的不同，临床常将祛湿法分为清热利湿法、健脾化湿法、滋阴除湿法、祛风胜湿法等。

1. 清热利湿法

该法用于湿热内蕴证，如急性湿疹、脓疱疮、带状疱疹、结节性血管炎、疖、丹毒、毛囊炎、日光皮炎、接触性皮炎、足癣等，证见发热或有汗出而热不解，面色潮红，心烦，口干不多饮，大便黏滞不爽，小便短赤，舌质红，苔黄或黄腻，脉滑数。皮疹色红，水肿、水疱、糜烂、渗液或见丘疹、结节、脓疱，自觉痒或痛。方用萆薢渗湿汤、二妙散、三妙丸、龙胆泻肝汤等，常用药如龙胆草、生地、苦参、黄芩、车前子、萆薢、薏苡仁、土茯苓、白鲜皮、地肤子、绵茵陈等。

2. 健脾化湿法

该法适用于脾虚湿停证，如亚急性湿疹、天疱疮、先天性大疱性表皮松解、湿性脂溢性皮炎、特应性皮炎等，证见面色萎黄，疲乏无力，肢体浮肿，纳差，小便不利，大便溏，舌苔白厚而润，脉滑，皮疹见肿胀、水疱、糜烂、渗液、结痂等。自觉瘙痒，以四肢多见，且缠绵不愈。方用参苓白术散、除湿胃苓汤等，常用药如党参、茯苓、白术、白扁豆、薏苡仁、砂仁、白蔻仁、泽泻、苍术、陈皮、厚朴等。

3. 滋阴除湿法

该法适用于湿郁伤阴证，如亚急性湿疹、慢性阴囊湿疹、天疱疮等。证见皮损常局限一处或几处，略有浸润，轻度肥厚，皮肤粗糙局部渗水旷日持久或其外围有少数丘疹，丘疱疹抓痕，结痂，瘙痒伴咽干，舌质红少津、苔光或剥脱苔，脉细滑或细数。方用滋阴除湿汤。常用药如生地、玄参、当归、丹参、茯苓、泽泻、白鲜皮等。

4. 祛风胜湿法

该法适用于风湿浸淫证，如皮肤瘙痒症、神经性皮炎、扁平苔藓、结节性痒疹、丘疹性荨麻疹、带状疱疹、多形红斑、阴囊湿疹等，证见肢体沉困酸重，胸闷头重痛，心烦失眠，舌质淡紫，苔薄，脉濡缓，皮疹可见水肿、肥厚、结节、风团、抓痕、血痂、苔藓化，或局限或泛发，自觉瘙痒不止。方用当归饮子、消风散、当归拈痛汤等，常用药如防风、荆芥、黄芩、茯苓、蝉蜕、当归、茵陈、泽泻、猪苓、川芎、鸡血藤等。

湿邪致病，病程缠绵，应用祛湿法应注意湿去即止，因久服易伤阴。湿邪为阴邪，易伤阳，凡应用祛湿之法，应同时顾护阳气。从病因病机上，要注意到湿与脏腑及其他相兼"六淫"之关系；在治疗上要实则泻之，虚则补之，既不伤津耗液，又能祛除湿邪，因此在临床中须辨证论治，灵活变通，以求满意疗效。

（李红毅　梁家芬）

第二章 岭南皮肤科的发展史

一、岭南皮肤科的起源、发展及传承特点

岭南医学百花齐放，内外妇儿，无所不有其独特之处。岭南医学发展步伐较中原地区发展较晚。在岭南医学当中，尤其外科方面，理论源泉大多来自中原地区外科大家的启发，但是由于岭南地域、气候的特殊性和岭南人民生活习惯的独特性，加上岭南文化的兼容性、开放性和实用性，使得岭南医学在继承中原地区医学的先进思想后，又融合自身独特的特点，开创了岭南医学中，尤其是外科学独树一帜的特点。

岭南医学的发展，大多较中原地区滞后，外科方面亦不例外。岭南医学在外科方面起源可追溯到远古到先秦时期，当时人们主要用汤醴治病，但由于生产力及认识水平的限制，一直都未见明显发展。

（一）晋唐时期

到了晋唐时期，岭南医学有了长足的发展，岭南皮肤科也如此。晋唐时期是岭南地区中医药开发和发展的重要历史时期。晋皇室南渡，中原人口大量南迁，给岭南地区带来了第一次史无前例的"大开发"。中原地区的各个医家也南迁至岭南地区，改变了岭南地区无专门著作的局面，岭南地区开始涌现出有影响的医学人物与医学著作。

随着中原三江人士南下及海外商贸往来，岭南医药受到中原文化和外来文明的推动开始得到发展，但是有名的医学人物仍是以客籍为主，本土医学人才尚不多见。在晋唐时期，来岭南传播医学的，主要是道、佛两教人士。

据估计记载，岭南地区在晋唐时期主要的医学代表人物是葛洪、鲍姑、支法存和仰道人。其中，最有代表性的当属葛洪的《肘后备急方》，也是目前仅存的医著之一。

葛洪，字稚川，号抱朴子，原籍丹阳句容，是晋代著名的医学家、道家。葛洪先后两次来到岭南，两次前后共18年之久，最终老于罗浮，这18年是他学术思想发展到成熟的时期，他的许多成就均在岭南取得。葛洪的《肘后备急方》内容丰富，其中不乏皮肤科的记载。书中总共记载了140多条关于皮肤科的条文，内容丰富，覆盖面广，主要记载了各种痈疽、疮痒、恶核、瘰疬、疥癣、癞病、粉刺、疱疮、酒齇鼻、发秃、须白、狐臭、毒蛇毒蜂蜈蚣所蜇及沙虱毒等，全书中皮肤病占据相当部分内容。在书中治疗皮肤病的方法多数采用外用内服相结合，尤以外治法为主。外治法极为丰富，有的作为粉剂，如在书中记载"女子阴疮"的条文中就有"女子阴疮。末硫黄，敷上。姚同，又烧杏仁，捣，涂之。又方，末雄黄，矾石，各二分。麝香半分，捣，敷，姚同"。治疗"疮"的条文："效方，恶疮三十年不愈者。大黄，黄芩，黄连各一两，为散，洗疮净，以粉之。日三，无不瘥。又黄柏分等，亦佳。"可见散剂、粉剂的选择多见。有的作为硬膏剂，如"一切恶毒肿。蔓荆根一大握，无，以龙葵根代之，乳头香一两，光明者，黄连一两，宣州者，杏仁四十九枚，去尖用。柳木取三四钱，白色者，各细锉，捣，三

二百杵，团作饼子，浓三四分，可肿处大小贴之，干复易立散别贴膏药治疮处，佳"。有的作为糊剂，如"葛氏，疗痈发数十处方。取牛屎烧捣末，以鸡子白和涂之，干复易，神效。又方，用鹿角，桂，鸡屎，别捣，烧，合和，鸡子白和涂干复上""乳肿。桂心，甘草各二分，乌头一分，炮，捣为末，和苦酒，涂纸覆之，脓化为水，则神效"。有的作为洗剂，如"葛疗阴囊下湿痒，皮剥。乌梅十四枚，钱四十文，三指撮盐，苦酒一升。于铜器内总渍九日。日洗之，又煮槐皮，若黄柏汁，及香叶汁，并良"。可见《肘后备急方》在外用法方面已经积累了不少宝贵经验，剂型丰富，至今仍在沿用。葛洪在用药方面，还特别体现了中医学简、便、廉、验的用药特点，如"若恶核肿结不肯散者。吴茱萸，小蒜，分等，合捣敷之，丹蒜亦得。又方，捣鲫鱼以敷之"中就用到了吴茱萸、蒜、鲫鱼等药食共用药材，且就三味，用药简单，药物取之方便，却能治恶核肿结不肯散者，是简、便、廉、验的切实体现。《肘后备急方》也不乏内服方剂，如"发背上初欲作疹便服此，大黄汤方。大黄，甘草（炙），黄芩各二两，升麻二两，栀子一百枚，五物以水九升，煮取三升半，服得快，下数行便止，不下则更服"就记载了背上欲发疹的汤剂内服方。

除了外治内服的治疗特色外，葛洪在许多皮肤病的认识上有突出的成就。《肘后备急方》曰："此虫渐入至骨，则杀人，自有山涧浴毕，当以布拭身数遍，以故帛拭之一度，乃敷粉之也。又疗沙虱毒方。以大蒜十片，着热灰中，温之令热。断蒜及热拄疮上，尽十片，复以艾灸疮上，七壮则良。又方，斑蝥二枚，熬。一枚，末，服之。烧一枚，令绝烟，末，以敷疮上，即瘥。又以射敷之，佳。又方，生麝香，大蒜，合捣，以羊脂和，着小筒子中，带之行，今东间水无不有此。浴竟中拭……如芒毛针刺熟，看见，则以竹叶抄挑去之。比见岭南人，初有此者，即以茅叶茗茗，刮去。及小伤皮则为佳，仍数涂苦苣菜汁，佳。已深者，针挑取虫子，正如疥虫，着爪上映光方见行动也。若挑得，便就上灸三四壮，则虫死病除……见是其已太深，便应根据土俗作方术，拂出，乃用诸汤药以浴。皆一二升出都尽乃止，亦根据此方并杂治中溪毒及射工法。急救，七日中，宜瘥。不尔，则仍有飞虫在身中，啖人心脏，便死，慎不可轻。"这一段条文中，就记载了沙虱病，也就是现代恙虫病的病因病机及论治。文中对恙螨幼虫的生活环境和生活习性的描述，以及对恙虫病的典型皮损记载和起病、发病过程的记载栩栩如生，细致入微，对认识皮肤病中的传染病做出杰出贡献，也是人类最早记载恙虫病的条文。《肘后备急方》也最早记载了马嚼人作疮，对病因及传染途径的记载也是细致入微的。

《肘后备急方》是葛洪在岭南地区生活18年的医学结晶，其中记载的内容也跟岭南地区息息相关，特别是在用药方面，也具有岭南特色，许多地方记载了岭南独特的草药种类。如对沙虱病的记载中有"比见岭南人，初有此者，即以茅叶茗茗，刮去。及小伤皮则为佳，仍数涂苦苣菜汁，佳"。此处的茅叶就是岭南特色药材。

晋唐时期在本草方面，关于岭南地区独特的草药品种也有记载，主要是由中原地区医家记载，其中稽含的《南方草木状》当中就记载了许多岭南地区特有的治疗皮肤病的草药，如诃黎勒，"可作饮，变白髭发令黑"。

在晋唐时期，岭南皮肤科的发展同岭南医学的发展同步，主要是受到中原地区医家南迁的影响。中原地区医家带来了先进的医学理论，结合岭南地区特有地理环境、气候条件和特色本草，逐渐形成了具有岭南特色的治疗皮肤病的理法方药。但此时期仍没有出现岭南地区本土的医家和有影响的本土医著。此时的岭南皮肤科仍是依靠中原医家治疗皮肤病的经验传承，且这些医家仍是客籍居多，他们并非土生土长的岭南人，在皮肤科学术思想和传承上，虽已经开始有岭南地区的印记，但仍未能形成完全的具有岭南特色的皮肤科。

（二）宋金元时期

宋金元时期，经过晋唐时期的积累和沉淀，也随着岭南的发展，岭南本土的医家开始成长起来，而岭南医家对岭南皮肤疾病的认识也更加深入，他们的学术成就也进一步推动了岭南皮肤科的发展。

《太平圣惠方》虽是中原地区编著的巨作，但是也有岭南医家和岭南医学的足迹。《太平圣惠方》由北宋翰林医官院使王怀隐、副使王佑、郑奇和医官陈昭遇四人校勘编著，其中陈昭遇就是岭南人。陈昭遇作为岭南富有临床经验的医家，又擅长药学，在编著《太平圣惠方》过程中，必然对岭南的验方和本草有所录入，其中的生肌膏用桂心、木香、槟榔、诃黎勒、沉香、没药、丁香、乳香、甘松等，可能与陈昭遇所献方不无关系。

宋朝时期的刘昉也是著名的岭南医家，他所著的《幼幼新书》是集宋朝以前儿科的学术大成。儿科当中，对小儿外科的记载篇幅尤多，其中书中卷三十五至卷三十八为一切丹毒、痈疽瘰疬、疮癣疥癣、头疮冻痹，详细论述了小儿外科诸疾。在对于小儿一切丹毒的论述中，书中记载了从古到宋所记载的小儿丹候的临床表现和证治。此书内容广泛齐全，对丹候的认识深刻，并更加细致地区分了各种丹候。在卷第三十五（一切丹毒）中的"丹候第一"中就详细鉴别了土虺丹、眼丹、五色丹、茱萸丹、赤丹、白丹、黑丹、殃火丹、神火丹、野火丹、骨火丹、家火丹、火丹、丹火、朱田火丹、天灶火丹、赤流火丹、风火丹、石火丹、郁火丹、游火丹、赤黑丹、厉火丹、飞火丹、留火丹等；并且还对每一种丹证给予完整的病因病机、理法方药的论述。如在"土虺第三"中就论述了"《养生必用》治土虺丹，发两手指作红丝，迤渐下行至关节便杀人。恶疮、虫子咬并治方。大赤足蜈蚣（二条），白矾、胆矾（各一钱），麝香（半钱），上为细末，每用一剜耳许，先以针拨破疮口，安药在内，以醋面粉纸花子贴定，日一换，好肉生，脓血、恶肉尽去，即贴膏药"，条文中对土虺丹的来源、病因、病机、临床表现和理法方药都进行了详细记载，而且用药方法也十分丰富。治疗土虺丹则记录了皮肤科常用的刺破疮口、清理伤口、纳药、包扎等的皮损治疗和处理方法。此处对土虺丹的治疗主要是以散剂为主，书中对于各种丹的治疗也不缺乏其他剂型的外治法，如洗剂、膏剂等，也是外用内服双治。

清代陈复正《幼幼集成》对皮肤病的记载中，痈疽肿毒也是重要组成部分。其中痈疽瘰疬这一章节中，就主要记录了痈疽和瘰疬的证治。文中如前一样，记录了痈疽瘰疬的病因病机、临床表现和理法方药等。治疗上，同样强调了内服和外用，特别是外用方面尤为突出。在用药方面，书中苦参汤的外洗及各种洗疮方当中，基本上离不开黄芩、黄连、黄柏三黄及苦参，符合痈疽等皮肤病湿热毒蕴于皮肤腠理的病机，符合岭南地区湿热的特点。

《幼幼新书》集宋朝以前的儿科大成，当中收录了宋朝以前绝大多数治疗小儿皮肤病的方药和方法，甚至记录了不少现在已经遗失书籍中记载的治疗皮肤病的方法，体现了对皮肤病的治疗已经能追溯到更早的时期，对皮肤病的认识到了宋朝已经十分细致和深刻，且皮肤病的治疗方法种类繁多，多种多样，简便实用，流传至今。同时也从侧面说明岭南皮肤科是在继承中原地区中医学的基础上发展起来的。

元朝时期，比较有代表性的是释继洪的《岭南卫生方》。该书最主要记载岭南地区多发病瘴疟等证治的资料，搜罗其中有效方剂。在皮肤科方面，还记述了杨梅疮等病的疗法。如书中一条文记载："治杨梅疮方：胡麻、蔓荆子、枸杞子、荆芥、牛蒡子、山栀子、防风、黄连、大黄各二钱；黄柏、苦参、山豆根、轻粉、白蒺藜各一钱精为末、水煮面为丸。如梧桐子大，每服重二钱半，用茶五更吞服。午时又一服。自觉口内痛住服。忌荤腥油酱炙炒香焦之物，生果之类，宜食淡粥。切戒房事，更养七情。如此七日见效。"此条文反映了当时岭南地区杨梅疮的情况及对杨梅疮的治疗。文中还提及饮食、作息禁忌，较以往的皮肤病记录又更加详尽。

宋金元时期，岭南地区已经开始出现了本土医家，他们对岭南医学及岭南皮肤科的理解和认识也较前深刻，贡献也较前有明显增多。首先，宋金元时期开始出现了本土医家，从之前仅仅是客居岭南的医家在岭南地区行医到有岭南本土医家的出现，这对于岭南医学和岭南皮肤科都是巨大进步。本土医家土生土长于岭南地区，对岭南的地理、气候、人文的把握都较中原医家更贴深刻和细致，而且岭南本土医家对岭南地区特有的药物和治疗方法的应用也较中原医家多，对岭南皮肤病的病机特点和对岭南人民的特殊体质的把握也更加到位，在此基础上，逐渐形成较为成熟的岭南皮肤病学科特色。其次，宋金元时期对皮肤病的记载较前明显增多。晋唐时期，有岭南皮肤病记载的古籍屈指可数，最有代表意义的是《肘后备急方》，书中也只是记录了 140 多条关于皮肤病的治疗。但是发展到宋金元时期，就开始出现岭南医家对皮肤病的详细论述了。上述的《幼幼集成》对皮肤病的记载可谓深刻，只丹证就能有数十种不同的记载，论及治法，更是数不胜数。虽在治疗方法上，还是沿用既往内服外用的一体化治疗，但是在实质内容上创新不少，尤其是外治法方面，剂型较以往更加多样化，用药比以往更加广泛，更具有岭南特色。而且，在总结宋金元时期医家治疗皮肤病的方药中，可以看出，不管是内服还是外治，清热解毒类药物居多，其中以黄芩、黄连、黄柏、大黄、苦参等药物占大多数，且常常稍佐滋阴清热药物，以方测证，可见当时岭南医家已经基本总结出岭南地区以风湿热毒为主要病机的皮肤病特点及以脾虚伤阴为主的岭南人体质特点。因此，可以说，到了宋朝，岭南地区皮肤科的发展已经形成了自己独有的雏形。

（三）明清时期

明朝时期岭南医学又有了更深一步的发展，但主要是在内科方面，在皮肤科方面，主要是沿用明朝以前的皮肤科医家流传下来的经验，其中具有代表性的是王纶的《明医杂著》。《明医杂著》中虽多论及岭南瘴疾，但也记录了不少小儿皮肤外科疾病，大多是疮痈肿疡、疥癣方面。但王纶论治皮肤病的角度与以往皮肤外科医家角度稍有不同。王纶的学术思想总体继承了中原地区的各大流派的医家。因此他也明确提出了"外感法仲景，内伤法东垣，热病用河间，杂病用丹溪"的治病理念。此理念在治疗皮肤病中也有明显体现。

如书中记载的"风斑及脚趾常肿"这一章节中，提及"小儿身常发风斑及脚趾常红肿，此脾经风热也。用防风通圣散去硝、黄，加鼠黏子、酒炒黄连，为末用之；亦用防风、白芷、薄荷、黄连、黄芩、黄芪、黄柏煎汤，避风而浴"。

按语：前症若因脾气不足，湿热下注，宜用参、芪、归、术以补脾气；升麻、柴胡以升阳气；茯苓、泽泻以导湿热。若因食郁内热，宜四君子汤以健脾胃；山楂、神曲以消饮食；山栀、川芎以清肝热。若因风邪收敛腠理，或浴出见风而患者，宜用补中益气汤以补元气，加芎、芷、羌活以散风邪。洁古先生云："斑发于肤外而多痛，疹隐于肤内而多痒。大抵安里之药为主，发表之药为佐。"

一小儿，瘙痒，发热，体倦，少食。此脾肺气虚，外邪相搏。先用消风散二剂，随用补中益气汤加茯苓、芍药而愈。

一小儿，患此作痛，热渴，服发表之剂，其症甚，形气倦怠，脉浮而散，此邪在经络，误散表而损其真也。用人参安胃散、补中益气汤而愈。

一小儿，作痒，发热，用犀角消毒散，顿作吐泻，此邪气上下俱出也。其疹果消，勿药自愈。由此可以明显看出，王纶在论治皮肤病的时候，既考虑了皮肤病风湿热毒的总体病机，又效法各个医家，注意到了皮肤病相应的在内伤和杂病方面的联系，重在脾胃中焦的调理。如上述小儿瘙痒中，就注意到了脾肺气虚、外邪相搏的特点，先用消风散，再用补中益气汤。王纶虽然没有用巨大篇幅论述皮肤病的治疗，但王纶给皮肤病的治疗开拓了新的思维和理念。他将皮肤病与内伤杂病联系在一起，在治疗皮肤病的同时，又注重内伤杂病的调理，颇有"五脏和则表皮安"的意思。

总体来说，明朝时期岭南医家在皮肤科的发展中，大多还是继承以往医家的经验，但独树一帜的王纶拓宽了皮肤病的治疗思维和方法，将皮肤病和内伤杂病联系在一起，治皮兼安五脏，是明朝时期皮肤科的亮点。

如岭南地区在治疗皮肤外科疾病的时候，十分注重岭南地域、气候和人们生活习惯的特点。岭南地区重峦叠嶂，瘴气多，气候炎热，终年湿气围绕，常年受季风影响，因此岭南医家在治疗皮肤外科疾病时，在病因的考虑上，无不从风湿热三个方面着手，病机上基本是从风湿热三气夹至，浸淫皮肤考虑，最终以清热解毒、祛风利湿为大法进行治疗的。而且，岭南医家非常注重医疗实践的有效性，不尚空谈，这一优良传统一直流传至今。所以岭南医学中关于皮肤外科疾病的记载多以方药为多，甚少大篇幅论述，一证一方，简、便、廉、验。再者，岭南地区长期以来作为中国对外交流的主要窗口，使岭南医学有机会接触和吸收其他。岭南医学中对皮肤的认识，很早就融入了西医的解剖学认识，对皮肤的了解已达到更深的层次，这都得益于医家们对外交流及外出西洋学习的机会。明清时期不乏皮肤外科的医家和著作，其中杜茂英的《不内外因家传秘方》，符霁光的《经验良方》《新增经验良方》《经验良方撮要》，梁昌本的《良方撮要》，鲍相璈、梅启照合编的《验方新编》都记载了大量的外科方药和外治方法，构成了岭南医家治疗皮肤外科疾病的核心经验。在治疗瘰病方面，不少医家均有精妙的论述，其中以梁希曾所著的《疬科全书》最为精彩，全书有两大特点，一是辨治病证系统全面，分别列述了十四种病证的辨证与治疗；二是治法独到，内外结合，尤其是外治法。

如前所述，岭南医学治疗皮肤外科疾病发展较晚，且是以诞生于中原文化基础上的中医外科体系为基础的，所以在传承和发展上，来源于中原中医外科。由于岭南医家低调、务实，以及历史上的众多原因，导致众多岭南皮肤外科医家的生平和学术传承过程都无法详细考证，因此对于岭南皮肤外科医家学术传承的考究并未能如中原地区中医外科三大流派如此清晰。但是，根据现有的岭南皮肤外科医家的生平故事及其学术内容的特点，大致可推断出岭南皮肤外科医家的学术传承和源流情况。

中医外科历史上，最具影响的学术流派是明清时期的正宗派和全生派、心得派。岭南医学皮肤外科源于中原地区中医外科学，且在明清时期达到发展巅峰，而且得益于岭南医学传承、务实、兼收并蓄的特点，因此，岭南医学皮肤外科均能找到三大派的影子。

"正宗派"以明代陈实功的《外科正宗》为代表。该书内容丰富，条理清晰，体现了明以前外科学的主要成就，被后世医家评价为"列证最详，论治最精"，对中医外科学的发展影响很大。其重视脾胃，指出："盖脾胃盛则多食而易饥，其人多肥，气血亦壮；脾胃弱，则少食而难化，其人多瘦，气血亦衰。故外科尤以调理脾胃为要。"主张治疗应用外治法和进行外科手术，外治法有熏、洗、熨、照、湿敷等，并记载手术方法14种。岭南医学中最重要的特点就是在医学的理论和治法方面融入了岭南地区独特的地理、气候、饮食等各个因素。岭南地区向来丘陵居多，重峦叠嶂，终年湿热困阻，因此，岭南医家治疗皮肤外科疾病也多注重脾胃，以调理脾胃为要。所以在岭南各个重要的皮肤外科医家的用药中，总少不了甘草、大黄、南星、黄柏、黄芩、黄连、半夏、陈皮、苍术、厚朴、石膏等清泻中焦湿热的药物，不管外治方还是内服方，随处可见。

"全生派"以清代王维德的《外科全生集》为代表。其主要学术思想为"阴虚阳实"论，创立了外科证治中以阴阳为核心的辨证论治法则，指出："红肿乃阳实之证，气血热而毒沸；白疽乃阴虚之证，气血寒而凝。"对阴疽的治疗，提出"阳和通腠，温补气血"法则，并主张"以消为贵，以托为畏"，反对滥用刀针。其创立了阳和汤、阳和解凝膏、犀黄丸和小金丹等治疗阴疽名方，至今仍广为运用，在岭南医学皮肤外科疾病的治疗中也有体现。在整理众多医家开处的治疗皮肤外科疾病的方药中，针对热毒的"阳实之证"，无论内服外治，皆投以寒凉解毒之品，而相对一些阴虚体质和阴虚症候的人群，则会投以黄精、花粉、生地、知母、旱莲草、桔梗等各种养阴之品。其实，由于岭南地区特殊的地理、气候、饮食关系，岭南人常年处于湿热焦灼的状态，喜冷饮，多进食海鲜水产食物，久而久之，自然伤及脾胃，损伤脾阳，所以有主张顾护脾胃者；常年脾虚，加上气候湿热，体内湿热交蒸，热盛伤阴，湿阻气机，水气不化，长年累月，就自然而然耗伤阴液了，再加上风湿热毒等外邪浸淫，更加伤阴，因此不难想象养阴故成治疗皮肤外科疾病的重要一派。由此可见现代人更是如此，现代人生活节奏快，每日起早贪黑，大大压缩睡眠时间，耗伤阴血，加上心理压力大，饮食肥甘厚味，且不规律，每一点、每一条都伤阴、伤脾，因此现代皮肤外科疾病从脾虚、阴虚角度入手治疗且显效的例子屡见不鲜。

"心得派"以清代高锦庭《疡科心得集》为代表。高氏的学术思想为"外疡实从内出论"，对外科疾病病因病机的阐释注重外证与内证的关系，指出："夫外疡之发，不外乎阴阳、寒热、表里、虚实、气血、标本，与内证异流而同源者也。"将温病学说引入外科病证治，用三焦辨证揭示了外科病因与发病部位的规律，指出："疡科之症，在上部者，俱属风温风热，风性上行故也；在下部者，俱属湿火湿热，湿性下趋故也；在中部者，多属气郁、火郁，以气火俱发于中也。"在治疗上善于应用治疗温病的犀角地黄汤、紫雪丹、至宝丹等治疗疔疮走黄。中医常说："有诸内必形于诸外。"外在的表现是内在病理、病机的产物，岭南医学皮肤外科疾病的治疗也持如此观点。《医说源流》曰："外科之证，最重外治。"因此岭南医学皮肤外科方面绝大部分治疗方法还是在外治，但是，也不乏内治方药。把握核心病机，脾虚补脾，湿热者利湿清热，阴虚者清热养阴，都是岭南医学内治皮肤外科疾病的思维。再者，岭南医家也善将温病方药用于皮肤外科疾病当中，其中最具有代表性的就是疏风清热解毒法。温病多发于南方湿热地区，而岭南地区特殊的地域、气候饮食习惯导致皮肤外科病多发，皮肤外科疾病病因病机多数为风湿热毒等，在某种程度上符合温病立方立法原则，所以岭南医家也不乏使用温病方来治疗皮肤外科疾病的，如水痘患者，就常用银翘散治疗，疏风清热解表，佐以少许利湿之品，效果甚佳。

对岭南皮肤外科流派有影响的，还有程钟龄的《医学心悟·卷五·外科十法》。例如，符霁光的《经验良方》当中就详细地记载了程钟龄《医学心悟·卷五·外科十法》的内容，并在其医学经验和体验当中，融合《医学心悟·卷五·外科十法》的思维，因此正如符霁光本人在自序中提到的"次数内各药方有是症，服是方无不见效"，如此般的神奇灵验。而且符霁光也引用了《医学心悟·卷五·外科十法》中所提及的外治方法，并将其发扬。可见，程钟龄的《医学心悟·卷五·外科十法》对后来符霁光等各个外科大家的外科修为有着重要和深刻的影响。综上所述，岭南医学中治疗皮肤外科疾病的经验和传承主要是源于中原中医外科，并且兼收并蓄，有着各个流派传承的特点和影子。

二、近现代发展状况

从秦汉明清时期至当代，岭南皮肤病学逐渐发展完善，逐渐从中医外科范畴细分出来，形成了岭南皮肤病学术流派，其中具有代表性的皮肤外科名医有黄耀燊，其后有禤国维、张曼华、陈汉章等，继之是禤国维的弟子陈达灿、卢传坚、范瑞强、李红毅等。

皮肤科作为外科学的一个重要分支，在近现代逐渐成为一门独立学科。岭南皮肤病学也正是从近现代开始真正萌芽，此时期涌现出一批名家，其中黄汉荣、黄耀燊父子是最具代表性的岭南皮肤病名家。

父亲黄汉荣，以前是个武师，系黄飞鸿的弟子之一，同时，他也懂医术，主修中医伤寒和骨伤科，先在家乡大沥，后悬壶羊城，在西关设医药局，是广州驰名医家，在伤寒、骨伤科、皮肤病学方面均有较深的造诣。黄耀燊（1915—1993 年），又名醒中，为广东南海人，全国知名的中医外伤科专家和社会活动家。黄耀燊天资聪慧，幼年勤奋好学，中小学均成绩优异名列前茅。居家常在父亲左右侍诊，耳濡目染遂有志于中医。幼年便能背诵《汤头歌诀》《药性赋》《医学三字经》等，年十五（1929 年）以优秀成绩考入广东省中医药专科学校。在学期间，他以勤学好问闻名同学间，尤得刘赤选、陈任枚、梁瀚芬、卢朋著等岭南名师指导，于 1934 年以优等成绩毕业。黄老先生擅长医治皮肤疮疡、药疹等，认为上述疑难皮肤病多为血热炽盛、热毒蕴结所致，主张解毒活血凉血，奠定了岭南皮肤病学术流派的基础。黄耀燊与罗元凯、邓铁涛、梁乃津并称为近代岭南四大名医。

"岭南中医药名家"丛书奠定了岭南中医学术基础。

广州中医药大学"中医各家学说"教研室自 2004 年开始致力于岭南中医学术史研究，并发表了一系列论文及出版了著作，如论文《近代岭南中医革新思潮》及丛书《岭南中医药文库》等，共收录有 176 位古代、近代、现代的岭南中医药界名医，全貌式地展现了岭南中医药名家的成就、品格、精神风貌，用以传承先进、激发后者，为岭南皮肤病学术流派的进一步研究奠定了良好的基础。

禤国维创立学术团队，形成岭南皮肤病学术流派。

1937 年，禤国维教授出生于广州，一直生活在广州，从医 50 余年，德艺双馨。在长期接触广东患者的临床生涯中，对广东患者的体质非常了解，且深谙黄老先生临床经验，在继承黄老先生学术思想的同时对皮肤病的体质和发病机制又提出自己独到的见解。禤老认为，岭南地区人群由于地理环境、不良生活饮食习惯的影响，常见湿热毒邪侵袭肌肤、肝肾不足等证，结合岭南多湿的特点，故提出解毒、补肾两大基本治法，适当加用祛湿之品用于治疗疑难皮肤病，收到满意临床疗效，赢得众多患者的口碑。

禤老常谓，广东地处岭南，常年有夏无冬，气候温热潮湿。温热则阴易伤，湿热则易蕴毒，且广东人夜生活丰富，工作紧张，生活不规律，更易耗伤肾阴，以致相火过旺。如在痤疮发病中认为痤疮的发病除与肺胃血热有关外，其根本原因在于素体肾阴不足，肾之阴阳平衡失调和天癸相火过旺。由于肾阴不足，相火过旺，导致肺胃血热，上熏面部而发痤疮。禤老认为广东地区痤疮患者，多由于地理环境、饮食结构等因素，或喜食油腻煎炸制品，或学习紧张，或工作压力大，睡眠不足，生活不规律，饮食不节而使病情加重，致肾阴不足，相火过旺；而今之妇女痤疮者，多为职业女性，常伴月经不调，病情轻重亦与月经来潮有关，且往往有神倦、夜寐差、焦虑、经量少等肾阴不足之象，这与现代生活节奏紧张、工作压力大而导致内分泌失调有关。故禤老提出痤疮（粉刺）主要病机是肾阴不足，冲任失调，相火妄动。以滋肾泻火、凉血解毒为治疗原则，采用传统知柏地黄丸和二至丸加减组成消痤汤，在临床上可达 93%的有效率。再者广东沿海地区是对外开放的窗口，也是性病发病率最高的地区，经过长期对性病的观察，禤老提出尖锐湿疣此类易复发难治愈型性病的病机为"正虚邪伏"的新观点，采用具有益气扶正、利湿解毒散结祛邪作用的疣毒净制剂治疗尖锐湿疣取得了较好疗效（显效率为 97.6%）。生殖器疱疹是一种目前尚不能根治的病毒感染性性病，禤老认为该病反复发作不能根治是由于湿热毒邪内耗正气、正虚邪伏所致，治宜益气养阴，解毒利湿。该病发作期应以清热利湿、解毒祛邪为主，佐以益气扶正；非发作期应以益气补阴扶正为主，佐以清热解毒利湿祛邪。

在禤老的指导下，其弟子传承导师的经验，并在此基础上发扬。如弟子范瑞强教授在禤老肾阴不足相火过旺的基础上，发现女性痤疮的发病除了与上述机理有关外，与肝经郁热亦密切相关。认为肝肾乙癸同源，肾阴不足、相火过旺、水不涵木、肝阴不足、肝经郁热是痤疮发病新理论。临床中以滋肾阴、清肝火的滋阴清肝方治疗寻常痤疮有效率达 89.58%，并能有效降低女性痤疮患者的血清睾酮水平。弟子陈达灿教授在继承禤老健脾渗湿治疗特应性皮炎的基础上认识到心火在发病中的作用，创特应性皮炎的心脾理论，以健脾渗湿清心火治疗特应性皮炎取得很好的疗效，弟子李红毅在继承导师经验基础上，在治疗生殖器疱疹方面认为生殖器疱疹的发作与人体免疫力下降有关，在运用抗病毒胶囊 1 号、2 号的基础上，为了增加疗效配合黄芪冲剂使用，以使有效率增加，发作时间缩短，间隔时间延长。弟子黄咏菁运用禤老的滋阴狼疮胶囊对轻中度红斑狼疮患者进行临床观察，采用随机双盲对照的试验方法，研究该药对系统性红斑狼疮患者系统性红斑狼疮疾病活动度评分、中医证候积分、生存质量、激素用量等方面的影响，全面客观地评价该药的临床疗效和安全性，弟子们运用先进的实验方法对禤老治疗尖锐湿疣的疣毒净系列和治疗系统性红斑狼疮的狼疮灵系列，以及治疗生殖器疱疹的抗病毒系列等药物作用机制进行了科学研究。

禤老解毒、补肾、祛湿、外治的学术思想已在行业内外得到广泛认可，其被认为是岭南皮肤病学术流派最重要的继承者及奠基者之一。禤老 2007 年被聘为全国老中医药专家学术经验传承工作优秀指导老师，桃李满天下。禤老的学术思想影响广泛，在岭南及其他地区均有皮肤科专家师从禤老，岭南皮肤病学术流派目前包括禤老的第一代弟子陈达灿、范瑞强，第二代弟子李红毅、卢传坚，第三代弟子吴元胜、黄咏菁、查旭山、吴晓霞、刘爱民、朱培成、金培志、陆原、席建元、陈红、王欣等，欧阳卫权、刘炽等则为禤老第四代弟子，为数众多的进修医生及研究生也是禤老学术思想的继承人。

岭南皮肤病学术流派思想明确，优势病种研究基础扎实。皮肤病学术流派的主要传承人为禤老，其核心学术思想为"平调阴阳，治病之宗"，临床经验有解毒法、补肾法、祛湿法，同时注重外治法在皮肤科的运用。

在长期的临证基础上，提出了从"肾"论治、从"毒"论治皮肤病的"和解法"思想。

流派优势病种主要包括系统性红斑狼疮、银屑病、特应性皮炎、性病、脱发病，各优势病种均已形成研究团队，并设有专科专病负责人，有一系列的国家级、省级、校级课题支撑，获得相关奖项、专利等，已具备较好的人才、技术研究基础。

（李红毅　何梓阳　梁家芬）

第三章 中医皮肤病学基础

第一节 中医皮肤病学的病因病机

一、病 因

中医认识病因，主要是根据各种疾病的证候表现，通过分析、综合，推断其发病原因。这种分析证候寻求病因的方法，称为"辨证求因"；根据不同的病因，拟出不同的治疗方法，称为"审因论治"。因而，正确审明病因，对临床辨证和治疗有着重要的意义。中医是通过辨证来判断病因的，中医所称的"病因"概念，既可以指致病因素，也可以指病理改变。所以，根据皮肤性病临床的特点其常见的病因可归纳为六淫侵袭、虫毒所伤、饮食不节、血瘀痰饮、情志内伤、禀性不耐、肝肾不足等。

（一）六淫侵袭

人体感受"六淫"（风、寒、暑、湿、燥、火不正之气）。加之机体正气不足，抵抗力下降，不能适应变异的自然条件即可发病。六淫致病多与季节气候、居住环境有关，如春季多为风病，夏季多为暑（火）病，秋季多为燥病，冬季多为寒病，久居湿地多易感受湿邪等。六淫致病既可单纯作用机体致病，也可二至三种邪气合并致病，如风寒犯表、湿热蕴蒸等。六淫邪气致病可互相影响，互相转化，如风寒不解可化火化热；暑湿久羁可以化燥伤阴，现分述如下：

1. 风邪

《素问·生气通天论》说："风者，百病之始也。"风为六淫之首，百病之长，在皮肤病的发病中占相当重要的地位，风为春季的主气，风邪致病多见于春季。风邪又有外风、内风之分。外风为阳邪，其性开泄，善行数变，故外风致病多侵犯人体肌表头面，发无定处，发病急，消失快，病程短；腠理开泄，故见汗出、恶风。外风伤及皮肤多见瘙痒，故一些以风团、丘疹、脱屑为主要皮损的急性、瘙痒性皮肤病常与外风有关，如荨麻疹。内风多由肝病引起。肝主风、藏血，若营血不足，血不养肝；或热邪伤及肝阴，或肾水不涵木；均可致肝风内生，表现为风胜化燥之老年皮肤瘙痒等病。

2. 寒邪

寒为阴邪，易伤阳气，寒邪致病多见于冬季。寒性凝滞主痛，故寒邪侵袭肌肤可造成机体气血凝滞不通，不通则痛，证见皮肤肌肉疼痛、硬结；寒性收引，"寒则气收"，气收也就是气机闭塞，寒客血脉，使血脉收缩、凝涩，可见肢冷发白、肢端发绀、疼痛、脉紧、溃烂久不收口等证。

3. 暑邪

暑为夏令炎热之气，故其致病多在盛夏暑热季节。暑为阳邪，性开散，耗气伤津。外感暑邪者可出现高热、口渴、汗多、心烦、脉洪等火热症状，暑热熏蒸肌肤可发为暑疖、日晒疮。如开泄过度，耗伤元气，可出现身倦乏力、气短懒言等。暑多挟湿，困于头面四肢可见四肢困重，头重如裹，蕴蒸肌肤可表现为潮红、糜烂、渗液，如脓疱疮等。

4. 湿邪

湿有外湿与内湿的区别。外湿是指存在于自然界的湿气，外湿致病多因外伤雾露、汗出沾衣、水上作业、涉水淋雨、久居湿地所致；内湿致病多由饮食不节，脾胃运化失调，水谷津液蓄久停滞而成。湿为阴邪，湿性重浊黏滞，故湿邪蕴蒸肌肤，其糜烂渗液多呈黏而腥臭秽浊状，病程多缠绵难愈，迁延日久。

5. 燥邪

燥邪有外燥、内燥之分，外燥为秋季主气，多由气候干燥所起，故又称"秋燥"，外燥证又分为温燥、凉燥。初秋尚热，秋阳暴烈，故易成温燥，而深秋即凉，易成凉燥。温燥致病多见发热、头痛、少汗、干咳痰黏、咳而不爽，皮肤鼻咽干燥，口渴心烦，舌红光苔，皮肤可见干燥性红斑肿胀，常见病如银屑病；凉燥致病多见发热恶寒、头痛、无汗、口干咽燥，咳而少痰，舌红苔薄白而干，皮肤干燥、皲裂、脱屑，常见病如皮肤瘙痒证。内燥多属于津血内亏所致，常由于长期瘙痒，寝食不安，引起脾胃不和，进而脾胃损伤，未能吸收食物精华以生化血液，即致血虚，血虚不能荣养肌肤，肤失濡润，则生风生燥；血虚可使卫气不固，腠理不密。易被风、湿、热等病邪乘虚侵袭肌肤，血虚不能滋养肝脏，虚阳上亢，肝火妄动均可生风生燥，使皮肤干燥，粗糙，肥厚，脱屑，瘙痒等。常见皮肤病如神经性皮炎、银屑病、慢性湿疹等多是血虚风燥所致。

6. 火邪

火与热同类，火为热之极，热极便生火，一般统称热邪，火邪又有外火、内火之分，外火可因外感火热之邪致病，也可由风、寒、暑、湿、燥等邪入里化热生火致病，内火或由脏腑功能失调、情志变化、热从内生。火性上炎，多先犯人体头面，表现为面部赤红、面部鼻部结节、目赤、口苦、口舌糜烂等常见皮肤病如头面丹毒、白塞病、聚合性痤疮、酒齄鼻等；火邪易耗伤气阴津液表现为口渴喜饮，便结尿赤，身热倦怠懒言，神疲乏力等；火毒炽盛，迫血妄行，可致皮肤红斑紫癜伴吐血、尿血等，常见皮肤病如过敏性紫癜等。

（二）虫毒所伤

此类一般包括由虫所致的皮肤病及由有关毒所致的皮肤病。

1. 虫所致的皮肤病

虫所致的皮肤病一种是直接由虫所引起的，如蚊、臭虫、跳蚤等叮咬，蜂类、蝎子、蜈蚣等蜇伤；疥虫传染所致的疥疮；钩虫所致的钩虫皮炎；猪囊虫所致的皮肤猪囊虫病；毛虫毒毛所致的毛虫皮炎；滴虫所致的阴道滴虫病；各种虱所致的虱病等。另一种是由于古代条件限制，把真菌感染认为是虫所致，如各种癣类。

2. 毒所致的皮肤病

毒所致的皮肤病如药物毒、食物毒、蛇毒、疫疠之毒等。

（1）药物毒：古代医家对药物毒早有认识，如明代陈实功《外科正宗·中砒毒》就有砒霜中毒的描述，"砒毒者，阳精大毒之物，服之令人脏腑干枯，皮肤紫黑，气血乖逆，败绝则死"，由药物引起的皮肤病，中医又称为"中药毒"。

（2）食物毒：早在《诸病源候论》中就有食用鲈鱼肝中毒的描述，"此鱼肝有毒，人食之中其毒，即面皮剥落”，说明食用某些食物后也可发生严重的皮肤症状。

（3）蛇毒：包括神经毒、血循毒、混合毒等类型毒蛇，伤人后不仅发生局部皮肤的红肿溃烂，严重者可危及生命。

（4）疫疠之毒：疫疠是一类具有强烈传染性的致病邪气。疫疠之毒多由天行时气、大风苛毒、疫死蓄毒等感染所致，传染途径可由口鼻而入，也可通过皮肤接触或胎传而成，如大头瘟、麻风、梅毒等。

（三）饮食不节

清代许克昌《外科证治全书》说："饵之宜忌，涉乎病之轻重。饵者饮食之类也，凡病人恣啖无忌，以至证候因循反复，变态无常。"此处说明了饮食的宜忌在皮肤病中的重要意义。暴饮暴食，过食生冷或饮食不节，均能损伤脾胃的腐熟和运化功能；偏嗜烟酒辛辣，过食膏粱厚味均可导致皮肤病的发生或加重，如湿疹、酒齄鼻、痈疖等，饮食中缺乏某些营养物质（如维生素缺乏性皮肤病等）也可导致皮肤病的发生。

（四）血瘀痰饮

机体如受到寒邪、热邪、外伤等致病因素的侵袭，引起脉管中血液运行不畅或溢于脉外，则形成瘀血。如《素问·举痛论》说："寒气入经而稽迟，泣而不行。"《诸病源候论》曰："血之在身随气而行，常之停滞，若因坠落损伤即血行失度……皆成瘀血。"其主要表现为疼痛、出血、瘀斑、瘀结块，可有肢端发绀、毛发脱落、皮肤粗糙、脱屑硬化、爪甲脆裂等，如结节性红斑、局限性硬皮病、过敏性紫癜。痰滞经络肌肤，可发生皮下结块，如瘰疬性皮肤结核。水饮停聚，聚于肌肤可发生水肿之症。

（五）情志内伤

七情（喜、怒、忧、思、悲、恐、惊等情志变化）是人体对外界环境的一种生理反应，属正常的精神活动。如果情志过度兴奋或抑制，超过了人体正常生理活动的调节范围，则导致脏腑功能的紊乱，如《素问·阴阳应象大论》说："怒伤肝、喜伤心、思伤脾、忧伤肺、恐伤肾。"甚或气血失和、阴阳失衡而引起多种皮肤病，如一时暴怒、惊吓、忧虑、悲伤可导致头发成片脱落。郁怒不解，影响肝的"疏泄"，气郁生火，以致肝胆火盛，发生带状疱疹。情绪紧张，可使瘙痒性皮肤病病情加重等。

（六）禀性不耐

禀赋在很大的程度上取决于先天因素，如张景岳在《类经·疾病类》中指出："夫禀赋为胎元之本，精气之受于父母者是也。"陈复正《幼幼集成·胎病论》说："禀肺气为皮毛，肺气不足，则皮薄怯寒，毛发不生。禀心气为血脉，心气不足，则血不华色，面无光彩。受脾气为肉，脾气不足，则肌肉不生，手足如削。受肝气为筋，肝气不足，则筋不束骨，机关不利。受肾气为骨，肾气不足，则骨节软弱，久不能行。此皆胎禀之病，随其脏气而求之。"由此可见，先天禀赋在人体体质的形成过程中起着关键性的作用，并与后天体质的强弱及疾病的发生、发展有着十分密切的关系。这一特殊的致病因素，在皮肤病中常可见到。如《诸病源候论》说："漆有毒，人有禀性畏漆，但见漆便中其毒……亦有性自耐者、终生烧煮，竟不为害也。"此处说明人体之间的体质存在着对外界事物反应的差异（就是现今所说的无过敏体质和过敏体质），如药物性皮炎、湿疹、荨麻疹等皮肤病多是禀性不耐体质所引起的。

（七）肝肾不足

《素问·六节藏象论》曰："肝者，罢极之本，魂之居也，其华在爪，其充在筋，以生血气。"其指出肝的生理功能是藏血、主筋、主疏泄。开窍于目，其华在爪，其色属青；又曰："肾者主蛰，封藏之本，精之处也，其华在发，其充在骨。"肾的生理功能是藏精、纳气、主骨、主水、生髓、通于脑。开窍于耳及二阴，其华在发，其色属黑，如肝虚血燥，筋气不荣，则生寻常疣（疣目）。肝经怒火郁结，可生血痣。肝血虚，爪甲失荣，则指甲肥厚干枯；肾精不足，发失所养，则毛发易于枯脱。肾虚黑色上泛则面色变黑。

二、病　机

中医皮肤病的病机学说涉及面很广，疾病的发生、发展变化，与患病机体的体质强弱、感染途径、受邪轻重或致病邪气的性质等因素密切相关。尽管疾病种类繁多，病理变化复杂，但各种病机体系既相互独立又相互紧密联系，总体而言，其病机具体包括表里出入、阴阳失调、邪正盛衰、脏腑气血功能失常等方面。

（一）表里出入

表里，是一个内外相对的概念，如以整体而言，则皮毛、肌腠在外属表，脏腑、骨髓居内属里；以经络于脏腑相对而言，则经络为表，脏腑为里；在经脉中则三阳经为表，三阴经为里，而三阳之中，又以太阳为表，阳明为里，少阳为半表半里。出入，标志着病理演变的趋势。表里出入则代表疾病的深浅和病变的轻重趋势。

病之在表里与致病病因之性质有关，如六淫入侵常先犯表，引起表证。七情所伤、饮食不节、劳倦色欲等则常病起于内，导致里证。病之在表里与病期的早晚相关，如由热邪引起的皮肤病早期病邪在卫属表，病进入里则为气、为营、为血，这种由表及里的过程是病变逐步加重的表现。当病变好转时则可由里出表。

《素问·皮部论》说："是故百病之始生也，必先于皮毛，邪中之则腠理开，开则入客于经脉；留而不去，传入于经；留而不去，传入于府，禀于肠胃。"此条文说明外感病的病邪是从体表或口鼻入侵，逐步向里发展。

（二）阴阳失调

《素问·阴阳应象大论》说："阴阳者，天地之道也，万物之纲纪，变化之父母……治病必求于本。"体内阴阳双方由于致病因素的干扰破坏，或疾病中病理变化的影响，导致其相对平衡与稳定关系发生紊乱、失却调和的状态，就称为阴阳失调。阴阳失调，是机体各种生理协调关系遭到破坏的总概括；是疾病发生、发病机理的总纲领。表里是阴阳失调在病变层次及轻重上的反映；寒热是阴阳失调在病理属性上的表现；虚实是阴阳失调在病势中正邪盛衰转化与演变的体现。阴阳量的差异导致阴阳失调的病理变化，其表现形式一般有阴阳偏胜、阴阳偏衰、阴阳互损、阴阳极变及阴阳亡失等几个方面。

（三）邪正盛衰

在疾病发生、发展过程中，由于机体正气与致病邪气之间的抗争，若正气增长而旺盛，则促使邪气消退；反之，邪气增长而亢盛，则正气必然会耗损而衰减，如《素问·通评虚实论》中有"邪气盛则实，精气夺则虚"的论述，以虚实概括正气与病邪之间斗争消长的病机。这种邪正的消长盛衰，不仅关系到疾病的发生，而且直接影响疾病的发展转归，如人体内抗病能力强，邪气很快受抑，则病情轻浅，病程短暂，病变向愈；反之，如果邪气过盛而正气不足，则病情日益恶化，甚至死亡。如果正邪相争，而双方势均力敌，相持不下，此时则病情迁延不愈。总而言之，疾病发生、发展的过程，就是邪正消长盛衰的过程。

（四）脏腑气血功能失常

气机，是气在机体内正常运行的总称。气机的表现形式为升降出入，是机体各脏腑组织的综合作用。气机平顺，则脏腑、经络气血运行维持正常功能，反之，气机运化失常则可导致脏腑功能失调，气血经络运行障碍。

1. 脏腑功能失调

根据不同脏腑的生理功能，其运化功能失调可产生相应不同的症状与皮肤的改变，分述如下：

（1）心：由于心主火，"热盛则痛，热微则痒"。痛和痒与火关系密切。引起皮肤病的病因除火热之邪外，风湿寒暑燥都可致病。心火偏亢，可表现为烦躁、瘙痒、皮肤致敏性增高等病理状态，所以清心亦可宁神，神志安宁则疮疡可愈。

（2）肺："肺主皮毛"。皮毛是人体的最外层，防御外邪如同屏障作用。由于皮毛由肺输布的卫气和津液所温养，若肺卫气虚，则卫外功能障碍，而易感受邪气，使机体处于高敏状态，发生过敏性皮肤病，如荨麻疹、过敏性皮炎等。

（3）脾：主运化水湿，脾运障碍必成湿浊阻滞，湿浊阻滞又会使脾阳受困，故湿邪也就成为脾脏的主要致病因素。脾的运化水湿功能障碍，则发生皮肤渗出、糜烂、滋水、水疱等病理变化；若湿邪郁久化热，炼精成痰，则可形成皮肤结节、疣、肿瘤；如脾不统血可发生紫癜。

（4）肾：为先天之本，水火之脏，内寓真阴真阳，是人体阴阳之根，生命之源。真阴通过涵养肝木，上济心火和金水相生等，对各脏腑组织起着滋润、濡养的作用。真阳对各脏腑组织起着温煦、生化的作用。真阴真阳是协调整体阴阳平衡的基础，肾精也可说是整体阴阳平衡的根源。肾阳为一身之阳，肾阳虚衰不能温煦气血形体可见形寒怯冷；肾阳亏虚不能温煦血脉，则导致阴寒凝结，或寒凝经脉，发生雷诺病、血栓闭塞性脉管炎、寒冷性过敏等疾病。另外肾的精气亏损，可致头发失养、皮毛枯槁、脱发及虚损性皮肤病。

（5）肝：肝失疏泄可直接影响气血津液发生病变。情志不遂，郁闷不舒，致肝气郁滞，气血运化失职，凝滞肌肤，易发生神经性皮炎及皮肤瘙痒症等。肝藏血，肝失疏泄，可引起月经失调，某些皮肤病与月经关系密切，往往在经期加重及经后减轻，如痤疮、月经疹等。肝疏泄太过及其他一些原因，引起肝血亏损，发生虚损性皮肤病及肢体麻木不仁、爪甲不荣、头发干枯、脱发等。若疏泄不利，肝气郁滞，气不行则血不通，不通则痛，可产生结节及疼痛性皮肤病。肝胆疏泄不利，湿热内生，下注则发生小便淋浊或下肢丹毒，外发肝经部位可发生带状疱疹等。

2. 气血经络运行障碍

气血是构成机体的物质基础，是人体生命活动的动力源泉。人体的生理现象、病理变化均以气血为物质基础。气在人体内有推动、温煦、防御、固摄、气化等重要作用；血在人体内有营养、滋润脏腑及各种组织器官的作用。因此很多疾病的发生及病理过程都可与气血运行障碍有关，如《素问·举痛论》有"百病生于气"的提法。气血运行障碍，如血热妄行则发生血管扩张及红斑紫癜性皮损；气滞血瘀，经络阻塞，则产生黄褐斑、结节性红斑或雷诺病等；血虚则毛发失养可发生脱发；血燥肌肤失养，发生红斑、干燥及鳞屑性损害等。

经络内源脏腑，外通体表皮、肉、筋、脉、骨等，具有运行气血、沟通内外、联系人体各个组织器官的作用。皮肤疾病的发生、传变与经络有密切关系。如肝胆湿热邪毒随肝经外发，发生带状疱疹；皮肤瘙痒症等因皮肤瘙痒而烦躁不安，消耗阴血，久之可损伤肝肾；脓疱疮之湿热邪毒，内犯脾肾，可破坏水液代谢功能发生肾炎等病变；硬皮病是由于肾阳虚衰，以致卫阳不足，易感染寒邪，收敛凝滞使表皮硬化。

第二节 中医皮肤病的四诊与辨证

中医辨证是以四诊为手段，八纲为基础。四诊（望、闻、问、切）是中医诊疗疾病的重要方法和步骤。八纲是中医辨证的总纲领。中医皮肤病亦不例外，通过四诊合参的手段结合八纲、脏腑、六淫、卫气营血、皮损等辨证方法，把局部辨证与整体辨证有机结合起来得以做出正确的辨证分析。

一、四 诊

（一）望诊

皮肤病大都发生于人体体表，有形可见，因此皮肤病的望诊内容更为丰富，除了中医所说的望神色、望步态、望舌外，对皮肤病来说更重要的是望皮损。如皮疹发生的部位，皮疹的形态、大小、颜色、排列、境界等对诊断都有意义。

1. 望皮肤损害

皮肤损害是指可被他人看到或触摸到的皮肤、黏膜病变，皮肤损害可分为原发性和继发性两种。

（1）原发性损害：是由皮肤病理变化直接产生的，不同的皮肤病具有不同的原发性损害，这对皮肤病的诊断有重要意义。常见的原发性损害有以下几种：斑疹、丘疹、斑块、风团、结节、水疱、脓疱、囊肿。

（2）继发性损害：可由原发性损害发展而来，也可以是治疗或机械损伤（如搔抓）引起。常见的继发性损害有鳞屑、浸渍、糜烂、溃疡、皲裂、抓痕、痂、瘢痕、苔藓样变、萎缩。

具体皮损特点见西医基础部分的皮肤性病的临床表现。

（3）皮损的主要特征

1）形态大小：应观察皮疹是扁平或是隆起或凹陷于皮面，皮损形态是圆形、椭圆形、环形、多角形，抑或不规则形、地图形或花瓣形等；高起皮面的皮损可呈球形、半球形，或突起如鸡冠状、菜花状；亦有中央微隆起似面镜或扁豆状者。皮损的大小描述，高起皮面的皮损可用小至针帽，较大至绿豆、黄豆、豌豆，大至核桃、樱桃、鸽蛋、鸡蛋大小来形容。平面皮疹小者可用点滴、指甲盖、榆钱来形容，较大者可用各种硬币形容，更大者可用掌心、手掌等形容，亦可用厘米（或毫米）作单位。

2）数目：较少者，可直接计数；数目多难以计数者，可用少数、较少，多数或较多表述。

3）色泽：对于皮肤病皮疹不仅应区别何种颜色，还应辨别其色调、色泽。例如，红色皮损，可因炎症时间的久暂，充血、瘀血的不同，浸润之有无而分别表现为淡红、鲜红、深红、肉红、褐红、暗红、黄红、青红、紫红的不同。有些皮肤色病的皮疹常具有特殊色调，可作为诊断依据，如扁平苔藓皮疹为紫红色，寻常狼疮皮疹为褐红色，梅毒的皮疹为铜红色，盘状红斑狼疮皮疹为淡红色。皮损色泽可借玻片压诊而决定其为充血、毛细血管扩张，或炎性浸润，或色素沉着。

4）表面及基底：皮损表面有的湿润，有的干燥，有的粗糙，有的光滑。表面可有鳞屑、鳞痂、痂皮、假膜，或有渗出物、分泌物、血液、脓液等。基底有的干洁无炎症，如扁平疣、雀斑；有的炎症明显，如疖、脓疱疮；有的浸润明显，如三期梅毒树胶肿。溃疡基底面有的清洁，如硬下疳；有的则肉芽松弛错乱，如基底细胞癌。

5）边缘和境界：皮损的边缘有的整齐；有的则呈锯齿形，如玫瑰糠疹；或有蚕食、穿凿，如结核性溃疡；一期梅毒硬下疳边缘可隆起。有的境界清楚，如接触性皮炎；有的模糊不清，如急性湿疹等。

6）部位：不少皮肤病的好发部位可作为诊断依据。如银屑病好发于四肢伸侧，特别是肘膝关节部位；颈侧及尾骶部为神经性皮炎好发部位；面部为痤疮好发部位。有的仅局限于一处，接触性皮炎仅见于接触部位，光感性皮炎限于暴露部位，毛周角化只见于毛孔部。有的泛发于全身，如红皮症；有的散发全身，发无定处，如湿疹。

7）分布及排列：有的皮疹对称发生，如湿疹；有的则限于单侧，如带状疱疹发于一侧不超过中线；有的沿皮神经、血管或淋巴管排列，如带状疱疹、结节性脉管炎、孢子丝菌病等；有的呈线条状排列，如条纹状苔藓；有由一端向他端发展的蛇行性，如匐行疹；多数散在分布于身体广大面积者称为播散性；皮损面积广大，占肢体广大部位者，称为弥漫性；皮损弥漫全身者称为全身性。

2. 望黏膜损害

常见的黏膜皮损有斑块斑点、糜烂、溃疡、皲裂脱屑、色素沉着等。斑块多呈乳白色或灰色，稍隆起。有的斑块是由多数丘疹聚集而成，如扁平湿疣。有的斑块可表现为环状或片状，如盘状红斑狼疮；有的呈散在丘疹、斑点如皮脂腺异位症。有的斑块表面可见网纹状，如扁平苔藓的口腔黏膜损害。斑块表面亦可出现角化或皲裂，如女阴白斑。黏膜的糜烂、溃疡也是常见的黏膜症状，有的伴有明显的分泌物如天疱疮、Steven-Johson 综合征等，有的溃疡面清洁，如复发性阿弗他口炎等。如色素沉着多呈斑点状，黑褐色或黑色如肾上腺皮质功能不全、恶性黑色素瘤等。

3. 望舌

（1）舌质：又分为舌色和舌体两部分。观察脏腑气血的寒热虚实着重看舌质，观察病邪的深浅、寒热燥湿等主要看舌苔。但两者是不能截然分开的，健康人的舌质一般是略红而润，不胖不瘦，活动自如；舌苔是薄白的，不厚不腻，不滑不燥。病态的舌质可分为红、绛、紫、蓝四种。

1）红色：舌淡红色表示心脾素虚；淡红而无苔是气阴两亏；红色是表示热证、实证；红而干是胃津已伤；红而干又无苔是津伤更甚；舌鲜红是急性热证；鲜红无苔是阴虚火旺；鲜红而起芒刺是营分热盛。

2）绛色：舌深红便是绛。热病传入营血则舌为绛色，初期舌绛苔黄白是邪在气分，未进入营血；全舌鲜绛是心包络受邪，舌绛而中心干是胃火伤津；舌尖独绛是心火盛；舌绛而有大红点，是热毒乘心；绛而光亮是胃阴已绝；若绛色不鲜而干涸，是肾阴已涸；若绛色舌表面似干而摸之觉有津液的，是津亏而湿热上蒸或有痰浊；若绛舌上有黏腻苔，是中焦挟有秽浊的征象。

3）紫色：舌质紫有寒热之分，色深干枯属热、色浅湿润属寒、舌色紫暗而湿润是有瘀血。

4）蓝色：舌蓝色多见于气血两亏的重证。

舌体可分为肥大、胖嫩、瘦瘪。肥大而肿胀者，病多属血分，或为痰饮，或为湿热内蕴。舌色紫暗而肿者，是酒毒上壅，或心火上炎，也有因中药毒（药物过敏或中毒）舌肿青紫而暗的；胖嫩的舌体，浮肿娇嫩，舌边有齿痕，不论何种苔色，其病都属于虚；瘦瘪舌是指舌薄而瘦者，此多属虚证。

（2）舌苔：在中医辨证中占有很重要的位置，舌苔的生成可分为三个方面，一是胃气所生，二是邪气上升，三是饮食积滞所成。正常舌苔由胃气形成，其状薄白而清净，干湿适中，不滑不燥，夏日舌苔稍厚，一般分为白苔、黄苔、灰苔、黑苔。

1）白苔：是最常见的舌苔，多主风寒湿邪，主表证。薄白而滑是外感风寒，苔白而腻是脾湿不运，苔白面厚是浊气上泛。

2）黄苔：是里证，是阳明热盛，热在中焦气分。薄黄苔是风邪化热，尚未伤津，黄厚是胃有湿热；黄腻是湿邪结于气分，湿热结于中焦。

3）灰苔：是黄苔转化而来，是热邪传里的表现。

4）黑苔：由灰、黄苔转化而来，多主病情危重。

4. 望毛发改变

毛发改变常见有折断、稀疏、脱落、多毛、少毛或毛发结构异常，如出现结节、纵裂、扭转等，或出现色素异常如白发、灰发、棕色发、红发等。引起毛发改变的原因很多，种族或遗传因素、某些内分泌功能障碍、自身免疫病、外伤、真菌或细菌感染、医源性（如应用细胞毒药物）、物理因子（如过量电离辐射、X线照射）、营养不良、精神及心理创伤等均可引起脱发或毛发改变。

5. 望甲损害

甲损害可单独出现，亦可为某种皮肤病或全身性疾病的一种表现，可为先天性、遗传性，亦可为后天性外界因素所致。如先天性外胚叶缺损、先天性无甲症；职业长期磨损、酸碱等化学物刺激、外伤、真菌及细菌感染、缺氧等。全身性疾病及营养不良也可出现甲损害。

甲损害多种多样，有的是生长发育缺陷，如无甲、甲分离、甲肥厚、甲萎缩；有的外形有改变，如匙状甲（反甲）、扁平甲；有的为颜色改变，如白甲、甲白斑、黑甲；有的表面可出现纵嵴、点状凹陷，或出现软化、萎缩。真菌感染可使甲板增厚、粗糙或被破坏呈空龛状；亦可发生肿瘤如甲下黑色素瘤、甲下角化棘皮瘤、血管球瘤等。甲损害常可为全身性疾病的反应，不可忽视。

（二）闻诊

闻诊指通过闻声、闻气味诊察病情。通过闻声可辨寒热虚实，声音重浊而粗，高亢洪亮，烦躁多言多为实证、热证；声音轻清、细小低弱，懒言者多为虚证、寒证。皮肤病患者常伴有口臭、鼻臭，此外某些皮肤损害亦有特殊气味，通过闻气味亦可有助于诊断及辨寒热虚实，如口气酸馊多胃有宿食，口气臭秽为脾胃湿热，食物积滞；有汗腥味是由于湿热熏蒸而致；双腋常有汗臭味，则为狐臭；脓疱疹患者可闻及腥臭味，黄癣有松鼠尿味，足癣糜烂有腐臭味等。

（三）问诊

问诊内容涉及范围很广，是获取疾病信息的重要途径，因此中医四诊中对问诊尤为重视，早在明朝张景岳就曾编有十问歌，"一问寒热，二问汗，三问饮食，四问便，五问头身，六胸腹，七聋八渴俱当辨，九问旧病，十问因"，后人又增加几句"再兼服药参机变，妇人尤问经带产，再添片语告儿科，天花麻疹全当验"。问病说起来容易而做起来难，古人曾说："非精于医者，必不能问也。"说明了不精通中医，治疗方药不熟者，往往很难问到关键之处，因此可以说，问诊能反映一位中医师的诊疗水平。

问诊除了问姓名、年龄、籍贯、婚姻、职业、住址、电话、家属病史、既往病史、生活及工作环境、生活习惯、饮食爱好等一般情况以外，主要询问疾病发病的时间、原因、病程、主要症状、治疗经过、用药情况及效果等，另外还须问自觉症状，主要包括发热、恶寒、出汗、疼痛、饮食、睡眠、大便、小便、女子的月经带下等情况，以了解和分析疾病的病因、病位、病性等。例如，每遇梅雨季节、气候潮湿时发病，提示此病由湿邪所致。突然起病，病程短，多为外感病、实证；起病缓慢，病程长，多为内伤杂病、虚证。喜甜食者，多为脾胃虚弱之体；喜苦味食品者，多为痰湿偏盛之体；喜酸味食品者，多为肝阴不足之体；喜辛辣食品者，多见肝郁气滞证；喜咸味食品者，多见血脉瘀阻之证等。

此外皮肤病患者还应仔细询问皮疹的发生情况。如急性一次性发疹，还是反复发疹；皮疹持续不退还是时隐时现；皮疹退后有无痕迹；剧烈瘙痒还是时痒时休；夜间瘙痒较甚还是早上较严重；痒痛相兼还是仅有疼痛；疼痛的性质等；妇女月经涩少还是经期后错或淋漓不止。这些对诊断都有意义。如月经涩少经期后错，皮肤又可见紫红色斑块结节，则首先应考虑血瘀证或血虚致气血瘀滞。

（四）切诊

切诊包括脉诊和按诊两部分内容，脉诊是按脉搏；按诊是在患者身躯上一定的部位进行触、摸、按压，以了解疾病的内在变化或体表反应，从而获得辨证资料的一种诊断方法。

1. 脉诊

脉诊，是医者以指腹按一定部位的脉搏诊察脉象。通过诊脉，体察患者不同的脉象，以了解病情，诊断疾病。它是中医学一种独特的诊断疾病的方法。脉象的形成和脏腑气血关系十分密切，气血脏腑发生病变，血脉运行受到影响，脉象就会有变化，故通过诊察脉象的变化，可以判断疾病的病位、性质、邪正盛衰并推断疾病的进退预后。

正常脉象古称平脉，是健康无病之人的脉象。正常脉象的形态是三部有脉，一息四至（闰以太息五至，相当 72～80 次/分），不浮不沉，不大不小，从容和缓，柔和有力，节律一致，尺脉沉取有一定力量，并随生理活动和气候环境的不同而有相应的正常变化。正常脉象有胃、神、根三个特点。由于受气候的影响，平脉有春弦、夏洪、秋浮、冬沉的变化。疾病反映于脉象的变化，叫作病脉。一般来说，除了正常生理变化范围及个体生理特异之外的脉象，均为病脉。不同的病理脉象反映了不同的病症，我国最早的脉学专书《脉经》提出二十四种脉象，近代多从二十八脉论述。现将脉象分类与主病分述如下：

（1）浮脉类：有浮、洪、濡、散、芤、革六脉。因其脉位浅，浮取即得，故归于一类。

1）浮脉：轻取即得，重按稍减而不空，举之泛泛而有余，如水上漂木。主病：表证、虚证。

2）洪脉：洪脉极大，状若波涛汹涌，来盛去衰。主病：里热证。

3）濡脉：浮而细软，如帛在水中。主病：虚证、湿证。

4）散脉：浮散无根，至数不齐。如杨花散漫之象。主病：元气离散。

5）芤脉：浮大中空，如按葱管。主病：失血，伤阴。

6）革脉：浮而搏指，中空外坚，如按鼓皮。主病：亡血、失精、半产、漏下。

（2）沉脉类：有沉、伏、弱、牢四脉。脉位较深，重按乃得，故同归于一类。

1）沉脉：轻取不应，重按乃得，如石沉水底。主病：里证。沉脉亦可见于无病之正常人。

2）伏脉：重手推筋按骨始得，甚则伏而不见。主病：邪闭，厥证，痛极。

3）弱脉：极软而沉细。主病：气血阴阳俱虚证。

4）牢脉：沉按实大弦长，坚牢不移。主病：阴寒凝结，内实坚积。

（3）迟脉类：有迟、缓、涩、结四脉。脉动较慢，一息不足四到五至，故同归于一类。

1）迟脉：脉来迟慢，一息不足四至（相当于每分钟脉搏60次以下）。主病：寒证。迟而有力为寒痛冷积，迟而无力为虚寒。久经锻炼的运动员，脉迟而有力，则不属病脉。

2）缓脉：一息四至，来去怠缓。主病：湿证，脾胃虚弱。

3）涩脉：迟细而短，往来艰涩，极不流利，如轻刀刮竹。主病：精血亏少，气滞血瘀，挟痰，挟食。

4）结脉：脉来缓，时而一止，止无定数。主病：阴盛气结，寒痰血瘀，癥瘕积聚。

（4）数脉类：有数、疾、促、动四脉。脉动较快，一息超过五至，故同归一类。

1）数脉：一息脉来五至以上。主病：热证。有力为实热，无力为虚热。

2）疾脉：脉来急疾，一息七八至。主病：阳极阴竭，元阳将脱。

3）促脉：脉来数，时而一止，止无定数。主病：阳热亢盛，气血痰食郁滞。

4）动脉：脉形如豆，厥厥动摇，滑数有力。主病：痛证，惊证。妇女妊娠反应期可出现动脉，这对临床诊断早孕，有一定价值。

（5）虚脉类：有虚、细、微、代、短五脉，脉动应指无力，故归于一类。

1）虚脉：三部脉会之无力，按之空虚。主病：虚证。

2）细脉：脉细如线，但应指明显。主病：气血两虚，诸虚劳损，湿证。

3）微脉：极细极软，按之欲绝，似有若无。主病：阴阳气血诸虚，阳气衰微。

4）代脉：脉来时见一止，止有定数，良久方来。主病：脏气衰微，风证，痛证。

5）短脉：首尾俱短，不能满部。主病：气病。有力为气滞，无力为气虚。

（6）实脉类：有实、滑、弦、紧、长等五脉，脉动应指有力，故归于一类。

1）实脉：三部脉举按均有力。主病：实证。

2）滑脉：往来流利，如珠走盘，应指圆滑。主病：痰饮，食积，实热。

3）弦脉：端直以长，如按琴弦。主病：肝胆病，痰饮，痛证，疟疾。

4）紧脉：脉来绷急，状若牵绳转索。主病：寒证，痛证。

5）长脉：首尾端长，超过本位。主病：肝阳有余，火热邪毒等有余之症。

2. 按诊

按诊，就是医者用手直接触摸、按压患者体表某些部位，以了解局部的异常变化，从而推断疾病的部位、性质和病情的轻重等情况的一种诊病方法。按诊的应用范围较广，临床上以按皮肤、按手足、按胸腹、按脑穴等为常用，按诊的手法大致可分触、摸、推、按四类。而对皮肤病患者除以脉诊来确定整体的变化外，皮肤的按诊也颇为重要。皮肤的按诊是为了探明全身肌表的寒热、润燥及肿胀等情况，此外触按皮损的大小、深浅、软硬度，按之有无疼痛等都对诊断有意义。

凡阳气盛者身多热，阳气衰者身多寒。按肌肤不仅能从冷暖以知寒热，更可从热的甚微而分表里虚实。凡身热初按甚热，久按热反转轻者，是热在表；若久按其热反甚，热自内向外蒸发者，为热在里。肌肤濡软而喜按者，为虚证；患处硬痛拒按者，为实证。轻按即痛者，病在表浅；重按方痛者，病在深部。皮肤干燥者，尚未出汗或津液不足；干瘪者，津液不足；湿润者，身已汗出或津液未伤。皮肤甲错者，伤阴或内有干血。按压肿胀，皮肤肿胀的按诊可以辨别水肿和气肿。按之凹陷，放手即留手印，不能即起者为水肿；按之凹陷，举手即起者为气肿。

皮疹的按诊可辨别病证属阴属阳和是否成脓。肿而硬木不热者，属寒证；肿处烙手、压痛者，为热证。根盘平塌漫肿的属虚，根盘收束而高起的属实。患处坚硬，多属无脓，边硬顶软，内必成脓。

二、辨　证

辨证论治是中医学基本特点之一，是祖国医学指导临床诊治疾病的基本法则。皮肤病的诊治也是遵循此法则，根据其特点，可归纳为如下数种辨证方法。

（一）八纲辨证

八纲，即阴阳、表里、寒热、虚实。八纲辨证是中医辨证的最基本方法。通过四诊获得的资料，根据人体正气的盈亏，病邪的盛衰，疾病的浅深等情况，进行综合分析，归纳为八种证候。

1. 表证证候

特点：病位浅、病程短、起病急。

临床表现：发热、恶风寒、无汗或有汗、头身酸痛、苔薄白、脉浮等。

常见疾病：风寒或风热所致的荨麻疹。

2. 里证证候

特点：病位深达脏腑、病程较长。

临床表现：壮热、口渴、神昏、谵语、尿赤、便结、舌红、苔黄、脉洪而数。

常见疾病：皮肤疖、痈等阳性感染性皮肤病，未经及时治疗，热毒传入营血。

3. 寒证证候

特点：感受寒邪或机体的功能活动衰减。

临床表现：恶寒喜暖、口淡不渴、面色苍白、手足厥冷、小便清长、大便稀溏、舌淡苔白而润滑，脉迟或沉。皮肤损害常表现为色淡白或青紫，温度偏低，或有疼痛。得暖则缓。

常见疾病：冻疮、肢端动脉痉挛。

4. 热证证候

特点：感受热邪或机体的功能亢盛。

临床表现：发热喜凉、口渴冷饮、面红耳赤、小便短赤、大便燥结、舌红苔黄而干燥，脉数。皮肤损害常表现为色鲜红、灼热、肿胀，或脓疱、瘀斑。

常见疾病：丹毒、败血症出现的皮肤紫癜。

5. 虚证证候

特点：正气虚弱不足。

临床表现：包括阴虚、阳虚、气虚、血虚的症状，一般常见的为精神萎靡，面色㿠白，身倦乏力，或五心烦热，形体消瘦，心悸气短，自汗盗汗，大便溏泻，小便频数或不禁，舌质淡，舌面光净无苔，脉细弱。

常见疾病：瘰疬性皮肤结核、系统性硬皮病、系统性红斑狼疮。

6. 实证证候

特点：邪气亢盛有余。

临床表现：包括气滞、血瘀、痰饮、虫积等。一般表现为呼吸气粗，精神烦躁，胸胁脘腹胀满，疼痛拒按，大便秘结，小便不通或淋沥涩痛、舌苔厚腻，脉实有力。

常见疾病：丹毒、痈、结节性红斑、带状疱疹。

7. 阴证证候

特点：机能衰减、脏腑功能降低。病势较缓。

临床表现：恶寒、无热、四肢厥冷、息短气乏、肢体沉重、精神不振、小便色白、下利清谷、爪甲色青，面白色淡，脉沉微。皮肤方面的表现为皮色不变或苍白、暗紫、疮形平塌、范围弥漫，质地坚硬如石或软如绵。按之发冷，病位较深，脓液稀薄，自觉酸胀或麻木。

常见疾病：结核性皮肤溃疡。

8. 阳证证候

特点：邪气盛而正气未衰，正邪斗争剧烈来势猛。

临床表现：身热不恶寒，心神烦躁，口渴饮冷，气高而粗，目赤唇红，口鼻气热，小便红赤，大便干结，舌质红绛，脉滑数有力，皮肤方面表现为色泽鲜红，疮形隆起，范围局限，按之灼热、病位浅表、脓汁稠厚，疼痛剧烈。

常见疾病：小腿丹毒或痈溃破后形成的溃疡。

（二）脏腑辨证

脏腑是人体内在的器官，它与皮肤有着密切的联系，息息相关。因而脏腑辨证是皮肤病辨证中一个重要的方法。

1. 心病证候

特点：凡是火毒为病，均为心经所主。常见心火炽盛，心阳不足，心阴不足。

临床表现：心烦、心悸、口干，甚则谵妄、昏迷不醒、舌糜、苔薄黄、脉数。皮肤焮红、灼热、斑疹、糜烂、血痂。

常见疾病：疖、痈、红皮病。

2. 肝病证候

特点：凡情志不畅，病位在两胁、双耳、阴部，均为肝经所主。常见肝气郁滞、肝经湿热、肝血虚损。

临床表现：胸胁胀闷疼痛、口苦、咽干、目眩、舌质红或紫暗、苔白或黄、脉弦。皮肤有丘疹、水疱，或皮肤干燥、发痒脱屑。

常见疾病：带状疱疹、阴囊湿疹、女阴溃疡、瘙痒症等。

3. 脾病证候

特点：脾喜燥恶湿，故脾病多见湿。

临床表现：胃纳欠佳、消化不良、便溏、腹泻、舌苔腻、脉缓。皮肤损害有水疱、渗液、瘙痒。

常见疾病：湿疹、口疮。

4. 肺病证候

特点：肺主皮毛，其病多由风邪所致。

临床表现：鼻燥咽干，或干咳无痰，苔薄而少津，脉浮细而数。皮肤损害常有红斑、丘疹风团，或肌肤甲错。

常见疾病：痤疮、酒齄鼻、荨麻疹、脂溢性皮炎等。

5. 肾病证候

特点：肾藏精，宜闭藏，肾病常为阳不足或阴不足。

临床表现：潮热盗汗、腹痛耳鸣，或面色㿠白、腹胀、浮肿、便溏、肢冷、舌红、脉细数，皮肤损害面色黧黑。

常见疾病：黑变病、硬皮病、红斑狼疮、黄褐斑等。

（三）六淫辨证

风、寒、暑、湿、燥、火六种自然界现象在正常情况下为自然界四季气候变化的气象表现，称为"六气"。如果出现太过或不及，或非其时而出现其气，就可成为致病的因素或条件，称为"六淫"。人体外感"六淫"不正之气，加之机体正气不足，抵抗力下降，不能适应变异的自然条件即可发病。"六淫"辨证是中医皮肤病常用辨证方法之一。

1. 风证证候

特点：风为阳邪燥烈，善行数变，起病多突然，病位多偏上部。

临床表现：皮肤干燥，脱屑，瘙痒，或有风团。皮损游走不定，发病速，消退快。脉浮弦。

常见疾病：荨麻疹、瘙痒症、风疹。

2. 寒证证候

特点：寒为阴邪，易伤阳气，寒凝血瘀。

临床表现：肢体青冷、水液清白、肿块坚实、脱屑、皲裂、舌质淡、脉沉细。

常见疾病：冻疮、寒性脓肿。

3. 暑证证候

特点：暑为阳邪，性主升散，易耗气伤津，常挟湿、挟热。

临床表现：汗出、口渴，身重胸闷，食欲不振或气短乏力，泄泻。皮肤红赤，丘疹或脓疮、痒痛相兼。舌苔腻或白腻，脉滑或濡。

常见疾病：痱子、疖、脓疱疮。

4. 湿证证候

特点：湿为阴邪，其性黏滞重浊，病程缠绵，病位多偏于下部。

临床表现：头身酸重、胸闷，口不渴，大便黏滞不爽，小便涩滞不畅，皮肤起水疱、丘疹，糜烂、渗液、瘙痒。舌苔白腻，脉濡或缓。

常见疾病：湿疹、足癣、疥疮。

5. 燥证证候

特点：燥为阳邪，燥性干涸，易伤阴化热。

临床表现：口鼻干燥、大便干结，小便短少，毛发焦枯，皮肤干燥，皲裂、瘙痒，舌干，脉细涩。

常见疾病：银屑病、神经性皮炎、脂溢性皮炎。

6. 火证证候

特点：火为阳邪，火性上炎，消灼津液，迫血妄行，风湿热易于化火。

临床表现：发热、面红目赤，心烦多汗。口渴引饮，小便短少，大便干燥，皮肤红赤，灼热疼痛。舌红，脉数。

常见疾病：丹毒、过敏性紫癜、痈、疖。

（四）卫气营血辨证

卫气营血辨证主要用于温病的辨证，用以表明疾病的浅深与发展的情况。但在临床实践中，卫气营血的辨证方法对一些皮肤病的辨证治疗同样有着重要的指导意义。

1. 卫分证证候

特点：肌表受邪气侵袭，病在表。

临床表现：恶寒、发热、头痛、口渴、皮肤瘙痒。如为风热证皮疹为红色，瘙痒不绝，舌红，苔黄，脉浮数；如为风寒证皮疹为淡白或苍白，舌淡，苔薄白，脉浮紧。

常见疾病：皮肤病初起阶段（如荨麻疹、药物疹）。

2. 气分证证候

特点：卫分表邪未解，入里化热，邪正相搏，邪正俱盛。

临床表现：壮热、大汗、大渴、小便黄赤、大便秘结。皮肤潮红焮热、肿胀，水疱、渗出。舌红、苔黄干、脉洪大。

常见疾病：急性湿疹、多形红斑、药物疹。

3. 营分证证候

特点：正气不支，邪气深入，毒热内陷。

临床表现：发热夜甚、心烦不寐，甚则昏谵、皮肤红斑、水疱或大疱、红疹。舌质红绛，苔少，脉细数。

常见疾病：药物疹、多形红斑、红斑狼疮。

4. 血分证证候

特点：营分邪热不解，邪热熏灼血分，耗血动血。

临床表现：高热，神昏谵语，便血、衄血。皮肤瘀斑或血疱。舌质深绛，脉细数。

常见疾病：多形红斑、药物疹、红斑狼疮、继发性红皮病。

（五）皮损辨证

皮损辨证，是通过望诊与触诊等方法，了解皮肤的异常表现，这种异常的表现又称皮疹或皮肤损害。皮损是临床上对皮肤病进行诊断、辨证的主要客观依据。

1. 斑疹

皮肤局限性色泽性改变，抚之不碍手者为斑疹。红斑为热邪所致，见于固定红斑型药疹、火激红斑；紫斑为气滞血瘀所致，见于冻疮、多形红斑；白斑为风邪外搏、气血失和所致，见于白癜风；黑斑多为肝郁气滞，肾气不足所致，见于黄褐斑、黑变病。

2. 丘疹

高出皮面的较小的局限性实质性突起损害，抚之碍手为丘疹。急性者色红多属风热或血热，见于风疹、药物疹。慢性者为正常肤色或稍暗，属气滞或血虚，见于慢性湿疹。

3. 疱疹

疱疹包括水疱、脓疱，为含有水分、高出皮面的针头大至豌豆大局限性损害。一般水疱由风、湿、热、虫、毒所致，见于湿疹、疥疮、接触性皮炎。大疱为心火妄动，脾虚失运、复感风热，暑湿之邪，伏郁于肺，不能疏通而成，见于天疱疮。脓疱则疱内含有脓性分泌物，基底部常有红晕，多为热毒、湿毒所致，见于脓疱疮。

4. 风团

风团为皮肤一时性、水肿性、边缘清楚，或不清楚的扁平性皮损，来去迅速、消退后不留任何痕迹，其颜色、形态、大小不定。色白为风寒，色赤为风热，色暗为血瘀，久不消退为气虚。风团见于荨麻疹类皮肤病。

5. 结节

深陷皮下、大小不一、实质性、大者如桂圆、小者如豆粒的局限性皮损为结节。结节色紫红、按之疼痛者为气血凝滞，见于结节性红斑；皮色不变、质地柔软者为气滞、寒湿或痰核结聚，见于瘰疬性皮肤病结核或皮肤囊肿。

6. 鳞屑

鳞屑为脱落的表皮组织，在病理情况下常显而易见。肤底红而干燥起屑为血热风燥，见于银屑病初期；底淡红而干燥起屑多为血虚风燥，见于银屑病后期；油腻为湿热，见于脂溢性皮炎（湿性）。

7. 痂

痂是组织液、脓液、血液、上皮细胞，以及灰尘、药物等物干燥后凝结而成。脓痂多为热毒或湿毒，见于脓疱疮、湿疹。血痂多为血热，见于瘙痒症。浆痂多为湿热，见于湿疹。

8. 糜烂

糜烂为表皮组织的缺损，有浆液渗出，不侵入表皮下的乳头层，由脓疱、水疱破裂，浸渍处表皮剥脱而成，或由丘疹破损所致。愈后不留瘢痕。红肿糜烂渗出为湿热，见于湿疹、脓疱疮。

9. 溃疡

溃疡为皮损达真皮或皮下组织的局限性皮肤或黏膜缺损。溃疡边缘色红、疮面深陷，脓汁稠臭者为热毒所致，见于痈溃破后形成的溃疡；边缘苍白，疮面浅平、脓汁稀薄者为寒湿所致，见于结核性溃疡。

10. 抓痕

抓痕为搔抓引起的线状皮损。身起红粟，血痕累累，为血热风盛，见于痒疹、慢性湿疹；皮色如常，搔出血，为血虚生风，见于瘙痒症。

11. 皲裂

皲裂为皮肤或深或浅的线状裂口，常发生于掌跖、耳周、口角、关节附近，多为风寒外侵或血虚风燥，见于手足皲裂、皲裂性湿疹。

12. 萎缩

萎缩为皮肤或皮下组织破坏或变性所致的皮肤组织变薄，为气血不运之虚证，见于盘状红斑狼疮、皮肤结核。

13. 瘢痕

瘢痕是真皮及真皮层以下的皮肤组织受损后，由新生结缔组织修复，遗留表面光滑缺少正常皮纹的一种皮损，因瘀血凝结不化所致，见于皮肤结核、深脓疱疮。

第三节　中医皮肤病的治疗方法

　　整体观念是中医学基本特点之一。人体是一个有机的整体，在生理上，脏腑与脏腑之间，脏腑与皮、肉、脉、筋、骨等形体组织，以及目、舌、口、鼻、前阴、后阴等五官九窍之间，都是有机联系的。它们相互协调，相互为用。在病理上，脏腑之间的病变可以相互影响、相互转变。内脏病变可以通过经络等反映到体表，体表的病变也可以通过经络等影响到内脏。皮肤病的治疗除重视局部处理外还应注意全身治疗，才能提高疗效。部分皮肤病全身的处理是关键，必不可少。所以，皮肤病的治法常分为内治法（一般指内服法，即用药物通过口服，经由消化器官吸收，以扶正祛邪，调节机体气血阴阳，恢复健康的治法）、外治法（是运用药物或有关操作直接施于病者机体外表或病变部位，以达到治疗目的的治疗方法）两大类。临床上根据配合操作的不同也可分为药物疗法、针刺疗法、灸灼疗法、推拿按摩疗法、饮食疗法、心理疗法等。本书主要介绍内治法、外治法。

一、内　治　法

　　内治法是指以方药内服治病的一种方法。临床上根据皮肤病致病因素及病机的变化，一般分为祛风法、清热法、祛湿法、温通法、活血法、补益法、补肾法、软坚法、润燥法等九大法，各大法又根据八纲、六淫、脏腑等辨证方法进一步拟定治法如下。

（一）祛风法

　　许多皮肤病的发病与风邪有着密切的关系。《素问·风论》说："风者，百病之长也。"风有外风与内风之分，凡人体腠理不实，卫外不固，风邪乘隙侵入，阻于肌肤，内不得通，外不得泄，致使营卫不和，气血运行失常而发病，此为外风致病。如肝血不足，痰热壅盛，阴亏阳亢，肝气郁结等化生发病，此为内风致病。故其治法常分为解表祛风、固表祛风、养肝祛风等法。

1. 解表祛风法

　　可发汗解肌，疏透肌肤腠理，达邪外出，以治疗外风致病的方法，称为解表祛风法。因在表之风，邪常合寒或热，表现为风寒、风热两证，根据"寒者热之，热者寒之"及"辛能散，能行"的法则，治法上一般又分为辛温解表法与辛凉解表法。

　　辛温解表法适用于风寒证，如风寒型的荨麻疹、结节性红斑。常用方剂如麻黄汤、荆防败毒散。常用药物如麻黄、桂枝、苏叶、防风、荆芥、白芷、苍耳等。

　　辛凉解表法适用于风热证，如风热型荨麻疹、风疹。常用方剂如消风散、银翘散。常用药物如银花、连翘、柴胡、杭菊、葛根、牛蒡子、蝉衣、桑叶、浮萍等。

　　应用祛风解表法应注意里证不用。既有表证，又有里证，且表里俱急宜用表里双解法。气血虚弱，应配以补气血药物。应用此法也要注意以微汗为宜，不使大汗淋漓。夏季炎热，解表祛风药量宜减轻，冬季严寒，解表祛风药宜加重。

2. 固表祛风法

　　此法适用于表虚不固之证，如慢性荨麻疹、湿疹。常用方剂如玉屏风散。常用药物如黄芪、白术、防风、桂枝、生姜、大枣等。应用固表祛风法应注意无表虚，卫气不固者不用。

3. 养肝祛风法

此法适用于肝失血养、血虚生风之证，或风燥伤血，或老年气血不足，肌肤失养之血虚风燥证，如瘙痒症、银屑病。常用方剂如地黄饮子、当归饮子。常用药物何首乌、当归、生地、熟地、川芎、白芍、僵蚕、白蒺藜等。

（二）清热法

火与热同源，火为热之甚，热为火之渐。不论外感热邪或脏腑实热、蕴郁肌肤均可致皮肤病。如《医宗金鉴·外科心法要诀》说："痈疽原是火毒生。"临床根据热毒的情况不同。其治法常分为清热解毒、清热凉血、清脏腑热、清热解暑等法。

1. 清热解毒法

此法适用于热毒壅遏，致气血凝滞、营卫不和之热毒证，如各种化脓性皮肤疾病、漆性皮炎、丹毒等。常用药剂如黄连解毒汤、五味消毒饮。常用药物如黄连、黄芩、黄柏、山栀子、金银花、蒲公英、地丁、菊花、重楼、鱼腥草等。

2. 清热凉血法

此法适用于血分有热或热邪侵犯血分之血热证。如血热型荨麻疹、药物性皮炎等，应以清热凉血之法治之。常用方剂如犀角地黄汤、凉血地黄汤、清营汤等。常用药物如水牛角、生地、赤芍、牡丹皮、红条紫草、玄参等。

3. 清脏腑热法

风、寒、暑、湿、燥入里郁久则化热、化火，脏腑功能失调等亦可有热有火。根据泻热之脏腑的不同，清脏腑热一般又分为清心泻火，清肝泻火，利胆除湿，清肺泻胃等法。

（1）清心泻火法：适用于心火之证，如白塞综合征、口腔黏膜念珠菌病等。常用方剂如导赤散、泻心汤等。常用药物如生地、木通、竹叶、黄连、黄芩、栀子、灯心草。

（2）清肝泻火、利胆除湿法：适用于肝胆湿热证，如带状疱疹、药物性皮炎等。常用方剂如龙胆泻肝汤。常用药物如龙胆草、黄芩、夏枯草、青黛、石决明、柴胡、菊花、桑叶等。

（3）清肺泻胃法：适用于肺胃热证，如痤疮、酒齄鼻、脂溢性皮炎等。常用药剂如枇杷清肺饮。常用药物如枇杷叶、桑白皮、黄芩、生地、牡丹皮、蒲公英、鱼腥草等。

4. 清热解暑法

此法适用于暑热挟湿证，如暑疖、脓疱疮等。常用方剂如清络饮、新加香薷饮等。常用药物如荷叶、西瓜翠衣、香薷、生薏苡仁、白扁豆、竹叶、丝瓜、石斛等。

应用清热法应注意不宜久用，因清热药大多寒凉味苦、易伤胃气，有时因热炽盛。服清热药即吐，可少佐辛温之姜汁或寒药热服以消除寒热格拒。

（三）祛湿法

湿见于四季，多见于夏季。湿邪致病有内湿与外湿之分。外湿多阴雨连绵，或久居湿地，或涉水雨淋，或水湿作业；内湿是各种因素而致脾失健运，水湿内停。湿邪为阴邪，其性黏滞重浊，易遏伤阳气，阻碍气机，故湿邪不易速去，病程缠绵，皮肤病的发病与湿邪的关系密切，因而祛除湿邪是皮肤病治疗的重要内容，故祛湿法是皮肤病治法中重要组成部分。根据其合邪的不同，感受毒邪程度的不同，临床常分为清热利湿法、健脾化湿法、滋阴除湿法、祛风胜湿法等。

1. 清热利湿法

此法适用于湿热搏结证，如急性湿疹、脓疱疮、带状疱疹、结节性血管炎等。常用方剂如草薢渗湿汤、二妙散、三妙丸、龙胆泻肝汤等。常用药物如黄芩、龙胆草、绵茵陈、车前草、木通、白鲜皮、生薏苡仁、地肤子等。

2. 健脾化湿法

此法适用于脾虚湿停证，如慢性湿疹、特应性皮炎、大疱性皮肤病等。常用方剂如参苓白术散、除湿胃苓汤等。常用药物如党参、茯苓、白术、白扁豆、生薏苡仁、砂仁、白蔻仁、泽泻、苍术、陈皮、厚朴等。

3. 滋阴除湿法

此法适用于湿郁伤阴证，如亚急性湿疹、慢性阴囊湿疹、天疱疮等。常用方剂如滋阴除湿汤。常用药物如生地、玄参、当归、丹参、茯苓、泽泻、白鲜皮等。

4. 祛风胜湿法

此法适用于风湿浸淫证，如丘疹性荨麻疹、阴囊湿疹、带状疱疹、多形红斑、扁平苔藓等。常用方剂如消风散、当归拈痛汤等。常用药物如防风、荆芥、黄芩、茯苓、蝉衣、当归、绵茵陈、泽泻、猪苓等。

应用祛湿法应注意湿去即止，因久服易伤阴。湿邪为阴邪本易伤阳，凡应用祛湿之法，应时时顾护阳气。

（四）温通法

机体气血虚弱、卫外失固，风寒湿之邪乘虚而入，阻于肌肤，致使皮肤出现病变。要祛除阻于肌肤之风寒湿邪，则要以温通之法治之。临床根据其阻滞情况与气血状况常分为温阳通络法与温通祛痹法等。

1. 温阳通络法

此法适用于寒凝络阻证，如硬皮病、冻疮等。常用方剂如阳和汤、当归四逆汤等。常用药物如熟地、麻黄、鹿角胶、白芥子、当归、桂枝、肉桂、细辛、炮姜、白芍、赤芍等。

2. 温通祛痹法

此法适用于风寒痹阻证，如硬皮病、寒冷型多形红斑等。常用方剂如独活寄生汤加减。常用药物如独活、桑寄生、防风、细辛、当归、白芍、川芎、熟地、党参、茯苓、怀牛膝、杜仲、桂枝、秦艽等。

应用温通法应注意本法用药性味多辛热，不可用之太过，以防耗阴动血，中病即止。温热季节，运用此法，药量不宜过重。

（五）活血法

血是构成人体及维持人体生命活动基本物质之一，生理情况下血在人体当中运行不息，如各种原因，使血液运行不畅或停滞称为血瘀，阻于肌肤，则变生诸种皮肤病。因而活血法也是皮肤病治疗大法。临床根据瘀滞程度不同，常分为理气活血法、破血祛瘀法、解毒活血法等。

1. 理气活血法

此法适用于气滞血瘀证，如斑秃、酒齄鼻等。常用方剂如通窍活血汤。常用药物如郁金、延胡索、青皮、香附、当归、赤芍、乳香、没药、川芎等。

2. 破血祛瘀法

此法适用于血瘀久积证，如结节性红斑、瘢痕疙瘩等。常用方剂如大黄蟅虫丸。常用药物如桃仁、川红花、三棱、莪术、蟅虫、水蛭、大黄、当归尾等。

3. 解毒活血法

此法适用于热毒瘀血证，如一些化脓感染性皮肤病。常用方剂如仙方活命饮、解毒活血汤、犀角地黄汤等。常用药物如生地、赤芍、川红花、桃仁、葛根、连翘、银花、没药、当归尾、乳香、花粉、浙贝母、水牛角、牡丹皮等。

应用活血法应注意活血化瘀之药，多有不同程度的耗正气、伤阴血之弊，无瘀证不用，虚中有瘀之证，应慎用，不长期使用。有出血如属气虚不摄或热迫血妄行，慎用本法。妇女月经期，正常妊娠不宜使用本法。

（六）补益法

许多皮肤病与气血阴阳的虚损有着密切的关系，特别是一些慢性皮肤病的后期，多数表现为气血阴阳不足的虚损证。虚损之证常分为血虚、气虚、阴虚、阳虚，故治法常分为补血法、补气法、滋阴法、补阳法。补阳法已在温通法中论述。故此处介绍前三种治法。

1. 补血法

此法适用于血虚证，如虚性脱发、老年性皮肤瘙痒症、部分慢性荨麻疹等。常用方剂如四物汤、当归补血汤、归脾汤等。常用药物如川芎、当归、熟地、白芍、何首乌、黄精、黄芪、党参等。

2. 补气法

此法适用于气虚证，如皮肌炎、硬皮病、红斑狼疮等的一些表现。常用方剂如补中益气汤、四君子汤等。常用药物如党参、白术、茯苓、黄芪、山药、大枣、甘草、太子参、吉林参等。

3. 滋阴法

此法适用于阴血不足津液亏损之证，如鱼鳞病、银屑病、皮肤瘙痒症、毛发红糠疹等。常用方剂如养阴清肺汤、当归饮子、增液汤等。常用药物如当归、石斛、女贞子、天冬、麦冬、沙参、玉竹、黄精、旱莲草、龟板、鳖甲、百合、枸杞子、冬虫夏草、西洋参等。

应用补益法应注意针对其虚损类型，分别采用相应补法。气血阴阳互根互用，血为气之母，气为血之帅，阴在内，阳之守也，阳在外，阴之使也。因而补气时佐以补血药，使气有所载，在补血时佐以补气药，使血有所生。补阳助以补阴，补阴助以补阳。大凡补药，多有滋腻之嫌，易碍胃气，因而在大量长期进补时，佐以和胃气之品。慎防虚不受补，长期虚损，气血阴阳亏损，骤然进补，体虚不受，宜从少渐多进补。

（七）补肾法

肾藏精，生髓、主骨、又主纳气，主水，开窍于耳及二阴，其华在发。中医学认为肾为脏腑之本，十二脉之根，呼吸之本，三焦之源，是各脏腑功能活动的动力所在，调节的中心。肾元盛者则寿延，肾元衰则寿夭。临床上许多皮肤病的发生、发展往往与肾有密切关系，特别是一些疑难皮肤病，表现为肾阴亏虚或肾阳不足。治法上分为滋阴补肾法和温阳补肾法。

1. 滋阴补肾法

此法适用于肾阴虚证，如白塞病、黄褐斑、斑秃等。常用方剂如六味地黄丸、二至丸、左归丸等。常用药物如生地、熟地、何首乌、知母、女贞子、旱莲草、枸杞子、龟板、鳖甲、桑椹等。

2. 温阳补肾法

此法适用于肾阳不足证，如硬皮病、肾阳虚型红斑狼疮等。常用方剂如肾气丸、右归丸等。

常用药物如附子、肉桂、仙茅、淫羊藿、菟丝子、鹿角胶、枸杞子、补骨脂、肉苁蓉等。

其应用注意与补益法相同。

（八）软坚法

有些皮肤病与痰结瘀滞有关，因而治疗上要着重在软坚，如《素问·至真要大论》说："坚者削之，结者散之。"临床上一般分为消痰软坚法与活血软坚法。

1. 消痰软坚法

此法适用于痰瘀胶结证，如粉瘤。常用方剂如海藻玉壶汤。常用药物如青皮、陈皮、法半夏、浙贝母、昆布、海藻、连翘等。

2. 活血软坚法

此法适用于气滞血瘀结块之证，如瘢痕疙瘩。常用方剂如活血软坚汤。常用药物如川芎、当归、赤芍、桃仁、川红花、三棱、莪术、昆布、海藻、浙贝母等。

应用软坚法注意体虚之人慎用。

（九）润燥法

燥性干涸，易伤阴化热。《素问玄机原病式》云："诸涩枯涸，干劲皲揭，皆属于燥。"临床上常见为血热风燥和血虚风燥，故有凉血润燥法与养血润燥法。

1. 凉血润燥法

此法适用于血热风燥证，如玫瑰糠疹、银屑病、脂溢性皮炎、扁平苔藓、脱屑性红皮病等，应以凉血润燥法治之。常用方剂如消风散、增液汤等。常用药物如土地、当归、丹参、火麻仁、天花粉、甘草、防风、荆芥、知母、牡丹皮等。

2. 养血润燥法

此法适用于血虚风燥证，如玫瑰糠疹、神经性皮炎、银屑病、脂溢性皮炎、老年性皮肤瘙痒症、鱼鳞病等。常用方剂如养血润肤饮、《医宗金鉴》地黄饮子等。常用药物如生地、熟地、当归、何首乌、玄参、白芍、川芎、天冬、麦冬、黄芪、天花粉等。

应用润燥法应注意润燥之药，多为滋腻之品，易伤胃气，所以在应用时应加少量和胃气之药。

二、外 治 法

外治法是与内治法相对而言，广义来说，是指除内服药物治疗以外的一切治疗方法。对于皮肤病的外治法，具体来说，是指运用药物或有关治疗操作，直接施于病者机体外表或病变部位，以达到治疗目的的一种治疗方法。外治法在皮肤病的治疗中，占有极其重要的地位，而且是治疗许多皮肤病不可缺少的重要措施。根据治疗操作的方式及配合药物的情况可分为药物外治法、针灸疗法及其他疗法等。

（一）药物外治法

药物外治法又称中药外治法，是在中医基本理论指导下，应用中药制剂（除口服药外），直接施于病者机体外表或病变部位的各种治疗方法。

1. 常见药物外治法

皮肤病常见的药物外治法大致可归纳为薄贴法、围敷法、敷贴法、熏洗法、掺药法、药捻法、吹烘法、热熨法、烟熏法、湿敷法、摩擦法、擦洗法、浸渍法、涂搽法、蒸汽法、点涂法、梳法、移毒法等18法。

（1）薄贴法：又称膏药疗法，是用膏药外贴穴位或患部以达到治疗目的的一种治疗方法。薄贴富有黏性，能固定患处，使患者有充分的休息，又能保护疮面，避免外来刺激和细菌感染，加温后有温热作用，改善局部血液循环，加上药物起到治疗作用。

1）操作方法：薄贴一般按配伍将药物浸于植物油（胡麻油）中熬煎至枯，去渣存油，加入黄丹再煎，熬成膏。也有不用熬煎，经反复捣捶而成。摊于牛皮纸或布上，用时稍加热微熔，贴于患处或穴位。

2）临床应用：急性化脓性感染性皮肤病、淋巴结核、银屑病、神经性皮炎、慢性湿疹等。

（2）围敷法：又称箍围消散法，是把药散与药液（或水）调制成糊状，敷贴于患处，能使阳性肿疡初起得以消散，化脓时使其局限，溃破后束其根盘，截其余毒。

1）操作方法：把药物粉碎成极细末，以药液（或水）调成糊状。凡皮肤化脓感染初起，或炎症明显的各种皮肤疾病无分泌物者，宜敷满整个病变部位，超过肿势范围，且要有一定的厚度。如毒已结聚，或溃后余毒未消，宜敷于患处四周，中央空出。要保持适当的湿度和温度。

2）临床应用：急性化脓性感染性皮肤病、丹毒、毒虫咬伤等。

（3）敷贴法：又称外敷法，是把药物研成细末，并与各种不同的液体调成糊状制剂，敷贴于一定的穴位或患部，以治疗疾病的一种方法。敷贴法能直接使药力在病变处发挥作用，还可使药性通过皮毛腠理由表入里，循经络传至脏腑，以调节脏腑气血阴阳，扶正祛邪，从而使疾病得到治愈。

1）操作方法：根据具体病情选用药物，并将所用药物研细，以醋或酒，葱、姜、韭、蒜等汁，鸡子清，油类调成糊状备用。按经络循行走向选择穴位，然后敷药或直接敷于病变处。

2）临床应用：急性化脓性感染性皮肤病、复发性口腔炎、丹毒等。

（4）熏洗法：是用药物煎汤，趁热在患处熏蒸、淋洗和浸浴的一种治疗方法，即以热力和药力的综合作用，使腠理疏通、气血流畅，改善局部营养和全身机能。

1）操作方法：按不同病证，选用适当方药煎汤，趁热熏蒸患处，待药液温凉后，再淋洗或浸浴患处。一般每日1～2次，每次15～30分钟。

2）临床应用：化脓性感染性皮肤病、湿疹、皮肤癣病、皮肤瘙痒症、神经性皮炎等。

（5）掺药法：是把药粉掺布于膏药上外敷，或直接撒布于疮面上的一种治疗方法。此法是通过药粉在病变部的作用达到解毒消散、提脓祛腐、生肌收口、收敛止痒的功效。

1）操作方法：对患处进行常规消毒，再把药粉撒于膏药上外贴于患处或扑于疮面上。

2）临床应用：化脓感染性皮肤病、痱子、无渗液性急性或亚急性皮炎等。

（6）药捻法：是把腐蚀药加赋形剂制成细条的药捻，插入细小的疮口或瘘管、窦道内，以化腐引流，使疮口愈合的一种方法，是利用药物及物理的作用，插入溃疡孔道中，起到祛腐化管、引流脓水的作用。

1）操作方法：药捻分为纸捻（用棉纸搓成细绳状，外黏糨糊，掺上提脓祛腐的药粉或把提脓祛腐药粉裹于纸条内，搓成线状，用纱布包好，置于金属盒内，高压消毒后备用）、线捻（用棉线搓成，黏上糨糊，掺上提脓祛腐药粉，烘干备用）、硬药捻（用提脓祛腐药粉与糯米糊等，制成药条，干后备用）。疮口常规消毒后，根据不同的病情，采用不同药物捻子，用镊子夹住药捻，顺着疮口、窦道、瘘管方向插入，插到疮底或瘘底、窦道底时，稍向外撮出少许，留出 1cm 于外口，外贴膏药或外盖纱布，每日或隔日换药 1 次。

2）临床应用：化脓感染性皮肤溃破后，疮口过少，引流不畅，或已成瘘管、窦道者。

（7）吹烘法：又称热烘疗法，是在病变部位涂药后或在病变部位敷用吸透药液的纱块后，再加热烘的一种治疗方法，是利用热力作用，使患处气血流畅，腠理开疏，药力渗进，以达到活血化瘀、祛风止痒的作用，使皮肤疾病痊愈。

1）操作方法：根据具体病情选用不同的制剂，如慢性湿疹用青黛膏、10%金粟兰酊纱布，手足癣用 10%～25%硫黄膏，瘢痕疙瘩用黑布膏等。操作时，把药膏涂于患处或者浸透药液之纱块敷于患处，然后用电吹风筒的热风吹于其上，每日 1 次，每次 15～20 分钟，在吹烘时，如药已干，可再加药。

2）临床应用：皲裂型手足癣、慢性湿疹、神经性皮炎、瘢痕疙瘩、皮肤淀粉样变、指掌角皮症等。

（8）热熨法：又称药包热敷法，是将药物炒热或煮热，用布包裹敷于患处或穴位上的一种治疗方法。利用温热之药力，通过皮毛、腧穴、经络作用于机体，以行气活血，祛风止痒，散寒除湿，使皮肤病得以痊愈。

1）操作方法：把药物研成粗末炒热或煮热，用布包裹，趁热熨患处或穴位上，稍冷即更换。每日 2～3 次，每次 15～20 分钟。

2）临床应用：淋巴结核，冻疮、疥疮，神经性皮炎等。

（9）烟熏法：是用药物点燃后，并在不完全燃烧过程中，产生浓烟，利用烟熏患处，以治疗皮肤疾病的一种方法。通过温热药烟，接触皮肤患处，作用于机体，达到活血消肿、祛风止痒、润燥杀虫的功用。

1）操作方法：依照病变情况，选用对症的方药，碾细末，制成能缓慢但不完全燃烧易于点燃的药条、药饼或药丸等，点燃后，对准患处，让浓烟与患处接触，每日 1～2 次，每次 15～30 分钟。如有疮口，烟熏完毕后，应按不同情况给予换药处理。

2）临床应用：神经性皮炎，皮肤淀粉样变、疥疮、慢性湿疹、慢性溃疡、结核性溃疡等。

（10）湿敷法：用纱布浸吸药液、敷放于患处的治疗皮肤疾病的一种方法。清除患部渗液及坏死组织，控制感染扩散，消肿脱痂，并有收敛止痒等功能。

1）操作方法：以清热解毒、收敛止痒的中药如蒲公英、鱼腥草、地丁、苦参、金银花、地榆、黄柏、黄芩、葎草的浸出液或煎剂，把纱块 5～6 层，浸于药液中湿透，敷于患处，每 1～2 小时换 1 次，如渗液不多，可 3～5 小时换 1 次，亦可慢滴湿润之。

2）临床应用：皮损渗出液较多或脓性分泌物较多的急慢性皮肤病。

（11）摩擦法：又称药物按摩法、介质摩擦法，是医者以手掌或其他物品蘸药物在患处表皮摩擦治疗皮肤疾病的一种方法，此法利用按摩与药物，直达病所，起到疏通经络、促进气血运行、调整脏腑功能的作用。

1）操作方法：有多种，如蘸取药物涂于患处，然后按摩，或把药物制成丸剂，在手掌心反复搓之，或用药物揉擦患处等，每日 1 次，每次 15 分钟。

2）临床应用：花斑癣、手癣、白癜风、疥疮、神经性皮炎、斑秃等。

（12）擦洗法：是以药物煎汁，擦洗患部的一种治疗方法。利用药物功效与摩擦之作用，起到清热解毒、活血祛瘀之效能。

1）操作方法：根据病证，选用有关方药，加水浓煎，温热后擦洗患处，以稍擦破表皮，微觉痛为度，每日 1～2 次。

2）临床应用：各种疣、花斑癣等。

（13）浸渍法：又称湿渍法，是以药煎液、鲜药汁、药酒、药醋、药稀糊等浸渍患处或其他局部的一种治疗方法。利用药液荡涤之力，促进局部患处腠理疏通，气血流畅，毒邪外祛。浸渍其他部位，经局部吸收后，循行于经络血脉，内达脏腑，调理脏腑功能。

1）操作方法：根据具体病证，选择相应浸渍方药，进行浸泡，浸泡时间与次数依具体病证而确定。

2）临床应用：皮肤瘙痒症、角化型手足癣、化脓感染性皮肤病等。

（14）涂搽法：是把药物制成煎剂、油剂、酊剂、洗剂、软膏等剂型，涂搽于病变部位的一种治疗方法。其治疗作用是药性通过体表或穴位吸收并传导，以调整机体机能或直接作用于患处，发挥其局部治疗效应。由于涂搽法使用的药物剂型有多种，它们各自的作用、操作方法、临床应用、注意事项均有所不同，临床根据具体病证适当选择。

（15）蒸汽法：又称中药蒸汽浴，是通过药液加热蒸发产生含有药物的蒸汽对皮肤病进行治疗的一种方法。此法利用药物蒸汽直接渗透皮肤腠理，又通过口鼻吸入，起到祛风止痒、温通经络、散寒除湿的作用。

1）操作方法：根据不同的病证，采用不同的方剂，用水煮沸以产生大量含有药物的蒸汽，如全身熏蒸，则治疗者在一密闭的小室中，裸露，控制室温从 30℃ 渐升至 45℃，一般治疗时间 15～30 分钟，蒸后，安静卧床休息，无须冲洗，每日或隔日 1 次。如面部熏蒸，则把煮成的药液倒入适当大小的容器中，所盛的溶液约为容器的 1/2，患者将病变部位置于容器之上，其上可盖毛巾，不使药气大量外透，每日 1 次，每次 15～30 分钟。

2）临床应用：皮肤瘙痒症、荨麻疹、花斑癣、硬皮病、结节性红斑等。

（16）点涂法：类似涂搽法，但此法面积小，涂搽法面积大，是把药膏或药液等涂点在体表某一特定点上，不加覆盖的外治法，如水晶膏、鸡眼膏等的使用。

1）操作方法：把制备好的药液或药膏涂点于患处，不加覆盖，一般每日点涂 1 次或数日 1 次至愈。

2）临床应用：寻常疣、扁平疣、跖疣、鸡眼、小痣、小息肉、疖等。

（17）梳法：类似摩擦法，但不同的是用梳子作为摩擦工具，即在涂搽、掺药后，用梳子梳患处或头发的一种外治。梳法治病除借助药液外，梳本身就有疏通经络气血、散结除滞之作用。

1）操作方法：根据不同病证，采用不同方剂，制成膏剂、散剂、煎剂等，涂于头部，或用梳蘸药然后用梳子动作，轻轻在头皮部滑动，反复进行，以至百遍。

2）临床应用：脂溢性皮炎、斑秃、白发等。

（18）移毒法：是中医外治法的一种，如《理瀹骈文》说："内科有移深居浅法，由脏而出于腑是也。外科有移毒法。"又《验方新编》说："赶移疮毒，移山过海散。治毒生于致命处，用此移于无害部位甚效。"移毒法是通过经络和药物的作用，以达到祛除邪毒的目的。

1）操作方法：移毒法一般采用刺激性较大，腐蚀性较强之白降丹 0.3g，与少量米饭调匀，捏成绿豆大小之小粒，置于准备移毒之穴位上，外贴太乙膏，一般 3 个小时后，贴药之处出现疼痛，3 天后，揭开太乙膏，则见贴药之处皮肤坏死，有分泌物，以棉棒拭干，撒少量红升丹，外贴太乙膏，此时患处症状好转，待坏死组织脱落，伤口愈合，患处则好转或痊愈。

2）临床应用：慢性湿疹、神经性皮炎等。

2. 运用药物外治法应掌握的几个问题

（1）外治药物的功用：皮肤病外治药物种类繁多，可按其功用归纳为如下八类。

1）止痒类药：蛇床子、地肤子、苍耳子、防风、荆芥、薄荷、白鲜皮、威灵仙、艾叶、香附、川椒、紫苏叶、樟脑、冰片、铜绿、大蒜、甘草、柽柳、浮萍等。

2）清热类药：黄连、黄芩、黄柏、大黄、山栀子、蒲公英、地丁、大青叶、马齿苋、龙胆草、寒水石、人中黄、红条紫草、半边莲、鱼腥草、青黛、苦参、青蒿、蛇舌草、木芙蓉等。

3）收湿药：五倍子、儿茶、苍术、海螵蛸、熟石膏、炉甘石、滑石、枯矾、赤石脂、煅龙骨、煅牡蛎、海蛤粉、花蕊石、钟乳石、铅粉、密陀僧、海桐皮、百草霜、地榆等。

4）杀虫类药：土槿皮、百部、大风子、藜芦、芫花、芦荟、硫黄、雄黄、砒石、轻粉、水银、铅丹、蟾酥、天南星、川楝子、胆矾、羊蹄等。

5）润肤类药：北杏仁、麻油、胡麻、蜂蜜、当归、核桃、蓖麻、生地、猪脂、羊脂、大风子油、蛋黄油、桃仁等。

6）腐蚀类药：鸦胆子、乌梅、石灰、硝砂、木鳖子等。

7）发疱类药：巴豆、斑蝥、红娘子、毛茛等。

8）活血类药：乳香、没药、三棱、莪术、川红花等。

（2）外治药的剂型：皮肤病外用药的剂型随着制剂技术的发展，除传统的膏、丹、丸、散外，文献还有不少新剂型报道，现就文献报道结合临床实践，把常用皮肤病外用药剂型归纳如下：散剂、洗剂、溶液剂、油剂、酊剂、醋剂、乳剂、鲜植物汁剂、软膏、硬膏、烟熏剂、丸剂、药捻剂等13种。

1）散剂：有清凉止痒、化腐生肌、清热收湿、止血止痛等作用。常用散剂如金黄散、颠倒散、二味拔毒散。

2）洗剂：有清热散风、收湿止痒等作用。常用的有三黄洗剂、颠倒散洗剂、炉甘石洗剂。

3）溶液剂（煎剂）：有清热解毒、收湿止痒、去腐除臭、洁肤护肤等作用。常用的有苦参汤、蛇床子汤、消炎止痒洗剂。

4）油剂：有润肤防裂、清热解毒等作用。常用的有青黛油、黄连油、甘草油。

5）酊剂：有杀虫止痒、祛风活血等作用。常用的有补骨脂酊、10%金粟兰酊、百部酊。

6）醋剂：有解毒软坚、杀虫止痒等作用。常用的有藿黄醋剂、诃黄醋剂。

7）乳剂：有清热解毒、消肿止痒等作用。

8）鲜植物汁剂：有清热解毒、消肿止痒等作用。常用蒲公英、马齿苋、鱼腥草等汁外敷。

9）软膏：有润肤止痒、软坚散结、清热消肿等作用。常见软膏剂如硫黄膏、四黄膏、黄连膏。

10）硬膏：有软坚散结、收湿止痒、拔毒除屑的作用。常用的有太乙膏、阳和解凝膏。

11）烟熏剂：有活血消肿、祛风止痒、润燥杀虫的作用。常见的有神灯照法、桑柴火烘法、疥疮熏药。

12）丸剂：有软坚润肤、杀虫止痒等作用。常见的有六神丸等。

13）药捻剂：祛腐化管、引流脓水的作用。常见的有化管药条、三品一条枪。

（3）外用药使用原则

1）根据病情阶段用药：皮肤炎症在急性阶段，若有大量渗液或明显红肿，则用溶液剂湿敷为宜；若仅有红斑、丘疹、水疱而无渗液，宜用洗剂、粉剂、乳剂。皮肤炎症在亚急性阶段，渗液与糜烂很少，红肿减轻，有鳞屑和结痂，则用油剂为宜。皮肤炎症在慢性阶段，有浸润肥厚、角化过度时，则用软膏为宜。可参照表3-1选择用药。

表 3-1　根据皮肤损害选用剂型表

皮肤损害	选用剂型	皮肤损害	选用剂型
斑	洗剂、软膏	痂	油剂、软膏
丘疹	洗剂	抓痕	洗剂
水疱	粉剂、洗剂	鳞屑	油剂、软膏
脓疱	粉剂、洗剂	糜烂	渗液多溶液剂湿敷、渗液少洗剂
结节	软膏	皲裂	软膏
风团	洗剂	苔藓样变	软膏

2）注意控制感染：有感染时先用清热解毒、抗感染制剂控制感染，然后再针对原来皮损选用药物。

3）用药浓度宜先低后浓：选用低浓度制剂，根据病情需要再提高浓度。一般急性皮肤病宜温和安抚，顽固性慢性皮损可用刺激性较强和浓度较高的药物。

4）用药宜先温和后强烈：先用性质比较温和的药物，尤其是儿童或女性患者不宜采用刺激性强、浓度高的药物。面部、阴部皮肤慎用刺激性强的药物。

5）随时注意药敏反应：一旦出现过敏现象，应立即停用，并给予及时处理。

（二）针灸疗法

针灸疗法是中医外治法的一种。随着治疗技术的不断发展，针灸疗法除一般体针疗法、艾炷灸、艾条灸外，还有多种归属针灸疗法的方法，现归纳介绍如下：

1. 针疗法

针疗法是用金属的毫针，刺入人体有关的穴位，通过一定的操作手法，发挥经脉的相应作用，调节人体脏腑、气血的功能，激发机体的抗病能力，达到治疗多种皮肤病目的的一种疗法。

临床应用：治疗荨麻疹、神经性皮炎、皮肤瘙痒症、银屑病、玫瑰糠疹、带状疱疹、斑秃、硬皮病、白癜风等。

常用穴位：头面部为百会、风池、风府、大椎、迎香、承浆等；上肢为曲池、合谷、神门、外关、内关、劳宫等；下肢为足三里、三阴交、血海、风市、承山、委中等；胸腹部为关元、气海、膻中、阴交、中脘等；腰背部为肺俞、心俞、肾俞、大肠俞、长强等。

2. 梅花针疗法

梅花针疗法又称七星针疗法，是用5～7根针联合叩打于皮肤浅表穴位上或病变部位，有促进气血流畅、止痒生发、软坚散结等作用的一种治疗方法。

临床应用：斑秃、白癜风、神经性皮炎、慢性湿疹、皮肤淀粉样变、痒疹、银屑病、瘙痒症等。

常用穴位：多为阿是穴（病变处），或循经取穴，或寻找病变处或附近或经络循行部位的结节、索块等为治疗点。

3. 三棱针疗法

三棱针疗法又称刺血疗法，是以三棱形刺针刺于有关的穴位上，使之少量出血，达到开窍、散热、消瘀、散结、活血的作用。

临床应用：银屑病、痤疮、丹毒、疖、斑秃等。

常用穴位：委中、背部腧穴、耳穴、阿是穴。

4. 耳针疗法

耳针疗法是用短的毫针或皮内针扎在耳壳上一定的穴位，留针或不留针，通过耳穴与全身经络、脏腑的联系，调节人体脏腑、经络、气血的功能，激发机体抗病机能，以达到治疗多种皮肤病目的的一种疗法。

临床应用：皮肤瘙痒症、神经性皮炎、荨麻疹、痒疹、银屑病、湿疹、带状疱疹、扁平疣、斑秃等。

常用穴位：肺、神门、内分泌、肾、肾上腺、皮质下、交感、肝、枕等。

5. 火针疗法

火针疗法是把针烧红后，快速烙刺患处的一种治疗方法，以火热消除病变。

临床应用：皮肤化脓感染性疾病、淋巴结结核等。

6. 挑治疗法

挑治疗法是在患者一定部位的皮肤上，用三棱针或弯的三角皮肤缝合针挑断皮下白色纤维样物，以疏通经络、使气血调和的一种外治法。

临床应用：肛门瘙痒症、外阴瘙痒症、神经性皮炎、慢性湿疹、瘰疬性皮肤结核、慢性荨麻疹、毛囊炎等。

常用穴位：可根据辨证选用有关穴位，一般以背部穴位为主。或在上起第七颈椎棘突平面，下至第五腰椎，两侧至腋后线的范围内，找明显压痛点或找针头大、略带光泽的丘疹两个作挑治点。亦可靠近皮肤损害部位选2~3个点作为挑治点。

7. 穴位注射疗法

穴位注射疗法是把一定的药液注入一定的穴位内，既有针刺穴位的功效，又有药物本身的作用的一种治疗方法。

临床应用：皮肤瘙痒症、荨麻疹、神经性皮炎、银屑病、湿疹等。

常用穴位：合谷、足三里、曲池、内关、外关、血海、膻中、大肠俞、长强。

8. 穴位埋线疗法

穴位埋线疗法是用医用羊肠线埋植于有关的穴位中，以持续刺激，发挥该经络穴位的治疗作用的一种外治法。

临床应用：慢性荨麻疹、皮肤瘙痒症、慢性湿疹、斑秃、神经性皮炎等。

常用穴位：肺俞、大肠俞、足三里、阿是穴等。

9. 划耳疗法

划耳疗法是割划耳部皮肤使其少量出血，通过耳穴等作用，以调节机体气血功能的一种外治法。

临床应用：治疗神经性皮炎、斑秃、白癜风、脂溢性皮炎、银屑病等。

10. 割治疗法

割治疗法是于人体一定部位或穴位，切开皮肤，割除皮下少量脂肪组织，在切口部行一定机械刺激的一种外治方法。

临床应用：皮肤瘙痒症、神经性皮炎、慢性荨麻疹、银屑病等。

11. 放血疗法

放血疗法一般是在委中穴作经络刺激，然后，挤放出少量血液，以疏通经络、活血祛瘀，使气血调和的一种外治法。

临床应用：下肢慢性丹毒、银屑病、慢性疥病、毛囊炎等。

12. 艾灸疗法

艾灸疗法是取艾绒制成艾炷或艾条，烧灼或熏烤穴位或患处，使局部产生温热或轻度灼痛的刺激，温经活络，通达气血，调整人体生理功能，达到治疗作用的一种治疗方法。

临床应用：神经性皮炎、慢性湿疹、荨麻疹、鸡眼、寻常疣、跖疣等。

13. 拔罐疗法

拔罐疗法又称吸杯疗法。利用燃烧或温热的作用，减少罐（常用玻璃罐、陶瓷罐、竹罐）中空气，造成负压，使罐口附于体表，产生局部瘀血现象，以调整人体脏腑经络、气血功能的一种治疗方法。

临床应用：皮肤瘙痒症、神经性皮炎、慢性湿疹毒虫咬伤、冻疮等。

14. 磁穴疗法

磁穴疗法又称经穴敷磁疗法，是利用磁场作用于人体的经络穴位或病变部位，起到镇静止痒、消炎止痛、促进组织细胞新生作用的一种治疗方法。

临床应用：神经性皮炎、硬皮病、斑秃、慢性湿疹、带状疱疹、结节性红斑、丹毒等。

15. 发疱疗法

发疱疗法是用有较强烈刺激性的药物敷贴某一特定点或穴位，使皮肤发疱，起到泄毒消肿，调整脏腑气血功能，激发与调整人体自身抗病能力作用的一种治疗方法。

临床应用：神经性皮炎、白癜风、慢性湿疹等。

（三）其他疗法

其他疗法包括的内容较多，这里主要介绍滚刺疗法、划痕疗法、开刀法。

1. 滚刺疗法

此法是用带小钝刺滚筒在病变部位推滚，使局部气血流通，破坏皮肤乳头层的神经末梢，达到活血止痒的目的的一种治疗方法。

临床应用：神经性皮炎、慢性湿疹、皮肤淀粉样变等。

2. 划痕疗法

此法是用手术刀片在病变部位，划破表皮，使局部气血流通，毒血宣泄，达到活血祛瘀、解毒止痒目的的一种外治法。

临床应用：神经性皮炎、慢性湿疹、皮肤淀粉样变等。

3. 开刀法

此法是运用各种器械和手法操作，以促使脓液排出，腐败组织脱落，或消除赘生物以达到治疗目的的一种治疗方法。

临床应用：疖、痈、毛囊炎、甲沟炎及一些皮肤赘生物、部分色素痣等。

中医学认为，皮肤病不仅是局部或全身浅表的病变，还是内脏疾病在局部或全身浅表的反映。如糖尿病患者可发生皮肤瘙痒症、念珠菌病、疖病等，精神因素可引起多汗症、斑秃、神经性皮炎等，代谢障碍可发生黄瘤、皮肤淀粉样变、皮肤钙沉着症等。而局部和全身浅表的病变，往往又可反映全身状况，如带状疱疹、单纯疱疹、花斑癣的发生，多数与全身免疫功能降低有关。局部和全身浅表的皮肤病变，也可波及整体，如细菌性皮肤病、病毒性皮肤病、真菌性皮肤病可并发多种整体性疾病。所以，大多数皮肤病的治法，应外治法与内治法并用，往往多种疗法适当的配合疗效更好，但必须要遵循辨证论治的原则。

（禤国维 黄咏菁）

第二部分　各　　论

第四章　带状疱疹（蛇串疮）

　　带状疱疹是一种由水痘-带状疱疹病毒所引起的，累及神经和皮肤的急性疱疹性病毒性皮肤病。临床表现以簇集性水疱沿身体一侧周围神经呈带状分布，伴显著神经痛为特征，可发生于任何年龄，多见于青壮年，好发于春秋季节，一般愈后不再复发。

　　有研究表明 20～30 岁和 60～70 岁为两个发病高峰年龄段，认为 20～30 岁发病者主要与精神压力大，家庭未稳定，生活无规律有关。60～70 岁年龄段的患者一般患有多种疾病，且随着年龄增大机体的各项功能也逐渐下降，非常容易发生病毒感染。约 37%的患者合并其他疾病。患者中以肿瘤、器官移植术后、自身免疫疾病长期应用糖皮质激素者更容易患带状疱疹。并发症主要是病毒性角膜炎和中耳炎，后遗症主要为后遗神经痛和失明。60 岁以上患者多伴有各种原发病，绝大多数患者是原发病活动时出现带状疱疹或带状疱疹出现后入院检查发现原发病活动。消极的生活方式、缺乏社会支持、抑郁、患癌症或其他慢性疾病等因素均可增加带状疱疹发生的危险性。年龄大小与神经痛发生率及疼痛程度有关，年龄越大，神经痛先于皮疹出现的概率亦越高。重型疱疹主要见于抵抗力极差的患者，以恶性肿瘤占优势。

　　带状疱疹属中医学的"蛇串疮""缠腰火丹""火带疮""蛇丹""蜘蛛疮"等范畴。

一、病　因　病　机

　　中医学认为本病是感受毒邪，湿、热、风、火郁于心、肝、肺、脾，经络阻隔，气血凝滞而成。情志内伤、心肝气郁化热，热郁久而化火，火热溢于肌表，流窜经络，再感风、火邪毒，使气血郁闭，则见红斑、丘疱疹、痒痛等症；脾失健运而生湿，脾湿蕴结而化热，湿热外发肌肤，再感湿热邪毒，使肺的宣发、肃降、治节功能紊乱，致水液循经络闭聚于肌表，则见水疱累累如珠；湿热风火邪毒，损伤经络，经气不宣，气滞血瘀，不通则痛，常致疼痛不休或刺痛不断。如《外科正宗》曰："火丹者，心火妄动，三焦风热乘之，故发于肌肤之表，有干湿不同，红白之异。干者色红，形如云片，上起风粟，作痒发热，此属心、肝二经之风火……湿者色多黄白，大小不等，流水作烂，又且多痛，此属脾、肺二经湿热。"

1. 岭南潮湿之地，湿热之气交织

　　岭南之地濒临南海，绝大部分地区属亚热带气候，空气潮湿，常年的相对湿度较高。由于这些独特的地理与气候特点，使外界环境和大气中的湿邪常以气化的形式出现，南方人称之为"湿气"。而且岭南天气炎热，湿气与热邪易结合成湿热之气，外感湿热之邪成为患带状疱疹的病因之一。

2. 饮食不节，损伤脾胃，湿热内生

　　外犯湿热之气，邪气入里，常容易滞留于脾胃。岭南人多喜食凉饮冷品，容易损伤脾胃，脾阳受损，不能运化水湿。且岭南地域海产品众多，多以鱼鲜为餐，且好食动物内脏，饮食不节常导致脾胃健运功能失司，湿浊日久化热，聚结于脾胃中焦。

3. 岭南人群体质多为本虚标实

由于独特的地理和气候因素，岭南人群常年生活在炎热环境下，劳作起居后容易汗出。在感受外湿之邪的同时，在平素饮食习惯不节制和生活作息不规律的情况下，脾胃纳运功能受阻，湿浊内生，郁而化热，湿热蕴结中焦，久则易耗伤阴津，逐渐导致气阴亏虚。因此，岭南人群体质多为脾胃湿热兼气阴亏虚。由于湿热容易化生火毒，火热炎上，临床上常见部分患者一方面有口腔溃疡、牙龈肿痛、咽干舌燥、多梦、烦躁易怒等"上热"的表现；另一方面伴有胃脘不适、腹胀、纳差、大便稀烂、容易疲倦、怕冷等"下寒"的表现，这种"上热下寒"证候亦体现了本虚标实的特征。

二、治 疗 特 色

1. 注意本虚标实

带状疱疹中医学认为是感染毒邪、湿、热、风、火郁于心、肝、肺、脾，经络阻隔，气血凝滞而成，然而邪之所凑，其气必虚。临床表现以红斑、水疱、疼痛为特征，均为一派实证，但在临床过程中医者除了牢记实则泻之的道理之外，还要注意到此病的发病与年老体弱有关，与机体免疫功能低下（如月经期、感冒、外伤、大手术后、烧伤，某些药物如砷剂、锑剂、免疫抑制剂的应用，放射治疗、恶性肿瘤、精神创伤、过度疲劳等）有关。故治疗时注意祛邪中要辨清气、血、阴、阳之虚实，予以正治，适当扶正，才能缩短病程、减少并发症。

2. 注意体虚者特殊证型的治疗

临床上除辨证治疗中介绍的三种证型外，有时会遇到气阴两虚之患者，故治疗也有些不同。如皮损呈色淡白或暗，晦滞，水疱稀少簇集，皮损可有坏死出现，患处剧痛，伴有面色白，气短，倦怠乏力，心烦失眠，自汗盗汗，午后潮热，手足心发热等气阴两虚证，宜滋补气阴。用气阴汤（自拟验方）：山茱萸、甘草各10g，熟地、生地、牡丹皮、淫羊藿、肿节风各15g，茯苓、泽泻各12g，太子参30g，三七末3g（冲服）。方中以六味地黄丸滋阴补肝肾，有补有泻，三阴并治，是补阴之方。太子参入脾肺，以补气生津；淫羊藿温肾化气，以助六味地黄汤滋阴补肾；三七活血止痛而不破；肿节风活血化瘀，止痛解毒以助三七；甘草清热解毒、补脾缓急，调和诸药。

3. 止痛药的配伍应用

止痛药的应用对缓解疼痛起着重要作用，特别是中药，更能缩短疗程，在辨证论治原则指导下，有选择地应用止痛药是十分必要的。常用的中药止痛药多为延胡索、乳香、没药、三七、郁金等活血化瘀药。加入柔肝理气药白芍、川楝子、枳实之类止痛效能会得到增强，中医学理论认为理气之药能疏通气机，消除滞气，气行则血行，不通则痛，通则不痛。现代药理实验亦证实川楝子、枳实有镇痛作用。配以祛风湿药豨莶草、松节、木瓜、徐长卿、白花蛇往往其镇痛效果明显增强。中医理论认为祛风湿之药能祛除皮肤、肌肉、经络、筋骨间之风湿痹阻，使气血通行，通则不痛。现代药理实验证实这些药有明显的镇痛、镇静、抗炎作用。对年老体弱的患者适当加入补虚之药往往能增强止痛作用，如党参、黄芪、当归、甘草、灵芝之类。中医理论认为虚则补之，虚得以补，正气得充，则祛邪之力增，邪去正安。现代药理实验也证实此类药有抑制病原微生物的作用，有解毒功效，可调整免疫功能。

4. 虫类药物的使用问题

虫类药物善走窜，搜风通络化瘀，并能起引经的作用，使药物能直达病所。在带状疱疹的治疗中，只要辨证准确，在辨治处方加入虫类药，如全蝎、蜈蚣、地龙等即能发挥其独特疗效。实验研究显示全蝎对非特异性免疫和体液免疫功能有抑制作用；蜈蚣能显著增强机体吞噬细胞的吞噬活性，但对抗体特异性细胞免疫无明显影响；动物试验证实全蝎、蜈蚣等均有镇痛作用。有学者报道全蝎对中枢镇痛作用强于吗啡。蜈蚣体内的毒性成分系微细的晶性毒性蛋白质，具有麻醉和镇痛止痛作用。因此合理应用虫类药物，可以达到意想不到的效果。

5. 引经药的使用

引经药既是建立在药物归经理论的基础之上，但又有别于药物归经；这些药既能归入某经，又能引导其他药进入某脏腑经络。因此在带状疱疹临床辨证用药的基础上，灵活加入引经药，多能起到减少中药用量、提高临床疗效的作用。如头面部加白芷、羌活、升麻、桑叶、桔梗等；上肢加桑枝、姜黄、鸡血藤等；下肢加牛膝、木瓜等；项背部加葛根等；胸部加瓜蒌皮、薤白等；双乳或腰胁两侧者多用柴胡、郁金、香附等；腹部加木香、乌药、香附等；腰骶部加续断等，来增强活血止痛的作用。

三、辨 证 论 治

根据蛇串疮的病因病机，岭南医家对本病中医治疗总的法则是，以解毒、清火、利湿、活血、通络为主。对于重症的带状疱疹和严重并发症者，临床应根据病情结合西医治疗及有关综合疗法，进行处理。鉴于岭南人的体质是脾气不足，气阴两虚，在治疗方法上，应注重标本兼顾，用药不要太苦寒，才能达到较好的治疗效果。

1. 肝经郁热

主证：初起可见丘疹、丘疱疹或小水疱，疱壁紧张，后水疱多而胀大，基底鲜红，痛如火燎，夜寐不安；或水疱混浊溃破，或伴脓疱脓痂，或伴发热、头痛、全身不适；口干口苦，小便黄赤，大便干结，舌红，苔黄或黄厚干，脉弦滑或滑数。

治法：清肝泻火，解毒止痛。

方药：龙胆泻肝汤加减。

龙胆草6g，黄芩12g，栀子15g，泽泻15g，车前子15g，生地15g，柴胡15g，茵陈20g，板蓝根20g，大青叶15g，赤芍15g，甘草5g。

方解：龙胆草、黄芩清热泻火燥湿；栀子、板蓝根、大青叶清热解毒凉血；泽泻、车前子、茵陈清热利水祛湿；生地、赤芍清热凉血；柴胡和解表里疏肝；甘草调和诸药。

加减：病在头面部，去龙胆草、山栀子，加升麻10g，鱼腥草25g，以清阳明肺胃之热；大便秘结不通加大黄10g（后下），以泻火通便。

2. 脾虚湿蕴

主证：皮肤起大疱或黄白水疱，疱壁松弛易于穿破，渗水糜烂或化脓溃烂，重者坏死结痂；纳呆，腹胀便溏，舌质淡胖，苔黄腻或白腻，脉濡或滑。

治法：健脾利湿，解毒止痛。

方药：除湿胃苓汤或参苓白术散加减。

苍术15g，厚朴12g，陈皮10g，猪苓15g，泽泻15g，茯苓15g，白术15g，滑石20g，防风15g，栀子15g，肉桂5g，甘草5g，灯心草10g。

方解：苍术、白术健脾燥湿；厚朴、陈皮行气理气；茯苓、猪苓、泽泻、滑石利水渗湿；防风祛风止痛；栀子、灯心草清热泻火；肉桂温中止痛；甘草调和诸药。

加减：水疱大而多者加土茯苓、萆薢、车前草。

3. 气滞血瘀

主证：发病后期，水疱干燥结痂，但刺痛不减或减而不止，入夜尤甚，口干心烦，舌暗红有瘀点，苔薄白或微黄，脉弦细。

治法：理气活血，通络止痛。

方药：柴胡疏肝散合桃红四物汤加减。

柴胡 15g，陈皮 10g，川芎 15g，赤芍 15g，枳壳 15g，香附 15g，甘草 10g，桃仁 15g，红花 5g，丹参 20g，田七 3g（冲服），延胡索 15g。

方解：柴胡和解表里疏肝；陈皮、枳壳健脾理气；香附疏肝理气止痛；川芎、赤芍、桃仁、红花、丹参、田七、延胡索活血散瘀止痛；甘草调和诸药。

加减：年老体弱属脾虚的患者，加怀山药 15g，白术 12g，党参 15g，以健脾益气；夜晚痛甚影响睡眠者加酸枣仁 15g，茯苓 15g，合欢皮 20g，以定神止痛。

四、外 治 法

1. 外洗

带状疱疹水疱、红斑期，可用大青叶、蒲公英、鱼腥草、地榆、甘草、马齿苋各30g，水煎外洗患处，每日 1～2 次；水疱结痂、红斑消退但疼痛未消除，可用徐长卿、肿节风、鱼腥草、七叶一枝花、甘草各 30g，水煎外洗患处，每日 1～2 次。

2. 湿敷

水疱破溃、糜烂、渗液较多者，可用地榆、五倍子、大黄、鱼腥草、紫草、甘草各 30g，水煎后过滤取药液湿敷患处，每日数次更换敷料。

3. 外搽

水疱如无溃破糜烂渗液者，可用三黄洗剂（大黄、黄柏、黄芩、苦参各等份，共研细末。每 10～15g 药粉加入蒸馏水 100ml，医用石炭酸 1ml，即成）外搽患处。水疱干敛结痂仍疼痛者可用 10%金粟兰酊（金粟兰 10g，75%酒精 100ml 浸泡 1 周后用）或入地金牛酊（入地金牛 16g，75%酒精 100ml 浸泡 1 周后用）外搽。如水疱溃破、糜烂渗液者，在前述湿敷治疗间歇期可外搽青黛油、紫草油等。

4. 入地金牛酊或金粟兰酊配合照射疗法

取消毒纱块浸入入地金牛酊，取出后置于皮损上，再用神灯（红外线照射）或频谱治疗仪对准皮损照射 15～30 分钟，每日 1 次。

五、其 他 疗 法

1. 针灸

按皮肤损害所在部位循经取穴。常用穴位为合谷、曲池、内关、三阴交、阴陵泉、足三里、阳陵泉等。入针后，用泻法提插捻转 2～3 分钟，留针 20～30 分钟，每日 1 次。

2. 耳针

常用肝区、神门或皮疹分布之所属区。刺入后，捻转 1 分钟，留针 30 分钟，每日 1 次。

3. 耳穴放血

选皮损分布之所属区之穴，按常规消毒后，以三棱针点刺出血，并挤出 3～5 滴血。隔日 1 次。

4. 艾条灸

点燃艾条一端，在皮损部位缓慢向左右上下回旋移动，灸 20～30 分钟，每日 1 次。

5. 艾炷灸

病者端坐，医者站于其背后，用线量病者头围，以头围之长度，由前向后经颈部绕一圈，对齐两端，沿胸椎正中线向背后下稍拉紧，线端合拢处，放艾炷，灸 1 壮，每日 1 次。

6. 灯火灸

用灯心草蘸麻油，点燃后，灸灼皮损顶端。

7. 磁穴疗法

用磁片直接贴敷固定在选定的穴位上，连续敷贴 3 天，休息 3 天为 1 个疗程。

8. 穴位注射疗法

以 10%丹参注射液，在选定的穴位注入 0.5ml，一般每次注射 3 个穴位，每日 1 次，7 次为 1 个疗程。

六、养护调摄

1. 生活调护

（1）生活规律，饮食营养丰富，心情舒畅，坚持体育锻炼，增强体质，提高自身免疫力。注意气候变化，及时增减衣物，防止感冒的发生，特别是春季，应更加注意。

（2）一旦确诊患有带状疱疹，抓紧时间接受正规治疗，以免耽误病情。

（3）在急性带状疱疹期，应用综合治疗，减少后遗神经痛的发生。

2. 饮食调护

饮食要清淡，多吃蔬菜水果，发病期间忌食鱼腥、海味和辛辣之品。

（1）苡米煲粥：薏苡仁 30～60g，加大米适量煮粥，调味服食，用于带状疱疹各型，更适用于脾胃湿热型。

（2）马齿苋煲粥：马齿苋 100～120g，洗净，切成小段，加大米适量，煮成稀粥后调味服食，用于带状疱疹的肝经郁热或脾胃湿热型。

（3）三七木瓜汤：三七 15g，木瓜 30～40g，加适量瘦肉和水，煎煮成汤，调味服食，一天分 2～3 次饮用，适用于带状疱疹后遗神经痛，疼痛明显者。

七、名家医案

案1 王某，女，19 岁。2009 年 9 月 21 日初诊。

左侧腰、腹、臀部起红斑簇状水疱伴疼痛 7 天。

初诊：患者 9 月 14 日因疲劳后出现左侧腰、腹、臀部起红斑簇状水疱伴疼痛，未经治疗，皮疹逐渐加重，并出现血疱，无发热。就诊时症见神清，精神可，左侧腰、腹、臀部起红斑簇状水疱伴疼痛，纳可，眠欠佳，二便调，舌红，苔薄黄，脉弦。

专科检查：左侧腰、腹、臀部有呈带状分布的红斑，红斑基础上见簇状水疱，部分为血疱、大疱，皮损未超过体表正中线。

中医诊断：蛇串疮（肝经湿热）。

西医诊断：带状疱疹。

治则治法：疏肝清热利湿，活血止痛。

中药处方：龙胆草 5g，黄芩 10g，柴胡 10g，生地 15g，赤芍 15g，泽泻 10g，板蓝根 15g，败酱草 15g，半枝莲 10g，全蝎粉 3g（冲服），青蒿 9g（后下），甘草 5g。

二诊（2009 年 9 月 26 日）：左侧腰、腹、臀部起红斑，部分水疱、血疱破溃糜烂，局部灼热刺痛，无发热，纳眠尚可，二便调，舌红，苔薄黄，脉弦。

中药处方：加黄柏清热燥湿，泻火除蒸。龙胆草 5g，黄芩 10g，柴胡 10g，生地 15g，赤芍 15g，泽泻 10g，板蓝根 15g，败酱草 15g，半枝莲 10g，全蝎粉 3g（冲服），青蒿 9g（后下），甘草 5g，黄柏 10g。

三诊（2009 年 10 月 3 日）：左侧腰、腹、臀部皮损大部分结痂，少许糜烂，灼热刺痛明显减轻，无发热，纳眠尚可，二便调，舌红，苔薄白，脉弦。

中药处方：去龙胆草、败酱草、半枝莲、黄柏，加茯苓健脾渗湿。黄芩 10g，柴胡 10g，生地 15g，赤芍 15g，泽泻 10g，板蓝根 15g，全蝎粉 3g（冲服），青蒿 9g（后下），甘草 5g，茯苓 15g。

四诊（2009 年 10 月 10 日）：左侧腰、腹、臀部皮损逐渐愈合，部分痂皮脱落，疼痛明显缓解，纳眠可，二便调，舌淡红，苔薄白，脉弦。

中药处方：去黄芩，加白芍柔肝养血。柴胡 10g，生地 15g，赤芍 15g，泽泻 10g，板蓝根 15g，全蝎粉 3g（冲服），青蒿 9g（后下），甘草 5g，茯苓 15g，白芍 15g。

按语：中医学认为带状疱疹主要是由于情志内伤，饮食失调，肝胆不和，气滞湿郁化热化火，湿热火毒郁阻经络外攻皮肤所致。本案患者疲劳后出现左侧腰、腹、臀部起红斑簇状水疱伴疼痛，水疱呈带状分布，乃肝经郁热所致，疼痛故眠欠佳，舌红，苔薄黄，脉弦俱是肝经郁热的表现，证属肝经郁热。故治以疏肝泄热，活血止痛，方用龙胆泻肝汤加减，用龙胆草大苦大寒，上泻肝胆实火，下清下焦湿热；黄芩苦寒泻火；泽泻清热利湿，使湿热从水道排除；肝主藏血，肝经有热，本易耗伤阴血，加用苦寒燥湿，再耗其阴，故用生地、赤芍滋阴养血，以使标本兼顾；板蓝根、败酱草、半枝莲、青蒿清热解毒；全蝎通络止痛；柴胡引诸药入肝胆而设，甘草有调和诸药之效。综观全方，是泻中有补，利中有滋，以使火降热清，湿浊分清，循经所发诸证乃克相应而愈。同时配合西药抗病毒治疗，以标本兼治，同时此法与用西药之效相比，显著减少后遗神经痛的发生。

案 2 刘某，男，65 岁。初诊时间：2009 年 3 月 26 日。

患者 1 周前因疲劳后出现右大腿处散在红斑、水疱，自觉疼痛，当时未予重视及治疗，随后皮疹逐渐加重，蔓延至右小腿，发病以来无发热，遂于今日到我科就诊。就诊时症见患者神清，精神稍疲倦。右下肢散在红斑、水疱，部分为血疱、大疱，阵发性疼痛，疼痛夜间剧烈，眠差，纳可，大便调，小便赤，舌红，苔黄腻，脉弦。

专科检查：右下肢见呈带状分布的红斑，红斑基础上见簇状水疱，部分为血疱、大疱，皮损未超过体表正中线。

中医诊断：蛇串疮（肝经湿热）。

西医诊断：带状疱疹。

治则治法：疏肝清热利湿，活血止痛。

中药处方：带状疱疹经验方加减。诃子 10g，牛蒡子 15g，薏苡仁 20g，板蓝根 20g，白芍 15g，七叶一枝花 10g，郁金 15g，延胡索 15g，田七粉 5g（冲服），甘草 10g，连翘 10g，鸡内金 15g，石决明 30g（先煎）。

其他治疗：伐昔洛韦，0.3g，每日 2 次，口服；新癀片，3 片，每日 3 次，口服；维生素 B₁ 片，20mg，每日 2 次，口服；四黄洗剂外涂。

二诊（2009 年 4 月 2 日）：右下肢红斑颜色变暗，部分水疱、血疱破溃收敛，形成糜烂面，疼痛减轻，胃纳可，眠差，大便调，小便赤，舌红，苔黄微腻，脉弦。

中药处方：在前方基础上去石决明，加珍珠母以安神潜阳。诃子 10g，牛蒡子 15g，薏苡仁 20g，板蓝根 20g，白芍 15g，七叶一枝花 10g，郁金 15g，延胡索 15g，田七粉 5g（冲服），甘草 10g，连翘 10g，鸡内金 15g，珍珠母 30g（先煎）。

其他治疗：同前。

三诊（2009 年 4 月 7 日）：右下肢暗红斑，水疱基本收敛、结痂，剩余少许糜烂面，疼痛明显减轻，纳可，睡眠改善，二便调，舌红，苔薄黄，脉弦。

中药处方：在前方基础上加徐长卿以除湿止痛。诃子 10g，牛蒡子 15g，薏苡仁 20g，板蓝根 20g，白芍 15g，七叶一枝花 10g，郁金 15g，延胡索 15g，田七粉 5g（冲服），甘草 10g，连翘 10g，鸡内金 15g，珍珠母 30g（先煎），徐长卿 15g。

其他治疗：伐昔洛韦疗程已足，予停用；新癀片减量，2 片，每日 3 次，口服；结痂处予莫匹罗星软膏外涂。

四诊（2009 年 4 月 14 日）：右下肢皮损全部结痂，部分痂皮脱落，糜烂面愈合，遗留色素沉着斑，疼痛基本缓解，纳眠可，二便调。舌淡红，苔薄黄，脉弦。

中药处方：在前方基础上去板蓝根。诃子 10g，牛蒡子 15g，薏苡仁 20g，白芍 15g，七叶一枝花 10g，郁金 15g，延胡索 15g，田七粉 5g（冲服），甘草 10g，连翘 10g，鸡内金 15g，珍珠母 30g（先煎），徐长卿 15g。续服 7 剂。

其他治疗：停服新癀片。

按语：国医大师禤国维教授认为带状疱疹主要是由于情志内伤，饮食失调，肝胆不和，气滞湿郁化热化火，湿热火毒郁阻经络外攻皮肤所致。本案患者右下肢带状红斑、簇状水疱、小便赤为肝胆湿热毒盛；湿热毒邪壅阻，经络不通，不通则痛，故为疼痛，证属肝胆湿热，故治以疏肝清热利湿、活血止痛，禤老运用其带状疱疹经验方治疗。方中板蓝根、牛蒡子、连翘以清热解毒，诃子以降火，七叶一枝花以解毒止痛，石决明以潜阳息风，郁金、延胡索、田七粉以行郁活血止痛，白芍以柔肝养血止痛，薏苡仁以利湿，鸡内金以健脾祛湿，甘草以调和诸药，共奏清利肝胆湿热、行郁止痛之效。随诊中考虑患者睡眠欠佳，故加用珍珠母以潜阳安神，徐长卿以除湿止痛。综观全方，使火降热清，湿浊分清，循经所发诸证乃克相应而愈。同时配合抗病毒、营养神经药物治疗，外用四黄洗剂，以标本兼治，内外结合。此法与单纯使用西药治疗相比，能更好地缩短病程，促进皮损愈合，显著减少后遗神经痛的发生。

禤老在治疗带状疱疹、水痘、寻常疣、扁平疣等病毒性皮肤病过程中，喜用诃子、牛蒡子，取其抗病毒之功效。诃子味苦、酸、涩，性平，无毒，入肺、大肠经，能涩肠止泻，敛肺止咳，降火利咽。主治久泻久痢，便血脱肛，肺虚喘咳，久嗽不止，咽痛音哑。《本草经疏》曰："诃黎勒，其味苦涩，其气温而无毒。苦所以泄，涩所以收，温所以通，惟敛故能主冷气，心腹胀满；惟温故下食。甄权用以止水道，萧炳用以止肠澼久泄，苏颂用以疗肠风泻血、带下，朱震亨用以实大肠，无非苦涩收敛，治标之功也。"目前国内外研究文献报道诃子提取物及其活性成分具有良好的神经保护活性，其主要是通过影响神经组织中的超氧化物歧化酶、脑源性神经营养因子、丙二醛、总氧化状态、氧化应激指标、一氧化氮等水平，从而发挥神经保护作用。另外，诃子提取物及活性成分可通过抑制病毒对宿主细胞的吸附及渗透能力、抑制病毒蛋白酶活性、降低病毒体外传染性等机制发挥抗病毒作用。牛蒡子味辛、苦，性寒，归胃、肺经，具有疏散风热、宣肺透疹的功效，主治风热感冒，温病初起，麻疹不透，痈肿疮毒。《本草经疏》曰："恶实，为散风除热解毒之要药。辛能散结，苦能泄热，热结散则脏气清明，故明目而补中。风之所伤，卫气必壅，壅则发热，辛凉解散则表气和，风无所留矣。藏器主风毒肿诸瘘；元素主润肺、散结气、利咽膈、去皮肤风、通十二经络者，悉此意耳。故用以治瘾疹、痘疮，尤获奇验。"针对牛蒡子化学成分的药理研究发现，其具有抗病毒、抗菌、抗肿瘤、降血糖等多种药理作用。禤老在遣方用药过程中除了根据中药的药性功效灵活辨证使用外，还时常更新每种中药的现代药理学研究结果并有针对性地选择使用，这也是国医大师发挥中西医结合优势的特色所在。

（梁海莹）

第五章　脓疱疮（黄水疮）

中医称脓疱疮为黄水疮，是一种常见的化脓性、传染性皮肤病，具有接触传染性，丘疹、水疱或脓疱易破溃而结成脓痂为临床特征。本病多见于炎热的夏季，7~9月占全年发病总数的2/3。温度高、湿度大、气压低均有利于本病的发生。本病主要（90%以上）见于儿童，以1~4岁为高发年龄。因脓疱破后滋流黄水而得名，本病属中医学的"黄水疮""滴脓疮"范畴。历代医籍记载本病颇多，如《外科启玄》云："黄水疮，一名滴脓疮，疮水到处即成疮。"并绘有一幅幼童图，说明了本病的好发人群及部位、皮损；《洞天奥旨》对本病具有独到的见解和深刻的认识。其云："外感热毒，内蕴之结而发病。"指出了本病的发病机理；《医宗金鉴·外科心法要诀》主张用内服，配合外用清热燥湿之蛤粉，或二白散等油调外敷。

一、病因病机

岭南医家认为因岭南夏秋季节，气候炎热，湿热交蒸，暑湿热毒袭于肌表；或因小儿机体虚弱，肌肤娇嫩，腠理不固，暑湿毒邪侵袭，致气机不畅，疏泄障碍，熏蒸肌肤而发病。反复发作，邪毒久困，可造成脾气虚弱。

1. 暑湿外感

岭南地区接近赤道的地带，日照时间长，太阳辐射量大，长年空气湿度偏大，地表含水分高，每年约有7个月平均气温高于22℃，这种长时间的炎热，所谓"一岁之间，暑热过半"和"一岁之间，蒸湿过半"。因此更易感受暑湿之邪，湿热交蒸外发肌肤而发病。

2. 先天禀赋不耐

小儿属于稚阴稚阳之体，脏腑娇嫩，机体虚弱，腠理不密，出汗多，暑湿之邪更易侵袭。

3. 疾病影响

反复感受暑湿之邪，最容易困阻脾胃；可致脾胃损伤。

二、治疗特色

1. 清暑解毒利湿、中病即止、兼顾脾胃

由于地域特点，岭南之地，天暑下逼，地湿蒸腾，暑湿交蒸，脏腑蕴热，火毒结聚，热毒外受，熏蒸肌肤，且小儿机体稚弱，皮肤娇嫩，易为暑湿热邪侵袭而发病，以清暑解毒利湿法治疗，由于岭南素体脾虚，小儿脾胃功能未健全，治疗时要兼顾脾胃，后期以健脾善后。故用药清淡，少用苦寒制品，如连翘、花粉、赤芍、银花、车前子、滑石、淡竹叶、蒲公英、菊花等以清除内外湿热之邪；后期以健脾药如参苓白术散善后。

2. 重视皮肤的护理，保持皮肤清洁干燥

岭南之地天气炎热，出汗多，洗澡次数也多，因此对皮肤屏障功能有影响，为了治疗与护理同步进行，岭南之人常用清热解毒、利湿止痒的中药熬水清洗，既能治疗疾病，同时能清洁皮肤，选择药物均为岭南特色药物，随处可摘，既经济又实惠，如崩大碗、千里光、白饭树叶等。

3. 特色用药

（1）五花茶：广东人常饮的凉茶之一，多由金银花、菊花、槐花、木棉花和鸡蛋花组成。味甘、性微寒，具有清热、解毒、消暑去湿、减低肠胃炽热、利小便、凉血的功效。

（2）崩大碗：别名积雪草、马蹄草、雷公根、蚶壳草、灯盏草、老耳、铜钱草，在广东清远称为老帮根，开平五邑地区称为老根梗，梅州称为钱凿口，东莞称为老耳。其味苦、辛，性寒。归肝、脾、肾经。由于含积雪草糖、山奈酚、榴皮素等物质，具有清暑热利湿、解毒消肿拔毒、杀虫作用。取其煮水给患儿浸浴疗效显著，无副作用。

（3）千里光：为菊科植物，以全草入药。性味苦寒，归肺、肝、大肠经，其清热解毒的作用较强，常用于疮毒痈肿等热毒证，单味煎汁内服、外洗均可。千里光有抗菌作用，50%煎剂对志贺氏痢疾杆菌和金黄色葡萄球菌有较强的抗菌作用。在临床及家庭中推广使用。

（4）白饭树：药用根、叶、全株，用叶煎水洗患处可治脓疱疮。白饭树叶能祛风除湿，解毒杀虫。治头疮、脓疱疮、湿疹；白饭树根能清热止痛，杀虫拔脓，治黄脓疮，速奏清热解毒、杀菌拔脓、敛疮之功效。

三、辨 证 论 治

1. 暑湿热蕴

主证：发病多在夏末秋初，皮疹以水疱、脓疱为主，部分脓疱破溃呈糜烂；舌红，苔黄微腻，脉弦滑。

治法：清暑利湿解毒。

方药：清暑汤。

青蒿 10g，佩兰 10g，金银花 10g，连翘 12g，花粉 12g，滑石 20g，甘草 6g，泽泻 10g，赤芍 10g，淡竹叶 10g。

方解：方中金银花、连翘、花粉、滑石、赤芍、甘草、泽泻清暑利水解毒；青蒿、佩兰、淡竹叶加强祛暑利湿之功。

加减：脓多者，加冬瓜仁；便秘者，加大黄。

2. 脾虚湿蕴

主证：脓疱稀疏，色淡白或淡黄，疱周红晕不明显，脓疱破后糜烂面淡红不鲜，常伴有面色㿠白或萎黄，胃纳欠佳，大便溏；舌质淡，苔薄白，脉濡缓。

治法：健脾渗湿。

方药：参苓白术散加减。

党参 10g，茯苓 10g，白术 6g，山药 10g，炙甘草 6g，扁豆 15g，莲子肉 12g，薏苡仁 20g，桔梗 6g，砂仁 6g，黄芩 12g。

方解：方中四君子汤本为治疗脾胃气虚的基本方，再加上补脾和胃行气之山药、扁豆、莲子肉，气香醒脾的砂仁，健脾渗湿排脓的薏苡仁、桔梗，清热解毒的黄芩，既有补益作用，又有健脾渗湿、行气和胃、清热解毒之功效。

加减：热偏重者，加野菊花、蒲公英；湿偏重者加滑石、淡竹叶。

3. 风热挟湿

主证：多在春夏交接时发病。初起局部瘙痒较甚。搔抓后出现红斑、丘疹，继之出现脓疱，

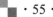

燎热红肿，痒痛相兼，脓疱难溃，或溃后湿烂成窝。伴有口渴少饮，便溏溲黄。苔薄黄，脉滑数。

治法：疏风清热，利湿解毒。

方药：消风散合银翘解毒汤加减。

荆芥10g，防风10g，黄芩10g，金银花10g，紫花地丁8g，赤苓10g，连翘10g，丹皮6g，黄连3g，生地10g，蝉衣5g，牛蒡子10g，知母10g，木通6g，甘草5g。

方解：方中荆芥、防风、黄芩、连翘、牛蒡子、丹皮、生地、蝉衣疏风清热，金银花、紫花地丁、赤苓、黄连、知母、木通利湿解毒，甘草调和诸药。

加减：大便秘结者，加大黄；脓液较多者，加皂角刺、生黄芪等。

4. 热毒蕴蒸

主证：多在夏季发病。局部脓疱高肿不溃，或破后脓液干燥，疮周皮肤红肿燎热，灼痛较甚。伴恶寒发热，口苦咽干引饮，大便秘结，小便短赤。舌质红，苔黄厚，脉弦数。

治法：清热解毒，佐以利湿。

方药：五味消毒饮加减。

金银花12g，野菊花12g，蒲公英15g，紫花地丁15g，紫背天葵10g，黄芩10g，黄连10g，赤芍10g，泽泻10g，甘草10g。

方解：方中金银花、野菊花、蒲公英清热解毒，紫花地丁、紫背天葵清暑凉血，黄芩、黄连清肺胃之热，赤芍凉血化瘀，甘草调和诸药。

加减：若脓疱数目少选用五味消毒饮，若脓疱数目较多则选用芩连地丁汤。脓液较多，酌加萆薢、车前子等利湿药物；伴发热、口渴，加知母、生石膏；脓疱结痂后，宜加炒白术、党参以调理脾胃，避免久用苦寒药物伤伐中气。

四、外 治 法

（1）热甚者用青蛤散或青黛散；湿重用三黄丹麻油调敷，渗出液多时用虎杖60g或五倍子、千里光各30g，煎水湿敷；糜烂结痂者，可用蕲艾30g（烧灰存性）、枯矾1.5g，共为细末麻油调敷；亦可用柿蒂散或新三妙散干扑或麻油调敷。

（2）新起脓疱可用消毒针尖逐个挑破，立即以棉球将脓吸干，不让脓液流向四周皮肤，再用1%～2%的甲紫药水外涂。

（3）发病初期，每个皮损均外涂清热解毒药膏（散），如青白散、龟板散等酌情选用，用植物油调和后涂敷，亦可用四黄膏、金黄膏直接涂敷患处，日1～2次。

（4）溃烂面多，脓液四溢，用黄柏、苦参、三颗针等量水煎，清洗脓液，然后湿敷20分钟，待局部渗液少时，再涂敷上述药物。

（5）溃疡疮面日久不收口，可选上述药物掺九一丹，贴敷疮面，日1次。

五、其 他 疗 法

针灸：周勇治疗脓疱疮1例，取曲池、肺俞、神门、阴陵泉、血海，根据患者病情每日取3穴。快速进针，得气后大幅度捻转3～5次，再行提插手法5～7次，使之有强烈针感，每隔5分钟重复上述手法1次，留针30分钟。

六、养护调摄

本病一般一周左右结痂而愈，但可因搔抓、接触脓水等因素而致缠绵不愈。新生儿因抵抗力差，易并发"咳喘"（急性肺炎），甚则发生"热毒走黄"（脓毒败血症）而导致危证。深脓疱疮经及时治疗，一般2～4周可治愈，遗留瘢痕及色素沉着，如经久不愈时可形成肉芽肿样损害。

（1）盆浴时，应掌握好水的温度，不宜过热，防止烫伤。操作时动作轻柔，注意保温，防止着凉。

（2）在夏秋季节每日应勤洗澡，保持皮肤清洁。勤剪指甲，勤换衣。

（3）乳母喂哺婴儿前，用肥皂洗手，温水擦乳头，养成良好的卫生习惯，饮食应清淡，忌辛辣，少食动物脂肪；患儿衣服要宽大，柔软，棉布制作，并应勤洗勤换。每次大便后应清洗臀部，包被宽松避免过紧过热；幼儿园、托儿所、学校发现患儿时，及时治疗，以免引起流行。

（4）保持室内按时通风换气，阳光充足，室温保持在20～22℃，相对湿度50%～60%，限制探视防止交叉感染。

（5）应避免搔抓，有脓汁应立刻清除，以防流至他处又发新的皮损。注意饮食营养，多食新鲜蔬菜和水果。积极治疗原发疾病。

（6）食疗

1）湿热型常用食疗：苦瓜猪瘦肉汤，苦瓜300g，猪瘦肉100g，上等鱼露、味精适量，同煮汤，熟时食用，每日2次；丝瓜白菜猪瘦肉汤，丝瓜1条，白菜100g，猪瘦肉50g，同煲煮汤，熟时调味食用，每日1～2次；绿豆冰糖粥，绿豆50g，薏苡仁25g，冰糖25g，粳米50g，煮粥食，每日1～2次。

2）脾虚型常用食疗：怀山苡仁田鸡粥，怀山药20g，薏苡仁20g，大田鸡1只，粳米50g，冰糖25g。将大田鸡剥皮，除去头、脚、内脏，切碎，入怀山药、薏苡仁、粳米煮粥，将熟时入冰糖调服。每日1～2次。加味怀山扁豆粥，怀山药20g，扁豆10g，薏苡仁15g，防风6g，金蝉5g，淡竹10g，银花10g，荆芥10g，粳米50g，将上8味中药煎水2次，取浓汁300ml和粳米煮粥食，每日1～2次。

七、名家医案

案1 患者，女，5岁，1999年8月12日初诊，2天前因痱子搔抓，颜面及颈部出现3个脓疱，逐渐扩散于胸前、四肢。皮损为散在性大疱，疱壁较薄，脓疱约蚕豆大，疱内容物有的清澈，有的为脓性，呈现半月形坠积状，面部几个脓疱已溃破，淡黄色结痂，疱周红晕不明显，一般情况较好，体温37℃。诊为黄水疮（大疱性脓疱疮）。处方：金银花20g，紫草15g，甘草15g，红霉素软膏1支。按上述药物外洗，皮损部位用红霉素软膏外涂。1剂痊愈。

案2 患者，男，7岁，李店镇新天小学一年级学生，2001年9月8日初诊，3天前因接触脓疱疮患者而发病。开始颜面部见红色斑点。慢慢发展为黄豆大小的水疱，迅速形成脓疱，逐渐传染至躯干和四肢。皮损为散在性，脓疱周围红晕明显。脓疱壁较薄，溃破表面呈红色糜烂面。结痂为层叠型蜡样脓痂，体温37℃，一般情况尚好，诊断为黄水疮（寻常性脓疱疮）。

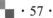

处方：金银花 30g，紫草 20g，甘草 15g，红霉素软膏 1 支，按前述用法清除脓疱壁外洗，洗后皮损处外擦红霉素软膏。2 日后复诊，大部分脓疱已结痂。继续按上方 1 剂外洗，随访已愈。

参 考 文 献

张府明. 2003. 对 87 例黄水疮的疗效观察. 中国社区医师，19（1）：37-38
周勇. 1992. 脓疱疮治验 1 例. 上海针灸杂志，（3）：45

（梁宝莹）

第六章 丹 毒

丹毒是以患部皮肤突然发红成片，色如涂丹，灼热肿胀，迅速蔓延为主要表现的急性感染性皮肤病。本病相当于西医的急性网状淋巴管炎，复发性丹毒可引起持续性局部淋巴水肿，最终结果是永久性肥厚性纤维化，称为慢性链球菌性淋巴水肿。本病发无定处，在古代文献中，发于胸腹腰胯部者，称为内发丹毒；发于头面部者，称为"抱头火丹"；发于腿部者，称为"流火"或"腿游风"；新生儿多发于臀部，称为"赤游丹"。丹毒一病，源于《黄帝内经》，称为丹熛疮疡。《素问·至真要大论》曰："运气丹熛皆属火""少阳司天，客胜则丹疹外发，乃为丹熛疮疡……"其中所谓丹熛，据清代张志聪《黄帝内经素问集注》注释"即赤游发于外而欲逆于内者也"，赤游，后世丹毒之别称。隋代巢元方《诸病源候论》首先明确提出了"丹毒"这一病名，该书云："丹者，人身忽然焮赤，如丹涂之状，故谓之丹。或发手足，或发腹上，如手掌大。"由于其发病部位及临床表现有异，中医文献中又有不同的名称。《圣济总录》认为"热毒之气暴发于皮肤间，不得外泄，则蓄为丹毒"。明代王肯堂《证治准绳》将发于腿间股部的丹毒称作"腿游风"，而《外科大成》则把发于小腿足部者名为"腿游风"。明代陈实功《外科正宗》有"火丹""小儿赤游丹"之称。清代顾世澄《疡医大全》说："流火，两脚红肿光亮，其热如火是也。"清代陈士铎《洞天奥旨》将得于胎热的丹毒称为"内丹"。清代吴谦等《医宗金鉴·外科心法要诀》把发于肋骨及腰胯、色赤如霞、游走如云、痛如火燎的丹毒称作"内发丹毒"。清代高秉钧《疡科心得集》则首先把发于头面部的丹毒称作"抱头火丹"。依形状丹毒又有"鸡冠丹""茱萸丹"等多种病名。然《医宗金鉴·外科心法要诀》指出"丹名虽多，其理则一也"。此病的转归在《诸病源候论》中提到："或发于足，或发腹上，如掌大，皆风热恶毒所为。重者，亦有疽之类，不急治，则痛不可堪乃坏烂。"其指出本病失治可引起坏死。《医宗金鉴·外科心法要诀》则以走向变化判断其顺逆："自胸腹起于四肢者顺，从四肢攻于胸腹者逆。"

一、病 因 病 机

岭南医家认为，本病由素体内蕴血热，郁于肌肤，复感火热毒邪，内外合邪，相互搏结所致。其发生亦与情志、饮食、外感等多方面因素有关。

1. 气候独特，易外感湿热毒邪

《诸病源候论》提出丹毒"皆风热恶毒所为"。岭南地区正具有"湿""热""瘴气虫毒"的气候环境特点，受气候环境影响，湿热毒邪是岭南皮肤病的重要致病因素。明代吴又可《温疫论》中说："南方卑湿之地，更遇久雨淋漓，时有感湿者。"何梦瑶在其著作《医碥》中强调南方"凡病多火""多湿病"。风热湿邪，又往往与丹毒的发病部位相关。风为阳邪，其性上扬，多伤人之上部。头为诸阳之会，外感风湿、风热之邪，与内蕴之血热相合，化为火毒，风火相煽，风助火热，火助风威，暴发于头面形成抱头火丹；气火发于中，外感火毒之气与肝经郁火、脾经湿热相感暴发于肋下、腰胯之间，形成内发丹毒，水性下趋，外感湿邪与内蕴湿热相合，湿热下注，流走于下肢，形成流火；外感风热毒邪，客于腠理，与内蕴之胎火、胎毒相合，搏于气血，蒸发于外，见于脐周、臀腿之间，游走不定形成赤游风。

2. 饮食不节，情志内伤

岭南人喜喝清热解毒、祛湿消暑功效的凉茶，长期大量服用此类苦寒之品，加重脾胃的损伤，故岭南人脾胃病证最常见；加之岭南地区海域辽阔，人们多喜食鱼、虾、蟹、各类海鲜等生冷、滋腻之品，易损伤脾胃，脾运失常，化生湿热；以及孕母过食五辛、炙煿之物，或父母不节其欲，淫火炽盛，遗于胎儿，致生胎火、胎毒，均能导致血热内蕴。湿邪内生，脾虚失运，肝失疏泄，肝郁犯脾；且凡心绪烦忧，情志化火，暴怒郁悒，气郁生火。明代陈实功《外科正宗》亦云："火丹者，心火妄动，三焦风热乘之，故发于肌肤之表。"

3. 先天禀赋和体质因素

宋代窦汉卿《疮疡经验全书》指出："小儿患赤游火丹，皆从母胎中受蕴热。"认为此蕴热即"胎热"。岭南人长期处于炎热潮湿的地理环境中，又因现代人饮食习惯的改变，多偏嗜肥甘厚味，长期湿热的气候环境和生活习俗影响人的脾胃运化功能，湿困脾胃而酿成湿热体质。湿热体质感受湿热之邪，遂成湿热之病候。岭南人对狗情有独钟，不但普遍养狗，而且四季吃狗肉，尤以夏季为盛。狗肉性刚燥，既伤阴，又燥扰阳气；岭南人喜食鱼虾螺蚬等多湿阴柔之品，尤喜生食，贪饮生冷冻物，故易损肠胃。因此地理环境与饮食习惯决定了岭南人的体质多以湿热为主。

二、治 疗 特 色

1. 治标、治本及治变

丹毒病以阳热实证为主，其本为内蕴热毒，其标为外感风、热、湿，急性期以实（湿）热为主，湿性黏滞，与热胶结，故易反复发作。反复发作的慢性期以血瘀、湿滞为主，热毒内陷证表现为本虚标实。薛生白在《湿热病篇》中认为湿热宜分不宜合，其曰："湿热两分，其病轻而缓，湿热两合，其病重而速。"对化湿与清热两者，重视化湿为先，以达"湿去热孤"，则病易治。故急性期以清热解毒或清热利湿为大法。若湿重，湿热毒邪熏蒸肌肤，则见红斑水疱、大疱、渗液；若热毒重，则见高热不退，或毒热入里而见神昏、谵语等症。新生儿稚阴稚阳之体，脏腑未实，或平素体弱，或年老体虚，正不胜邪，倘若火毒炽盛，极易毒邪内攻，进入营血，出现热毒内陷之证，病势危急者，当以大剂凉血解毒、清营开窍，急则治其标。和营活血与清热利湿不能偏执一方，而需权衡兼顾。如仅以清热之剂，强清其热，湿遏热伏，则极易复发。此时当以活血化瘀、和营通络为法，有如渠道疏通，污垢不留。若慢性反复发作者，多因湿热蕴结，缠绵不解所致，则须佐以化湿之品。仲景云："血不利则为水。"患肢浮肿，凹陷如泥，以防己、茯苓皮、车前子、薏苡仁、冬瓜皮等利水除湿退肿，多有效验。待急性症状消退或形成象皮肿者，可加用活血透托之品，如山甲、皂角刺、乳香、没药、贝母、当归、刘寄奴、王不留行等。面部丹毒常因挖鼻孔恶习易致毒邪内攻，下肢丹毒多见足湿气破损，故丹毒治愈后，必须纠正挖鼻恶习，治疗脚癣以避免经常复发。

2. 中西医结合、内外同治

中西医对本病治疗均有一定疗效。西医治疗以青霉素类药物抗感染治疗为主，具有起效快的特点，当予以重视和配合使用。但鉴于目前青霉素类药物耐药和单纯西药治疗难以短期治愈的现象，采用中西医结合方法治疗效果确切，可缩短病程，且能预防复发。因此急性期中西医治疗相结合，可达到快速控制病情的目的，而对西医疗效不佳的慢性复发性丹毒，则以中医内、外治相结合。在急性发作期，热毒壅遏，致气血凝滞、营卫不和之热毒证，常用药剂如黄连解毒汤、五味消毒饮、普济消毒饮等；常用药物如黄连、黄芩、黄柏、山栀子、金银花、蒲公英、地丁、菊花、重楼、鱼腥草等。慢性发作主要因湿热之毒蕴阻肌肤，缠绵不愈所致，经常复发者可出现象皮腿。治以益气活血、健脾利湿为主，少佐清热解毒之药，常用当归、桃仁、红花、牛膝、赤芍、茯苓、地龙、鸡血藤等药。自古以来，中医药治疗丹毒均取得了显著的疗效，而中医外治法亦同样不可忽视、有着举足轻重的地位，"外治之理，即内治之理，外治之药，即内治之药，所异着法耳"，充分体现了中医的理论精髓。例如，溻渍法是通过湿敷、淋洗、浸泡对患处的物理作用，以及不同药物对患处的药效作用而达到治疗目的的一种方法。溻渍法中常采用湿敷法治疗丹毒，可使用中成药或中药煎剂以保持药液的新鲜度；方法上有冷湿，也有热湿者，湿敷范围均大于疮面，治疗丹毒恢复期具有很好的疗效。此外还有多种显效外用制剂，包括金黄散、颠倒散、紫草油、黄连油等，对治疗丹毒有重要作用。岭南名医、国医大师禤国维教授喜用院内自制药三黄消炎洗剂、入地金牛酊、四黄膏等外用及火针、刺络放血、拔罐等配合中药汤剂外敷等手段治疗丹毒取得良效。

3. 善用岭南药，灵活施治

岭南医学的发展离不开特色的岭南草药，岭南医家在运用这些中草药治疗皮肤病中积累了大量经验。《广西中草药》载毛冬青"其性平，味微苦甘，无毒""清热解毒，消肿止痛，利小便"。因其具有活血通脉、清热解毒功效，临床常用于胸痹心痛，中风瘫痪，脉闭不通，外感风热，肺热咳喘，咽痛乳蛾，目疾视昏，痈疽丹毒，烧伤烫伤，跌打肿痛。范瑞强教授在临床中常用此药内服治疗脉管炎、血管炎、慢性皮肤溃疡、下肢丹毒，取其既有清热解毒又有活血通脉功效，用量一般在30g以上。对上述疾病还可以用此药作药膳、食疗，用新鲜毛冬青30~60g炖猪脚食用，可用于治疗上述疾病或上述疾病的巩固治疗。除此之外，还可用毛冬青煎水外洗溃疡或毛冬青碎粉后外敷，用于治疗丹毒。临床常与土茯苓、茵陈、薏苡仁、黄柏、蒲公英等清热利湿解毒药合用。另外，多长于岭南的九节茶具有抗菌消炎、祛风除湿、活血止痛之功，其别名草珊瑚、观音茶、接骨木、九节风等，是金粟兰科植物接骨金粟兰的枝叶，《生草药性备要》载其"味劫，性平""煲水饮，退热"。临床常用来治疗肺炎、急性胃肠炎、跌打损伤、风湿疼痛等。我科研制10%金粟兰酊为院内制剂多年，丹毒患者患处常常肿痛，可外敷金粟兰酊以清热活血止痛，常配合中药内服可提高疗效。此外，在用药过程中，还应注意引经药的运用，如皮类药物，白鲜皮、地骨皮、合欢皮、茯苓皮、丹皮、乌豆衣等。人法天，人法地，万物同理，皮类药物可迅速达皮而起效。对于发生在头面部的丹毒，范瑞强教授在清热利湿解毒基础上，喜用菊花、白芷、川芎等引经药；对于发生在下肢的皮疹，喜用牛膝、独活、威灵仙、鸡血藤、银花藤等；对于发生在中部的皮疹，喜用柴胡、黄芩等。

三、辨证论治

本病的治疗以凉血清热、解毒化瘀为基本原则。临床根据发病部位不同，施治又有所区别，发于头面者，需兼散风清火；发于胸腹腰胯者，需兼清肝泻脾；发于下肢者，需兼利湿清热。在内治同时结合外敷、熏洗、砭镰等外治法，能提高疗效、缩短病程、减少复发。

1. 热毒炽盛

主证：局部红赤肿痛，伴恶寒发热，头疼身痛，口渴咽干，小便短赤，大便燥结，舌红苔黄，脉滑数或洪数，见于普通急性丹毒。

治法：清热解毒，凉血疏风。

方药：普济消毒饮或五味消毒饮加减。

野菊花 30g，紫花地丁 10g，金银花 10g，连翘 15g，赤芍 15g，生甘草 6g，生石膏 30g（先煎），黄芩 12g，黄连 6g，板蓝根 30g，丹皮 15g，生地 20g。

方解：方中用野菊花、金银花、连翘、黄芩、黄连、生石膏、板蓝根清热解毒疏风，紫花地丁、赤芍、丹皮、生地凉血，生甘草调和诸药。合方以清热解毒，凉血疏风。

加减：头痛身痛可加葛根 15g，口渴咽干可加天花粉 15g，小便短赤可加茅根 15g，大便燥结可加大黄 10g（后下）。

2. 毒热入营

主证：局部肿甚，或坏疽，伴高热神昏，恶心呕吐，舌绛苔黄燥，脉浮数，见于重症丹毒。

治法：凉血解毒，清心开窍。

方药：清瘟败毒饮加减。

生石膏 30g（先下），知母 10g，元参 20g，水牛角片 30g（先煎），紫花地丁 10g，金银花 10g，连翘 15g，赤芍 15g，生甘草 6g，黄芩 12g，黄连 6g，丹皮 12g，生地 20g，竹叶 15g。

方解：清瘟败毒饮治气血两燔、热深毒重之证，为清热解毒、凉血救阴的重剂，由白虎汤、犀角地黄汤、黄连解毒汤复合加减而成。方中生石膏、知母、元参、水牛角片、紫花地丁、赤芍、丹皮、生地清热凉血，金银花、连翘、黄芩、黄连清热解毒，黄连、竹叶清心，甘草调和诸药。合方以凉血解毒，清心开窍。

加减：恶心呕吐可加厚朴 6g，法半夏 12g，砂仁 6g（后下）。

3. 湿滞血瘀

主证：反复发作，或小腿象皮样肿胀，舌暗或瘀斑，脉滑或涩，见于复发性丹毒。

治法：清热利湿，化瘀通络。

方药：防己黄芪汤加减。

苍术 6g，黄柏 6g，防己 15g，黄芪 20g，白术 6g，甘草 3g，萆薢 10g，泽泻 10g，紫草 10g，紫花地丁 10g，丹参 30g，牛膝 15g。

方解：方以二妙散之黄柏、苍术清热燥湿，治下焦湿热；用防己黄芪汤以补气健脾，利水消肿。其中防己祛风利水通痹，黄芪益气固表，合用则利水消肿作用更强；白术健脾去湿助防己以利水，助黄芪以固表；萆薢、泽泻助消肿；紫草、紫花地丁、丹参、牛膝化瘀通络，甘草调和诸药。合方以清热利湿，化瘀通络。

加减：可加全瓜蒌 15g 以清热散结，化痰导滞；陈皮 6g 理气舒脾，配合白术的健脾作用。

四、外 治 法

1. 急性期

皮损焮红肿胀、灼热疼痛，用如意金黄散或玉露散，以冷开水或金银花露调，敷患处，每日换药 2～3 次。或用鲜蒲公英、鲜紫花地丁、鲜马齿苋捣烂敷患处，保持湿润。一般有溃疡者不宜用。若流火结毒成脓者，可在坏死部位作小切口引流，掺九一丹，外敷红油膏。

2. 后期

皮损暗红，外敷金黄膏。

3. 慢性发作期

大蒜一大把；或乌桕叶、鲜樟树叶、松针各 60g，或生姜 30g；紫苏、葱白、鲜凤仙花茎叶各 100g。任选一方，加水煎，取药汁约 5000ml，熏洗患处。此法适合慢性反复下肢丹毒。

五、其 他 疗 法

1. 梅花针

依据皮损部位，嘱患者取坐位或卧位，充分暴露皮疹区。局部行常规消毒，治疗手法以叩击局部皮疹为主。施术者持梅花针在患处皮肤上行持续轻中度叩刺，以皮损处皮肤潮红或微微渗血为度。然后用无菌干棉球擦拭血迹，无菌敷料覆盖、弹力绷带外压包扎。隔日 1 次，1 周为 1 个疗程。

2. 火针疗法

火针取足三里、血海、阴陵泉、委中，用毫针泻法，留针 20～30 分钟，每日 1 次或隔日 1 次，治疗流火丹毒。

3. 刺络法

选取阳陵泉、环跳、血海、三阴交，用泻法，每次留针 30 分钟，每日 1 次，委中穴用三棱针点刺放血 1 次，治疗下肢丹毒。

4. 砭镰

患处先行常规消毒，取三棱针砭刺，手法宜轻，砭刺宜浅，见血即可。每日 1 次，或隔日 1 次，适用于下肢复发性丹毒或急性发作早期。头面部及新生儿丹毒不宜使用本法。

5. 体针

主穴取地机、血海、三阴交、丰隆、太冲、阿是穴、四缝；配穴下肢取阳陵泉、商丘、足三里、蠡沟；头面取翳风、头维、四白、合谷。针刺得气后，以徐疾补泻法之泻法（进针快、退针慢，先深后浅）提插捻转 1～2 分钟，刺激宜强，留针 20～30 分钟，每 10 分钟运针 1 次。阿是穴，以三棱针或皮肤针重叩出血，可加拔罐。亦可在阿是穴作电针围刺。四缝穴以粗毫针或三棱针点刺出黏液，每日 1 次。

6. 拔罐

取阿是穴。先于局部作常规消毒，持小号三棱针在皮肤发红的范围内先上后下，快速散刺，使之出血如珠，再据皮损大小取适当型号之玻璃罐（注意罐口应预先消毒），用闪火法吸拔，留罐 1 分钟左右，取罐后擦净患处血迹。隔日 1 次，7～10 次为 1 个疗程。

7. 放血

主穴取阿是穴、委中；配穴取环跳、阳陵泉、三阴交、足三里、阴陵泉。以主穴为主，先于患部周围皮下寻得呈现紫暗色怒张之小血管（如小血管怒张不显，可选周围显现静脉），消毒后，用圆利针（如无此针具，可用 28 号半寸针代替），迅速刺入血管，摇大针孔，缓慢出针，待黑血自行溢出后，用消毒干棉球按压针孔，每次可刺 4～5 针。委中穴取患侧，寻找怒张之络脉，刺血 3～4 滴。配穴二组，任选一组，用 28 号毫针直刺 1～1.5 寸，得气后施提插结合捻转之泻法，不留针。开始每日 1 次，2 次以后改隔日 1 次，不计疗程，以愈为期。一般治疗 3～6 次。

六、养 护 调 摄

（1）戒烟戒酒，忌吃辛热煎炸、油腻过甜的食物，适当增加新鲜蔬菜、水果。

（2）患者应卧床休息，多饮水，床边隔离。

（3）流火患者应抬高患肢30°～40°。

（4）有肌肤破损者，应及时治疗，以免感染毒邪而发病。积极寻找病因，如湿疹的搔抓、破损或外伤，一旦发现这些皮肤病应积极治疗；脚湿气导致下肢复发性丹毒患者，应彻底治愈脚湿气，可减少复发。

（5）食疗：宜食凉血解毒食物，如绿豆、赤小豆、粳米、黄瓜、苦瓜、马齿苋、绿茶等。对于反复发作的丹毒，可服用生薏苡仁30g，每日煎服1次。

七、名家医案

案1 张某，女，75岁。

主诉：左小腿红肿疼痛2天。

病史：2天前左小腿局部出现红斑，少许疼痛不适，无瘙痒，无发热，伴恶寒，后皮疹增大，伴浮肿，疼痛加剧。口干口苦，纳眠可，二便调。

四诊摘要：左小腿胫前局部鲜红斑，边界尚清，略高出皮面，轻触痛；舌暗红，苔薄黄，脉细。

中医诊断：丹毒。

西医诊断：丹毒（湿热瘀滞）。

治则：清热利湿，化瘀通络。

处方：①当归10g，丹参20g（后下），玄参15g，忍冬藤20g，路路通15g，赤芍15g，鸡血藤20g，猫爪草15g，毛冬青20g，关黄柏10g，薏苡仁20g，苍术10g，牛膝10g。水煎温服，共5剂。②外涂四黄消炎洗剂，消肿四黄膏。

二诊：5天后复诊，下肢红斑色淡、仍肿胀，口干口苦。舌暗红，苔薄黄，脉细。

处方：上方加黄芩10g，车前草10g。水煎温服，共7剂。后患者未再复诊，电话随访，患者诉皮疹消退好转，口干口苦减轻。

按语：丹毒多发于下肢，乃因湿热下注，易化火化毒，湿遏热伏，血行不畅，经脉瘀阻不通而致，故见下肢红肿疼痛。忍冬藤又名银花藤，性味功效与金银花相似，又善通利经络；玄参性味苦甘咸寒而质润，长于清热凉血、泻火解毒，合忍冬藤解血分之毒，清热解毒之力尤著；当归养血活血，既可行气血之凝滞、化瘀通脉而止痛，又合玄参养血滋阴而生新。加路路通、猫爪草通络消肿，毛冬青、丹参、赤芍、鸡血藤以增强活血祛瘀之力，引药入血分行血中瘀滞。湿热留著下肢经络筋脉，可致足痿软无力，即"湿热不攘，大筋软短，小筋弛长，软短为拘，弛长为痿"（《素问·生气通天论》），《内经》亦有云"治痿独取阳明。阳明者，主润宗筋，宗筋主束骨骼，而利机关也"。而薏苡仁独入阳明，祛湿热而利筋络；二妙散中苍术、关黄柏治湿热盛于下，湿热之邪，虽盛于下，然其始未尝不从脾胃而起，故苍术可直达中州，燥湿强脾，标本并治，中下两宜；并牛膝以强筋骨，领黄柏、苍术入下焦而祛湿热也。二诊皮疹色淡，还有肿胀，湿热仍盛，加黄芩、车前草以分利湿热。

案2 邵某，女，82岁。

主诉：左小腿皮肤红肿疼痛2天。

病史：2天前左小腿出现红肿疼痛，无恶寒发热，口干，无口苦，纳眠可，二便调。既往左小腿曾丹毒发作3次，局部遗留色素沉着。

四诊摘要：左小腿大鲜红斑，边界清，皮肤肿胀，表面紧张光亮，触痛明显，伴肤温升高，自觉微灼热感，左腹股沟淋巴结肿大。舌暗红，苔白微腻，边剥苔，脉滑。

中医诊断：丹毒。

西医诊断：丹毒（湿热毒蕴）。

治则：清热利湿解毒。

处方：①蒲公英 10g，连翘 10g，忍冬藤 10g，牛膝 10g，关黄柏 10g，苍术 10g，薏苡仁 15g，熊胆粉 0.5g，莪术 10g，毛冬青 15g，虎杖 10g。水煎温服，共 7 剂。②新癀片口服，四黄消炎洗剂外涂。

二诊：1 周后复诊，皮肤红肿疼痛减轻，左腹股沟淋巴结消退，舌脉同前。

处方：上方去蒲公英、连翘，加黄芪 15g，路路通 10g，丹参 10g。继服 7 剂，外涂四黄消炎洗剂。

三诊：2 周后复诊，皮肤红斑疼痛明显好转，遗留色沉，左小腿局部仍轻微肿胀，皮肤粗糙增厚，微痛。口干减轻，舌淡红，苔白微腻、边剥苔，脉滑。考虑慢性丹毒（湿热瘀滞）。

处方：前方去黄芪、路路通、丹参，加连翘、当归、白芍。共 7 剂。

四诊：1 周后复诊，左小腿肿痛基本缓解，舌脉同前。

处方：前方减连翘、虎杖，加肿节风。共 7 剂继续巩固治疗。

按语： 丹毒发病常为血分有伏热是其内因，而火毒温热为其外因，多由于皮肤黏膜破损，邪毒乘隙侵入而诱发。故以蒲公英、连翘、忍冬藤清热解毒、消痈散结；蒲公英乃"解热凉血之要药""至贱而有大功"，临床在治疗皮肤病中广泛使用。丹毒发于下肢者多挟有湿热，常以四妙丸主之。其中关黄柏清下焦湿热，合苍术内燥脾湿以杜生湿之源，两药相合则洁源清流，湿热同除；加牛膝补肝肾、引药下行，薏苡仁清利湿热、健脾舒筋；合忍冬藤、虎杖助清热祛湿通络。加入莪术、毛冬青、熊胆粉以增清热活血止痛之效。二诊时，热毒大减，故减蒲公英、连翘清热解毒之功，加路路通、丹参凉血通络，少佐黄芪以添益气活血之功。三诊观其丹毒急性发作缓解，因既往下肢丹毒多次发作，湿热之毒蕴于肌肤缠绵不愈致使下肢肿硬，形成慢性丹毒，此时复加连翘以清热解毒，去黄芪、路路通、丹参，改予当归、白芍，既能行血，又能补中有动，行中有补，以活血补血止痛。四诊瘀热渐去，上方去连翘、虎杖以防寒凉太过，加肿节风善专祛湿通络止痛。

参 考 文 献

戴朝寿.1996.针刺治疗下肢丹毒 50 例.新中医，28（9）：32

贺菊乔，周青.2016.中医外科特色疗法.太原：山西科学技术出版社，4：33-48

徐维，卢希玲.1997.火针治疗丹毒 16 例.福建中医药，28（1）：34-35

（伍慧媚）

第七章 皮 肤 癣 病

　　临床上真菌感染性疾病按病原真菌侵犯人体组织和器官的不同分为浅部真菌病和深部真菌病两大类。本章所指真菌感染性皮肤病是指由病原真菌感染皮肤黏膜引起的疾病，又称为浅部真菌病，是由病原真菌寄生或腐生于表皮角质层、黏膜、毛发和甲板等皮肤黏膜部位引起，如小孢子菌、表皮癣菌、念珠菌等感染引起的头癣、手足癣、甲真菌病、体股癣、花斑糠疹、皮肤黏膜念珠菌病。既往曾将浅部真菌病简称为癣，但在祖国医学中，"癣"泛指多种皮肤病，并非浅部真菌病。深部真菌病是指真菌侵入真皮、皮下组织、内脏组织或器官引起的疾病。

　　浅部真菌病是皮肤科临床常见病。近年来随着激素、免疫抑制剂、广谱抗生素的广泛应用，导管插管、放射治疗、器官移植的广泛开展，免疫缺陷患者尤其是艾滋病患者的不断增加，真菌病的发病率有逐年增加的趋势。

　　目前已报道的浅部真菌病约有 40 多种，其中一部分仅感染动物，确认对人类致病的有 20 余种，本章介绍头癣、手足癣、甲真菌病、体股癣、花斑糠疹等浅部真菌病。真菌病属于中医学的"白秃疮""赤秃疮""肥疮""鹅掌风""臭田螺""鹅爪风""圆癣""紫白癜风"等范畴。

　　头癣　是指由皮肤癣菌感染头皮和毛发引起的一种传染性皮肤病。根据病原菌和临床表现的不同可分为黄癣、白癣和黑点癣三种。头癣好发于儿童，传染性较强，易在托儿所、幼稚园、小学校及家庭中互相传染。主要通过被污染的理发工具传染，也可通过接触患癣的猫、狗等家畜而感染。新中国成立后，国家对头癣进行了大力防治，头癣发病率大为下降，某些地方基本消灭。但据我国多个地区的流行病学资料显示，白癣的发病率呈上升趋势，临床较多见，黑癣及危害严重的黄癣发病率较低，临床较少见。头癣相当于中医学的"白秃疮""肥疮"。中医文献对头癣记录较早，我国最早的中医外科专著《刘涓子鬼遗方》中已有用雄黄、矾石、水银、黄柏等治疗头癣的记载。隋朝《诸病源候论》中指出"白秃之候，头上白点斑剥……头发秃落，故谓之白秃也"，又指出："此由头疮、虫食，发秃落，无白痂，有汁，皮赤而痒，故谓之赤秃。"清代《外科真诠》中云："肥疮多生于小儿头上，乃真阴未足，阳火上浮所致。"宋代《圣济总录》不仅详尽描述了本病的病因病机，还介绍了四种民间单方，此方至今仍为临床应用。

　　手足癣　是指由皮肤癣菌引起的手足部真菌感染，主要累及手掌、趾间、足跖及侧缘，在人群中的发病率为15%～80%，红色毛癣菌为手足癣的主要致病菌，相当于中医学的"脚湿气""臭田螺"等。《外科正宗》记载："臭田螺乃足阳明胃经湿火攻注而成，此患多生足趾脚丫，随起白斑作烂，先痒后痛，破流臭水，形似螺靥，甚者脚面俱肿，恶寒发热。"清代《医宗金鉴·外科心法要诀》记载："臭田螺，此证由胃经湿热下注而生。脚丫破烂，其患甚小，其痒搓之不能解，必搓至皮烂，津腥臭水觉痛时，其痒方止，次日仍痒，经年不愈，极其缠绵。"手足癣为岭南地区常见的皮肤疾病，由于受自然环境、气候条件、饮食习惯等地域差异的影响，岭南医家对痤疮的病因、病机、证候鉴别、辨证论治等都有别于其他地区的医家，在治疗手足癣方面积累了丰富的诊治经验，对临床具有重要的指导价值。

　　甲真菌病　是指由皮肤癣菌、酵母菌及非皮癣菌感染甲板或甲下所致的疾病。由皮肤癣菌感染所致的甲病,称为甲癣。甲真菌病的发病率占自然人群的 2%～5%,占皮肤真菌感染的 30%。男女之比国外为（0.5～2.7）∶1,国内为（0.8～1.6）∶1。儿童甲真菌病少见,老年人多见。甲真菌病多伴发于其他皮肤真菌病,大约有 30% 的皮肤真菌病患者患有甲真菌病,约 20% 的指（趾）甲病变由真菌引起。甲真菌病的感染与气候（温度、湿度）、穿鞋、遗传因素、卫生状况等有关。表现为甲颜色和形态异常。一般以 1～2 个指（趾）甲开始发病,重者全部指（趾）甲均可罹患此病。患病甲板失去光泽,日久甲板变脆而破损脱落,多呈灰白色,且失去光泽;甲板增厚显著,表面高低不平,相当于中医灰甲,又称"灰指甲"、油灰甲、鹅爪风。《外科证治全书》曰:"油灰甲为鹅爪风",其记载了中医对该病的外用疗法。

体癣 是由致病性真菌寄生在人体光滑皮肤上（除手、足、毛发、甲板,以及阴股部以外的皮肤）所引起的浅表性皮肤真菌感染,属于中医学的"圆癣""环癣""笔管癣""荷叶癣"等范畴。

股癣 由致病性真菌侵犯腹股沟内侧所致环状或半环状皮损者统称为股癣,实际是体癣在阴股部位的特殊型,相当于中医学阴癣。体癣在祖国医学中早有记载,如隋代《诸病源候论》中首先提出了"圆癣"之名:"圆癣之状,作圆文隐起,四畔赤,亦痒痛是也。其里亦生虫。"宋代《圣济总录》在总结前人基础上,加以概括并解释:"癣之字从鲜,言始发于微鲜,纵而弗治,则浸淫滋蔓。"明清两代对本病的病名分类和施方更为切实可行,如明代《普济方》又提出"荷叶癣""圈癣"等名,并收集验方近百种。股癣在中医文献中亦有较早的记载,宋以前即有"阴癣"病名及其治法。宋代《苏沈良方》中有"治阴癣"的记载。明清时对其证候描述尤为详尽,如清代《续名医类案》说"两股间湿癣,长三四寸,下至膝,发痒时爬搔,汤火俱不解,痒定黄赤水出,又痛不可耐"。清代《医部全录》还介绍了本病的针灸疗法。

花斑糠疹 曾称为花斑癣,是一种由马拉色菌引起的常见慢性浅表性真菌病。本病发病率很高,有报道在皮肤浅部真菌病中花斑癣达到 68.4%,男女老幼均可染病,多发于胸背、腋下等汗出较多的部位,故俗称"汗斑"。但患者以青中年为多,男性多于女性,属于中医学的紫白癜风。中医病名为"紫白癜风",始见于《证治准绳》,明代《普济方》曰:"夫紫白癜风之状,皮肤皱起生紫点……白癜风之状,皮肤皱起白斑点也。"并称:"赤癜白癜两股风,附子硫黄最有功,姜汁调匀茄蒂搽,一搽之后便无踪。"清代《外科大成》说:"紫白癜风,俗名汗斑也。"清代《外科证治全书》进一步说明,"紫白癜风,初起斑点游走成片,久之可蔓延全身"。《医宗金鉴·外科心法要诀》记载:"此证俗名汗斑有紫白二种,紫因血滞,白因气滞。总由热体风邪、湿气,侵入毛孔,与气血凝滞,毛窍闭塞而成。多生面项,斑点游走,延蔓成片,初无痛痒,久之微痒。"

一、病 因 病 机

中医学认为本病是由风、湿、热、虫侵袭皮肤黏膜而致。岭南医家认为真菌感染性皮肤病的发病与多种因素密切有关,包括环境、气候、人群、职业和免疫功能低下等。认为本病主要是由于人体各部位外感风湿热之邪、蕴积生虫、侵害皮肤所生,久之,脾虚血燥、肌肤失养所致。或因水湿浸渍,坐卧湿地,或久居湿地,外染湿毒,循经下注,郁结而成。或肾虚则经络空虚,风湿或湿热外邪,乘虚侵肤,两者相互搏结于肌肤。受岭南地域特点影响,其病因病机亦表现出一定的特异性。

（一）地域因素

岭南地区属于热带、亚热带气候，春季多雨、夏季闷热，大多数时候处于气温高、空气湿度大的气候环境。其病原真菌特别适合在高温潮湿的环境中生长，因而，岭南地区的真菌感染性皮肤病发病率尤其高。比如，香港位于亚热带气候地区，海边潮湿多雨，足癣发病率很高，因此有了"香港脚"一说；花斑糠疹主要是由于气候炎热，人体容易多汗，机体被风湿或湿热所侵，郁于皮肤腠理，湿热生虫，袭肤所致，或因汗衣着体，复经日晒，暑湿侵滞毛窍而成。

在岭南，湿邪为六淫之首。这是由岭南地区特有的自然地理环境和气候特点所决定的。岭南属于亚热带季风海洋性气候，常年受东南或偏南之暖湿气流影响，多雨潮湿，空气湿度常年偏高。岭南湿邪（气）的形成除受海洋暖湿气流影响外，还受日照地表高温蒸发而来的湿气及过食冷饮海鲜伤及脾胃湿从内生的影响。"三因"相合，致使岭南地区六淫致病是以"湿邪"为多。中医学认为湿邪有四大特性：湿性重浊，湿性黏滞，湿性趋下，湿为阴邪。其中，岭南湿邪更加缠绵，更易化热成毒，耗伤气阴，困损脾阳。

（二）体质因素

岭南地区上古时期是百越族居住之地，秦汉时期为南越、闽粤诸藩国的辖地。长期以来，南岭山脉的天然屏障阻碍了岭南地区与中原的交通及经济联系，造就了岭南特色的方言、习俗、工艺、戏曲、音乐、建筑等传统文化，在饮食生活习惯方面也有其显著特点，例如，岭南（广东）人喜欢"煲汤""喝凉茶"，喜欢冷饮和夜生活，此外，岭南人喜食鱼虾螺蚝等多湿阴柔之品，尤喜生食，贪饮生冷冻物，故易损肠胃，久之则加重了脾胃的负担，进而损伤脾胃，使脾胃运化功能失调。

（三）生活习惯不当

有部分患者足部多汗且喜欢穿紧的鞋子，这些因素可导致足部潮湿闷热，为真菌的繁殖创造良好的环境，如运动员、煤矿工人、士兵等，这些职业人群运动量大、多汗，而且长期穿袜子及紧的鞋子，所以发病率高。糖尿病、艾滋病患者由于免疫力低下也容易好发足癣。足癣的病原菌具有传染性，在游泳池、浴池等公共场所或在家庭中接触患者用过的物品可造成传播。

有些患者卫生意识不强，容易在患者自身不同解剖学部位之间传播，如甲癣、手癣、体股癣可引起足癣，足癣也可引起甲癣、手癣、体股癣等。

二、治 疗 特 色

（一）内外合治，标本兼顾

中医外治法是祖国医学宝贵遗产的一部分，它和内治法一样，具有很丰富的内容。外治法作用迅速，可直达病位，疗效确切，运用方便。岭南医家认为，真菌感染性皮肤病是皮肤科的常见病、多发病，其发病多因久居湿地，水湿浸渍，外染湿毒，蕴积生虫，循经郁结肌肤。凡治癣离不开杀虫，治疗真菌感染性皮肤病应该综合辨病及辨证，重视外治的同时也不忽略内治，逐渐形成了擅用外治法、内服祛湿法治疗真菌感染性皮肤病的经验。

大多数真菌感染性皮肤病短期消除症状容易，但很容易复发。症状复发到底是没有治愈还是再感染，临床很难区别。外治法是治疗真菌感染性皮肤病的主要方法，其关键在于连续用药，直至痊愈，中间不要间断，以防治疗不彻底，增加复发的概率。本病外治的重要原则是根据不同皮疹类型选用适当的剂型及药物，如以水疱、浸渍为主时，宜选用水剂外洗、粉剂外扑及霜膏外涂。

（二）中西互补，相得益彰

真菌感染性皮肤病容易反复发作，患者常常要求快速缓解症状的同时减少复发，岭南医家根据不同病情的患者总结了一套临床实用的中西医结合治疗方案：

1. 头癣

中西医结合治疗头癣，可以缩短病程，改善症状，提高疗效。对于受损面积较少，症状轻微者，可以采用单纯中医或西医外洗、外搽等方案。对于受损面积较大者，可以在西医治疗方案的基础上，采用辨证内服中药。

2. 手足癣

（1）对于轻中度的手足癣患者（病程小于3个月，皮损面积局限，无并发症），可选用中药泡洗+外用抗真菌西药。

（2）对于顽固性、反复发作的手足癣患者（病程大于3个月，皮损面积较大，反复发作者），可选用中药泡洗+口服抗真菌药，或中药泡洗+口服抗真菌药+外用抗真菌西药，或中药泡洗+口服抗真菌药+中药外用剂。

（3）对于合并细菌感染，仅局部红肿热痛，无全身症状，如发热、淋巴结肿大，可选用中药泡洗+复合类制剂外用药（抗真菌药+抗细菌药）；如合并有全身症状，可选用中药泡洗+口服抗真菌西药+口服抗细菌西药+中药辨证汤剂口服+复合类制剂外用药（抗真菌药+抗细菌药）。

（4）合并湿疹化的手足癣，可选用中药泡洗+中药辨证汤剂口服+复合类外用药（抗真菌+抗细菌+类固醇）。

3. 甲真菌病

甲真菌病的治疗以西药治疗为主，中医药治疗为辅。中医介入点有两个方面：一是以辨证论治为主，甲真菌病产生内因主要与肝血亏虚、血瘀有关，以养肝血、活血化瘀为法，处方中药内服，可以达到改善患者体质，促进甲的生长的目的；二是甲真菌病产生外因与虫毒及湿邪有关，处方清热燥湿，杀虫解毒中药外浸或外涂，可以起到抑杀真菌作用。

4. 体股癣

（1）体癣的治疗效果较好，大部分都能取得治愈的效果，对于轻中度的体癣治疗主要是局部外涂外用药。泛发性体癣（皮损范围往往可以超过躯干 1/3 面积）采用外用药治疗困难时，可选用特比萘芬、氟康唑和伊曲康唑等口服抗真菌药。

（2）股癣的治疗只有强调"精心"二字才能取得最为满意的疗效。诊断不明确者不应该随便用药。对于一般的股癣，治疗主要以外用药为主。若外用药物的疗效欠佳，而且皮损又较广泛者，可以口服灰黄霉素、氟康唑、伊曲康唑、特比萘芬等。

5. 花斑糠疹

（1）对于轻中度的花斑糠疹患者（病程小于3个月，皮损面积较小，可见鳞屑），可选用中药洗浴+外用抗真菌西药。

（2）对于顽固性，反复发作的花斑糠疹患者（病程大于3个月，皮损面积较大），可选用中药洗浴+口服抗真菌药，或中药泡洗+口服抗真菌药+外用抗真菌西药，或中药泡洗+口服抗真菌药+中药外用剂。

（3）对于平素多汗体质，每至夏季即发作，反复多年者，可在发病前预防性使用中药洗剂以敛汗、抑菌，达到预防的目的。

三、辨 证 论 治

（一）头癣

中医治疗头癣主要采用外用方法。

1. 外治法

（1）搽头：每天清晨头部皮损外用 5%～20%硫黄霜外搽，连续 1～2 个月。洗头：每天晚上用热水或硫黄皂洗头，然后外搽 2.5%碘酊，连续 1～2 个月。剃头：尽可能把头发全部剪除，每周 1 次，共 8 次。煮沸消毒：患者使用的物品应经常煮沸消毒。

（2）外洗：用下列中药煎水洗头，黄连 20g，藿香 30g，大黄 30g，紫草 30g，明矾 20g，黄精 30g，煎水 2000ml 微温外洗患处。

（3）外涂：用上述中药外洗以后，局部外涂 10%的硫黄膏或雄黄膏（雄黄 5g，氧化锌 10g，凡士林 85g 调成膏），每天 2～3 次。注意用药必须用够疗程，一般需连续用药 3～4 周或更多时间。

（4）其他治疗

1）鲜苦楝子（打碎）适量，放入棉油中熬枯去渣，取油外搽，每天 2～3 次。

2）铜绿、松香各 10g，黄蜡 6g，香油煎熬去渣，取油外搽，每天 1～2 次，适用于黄癣。

2. 内治法

（1）辨证分型论治

1）风湿毒聚

证候：皮损广泛，蔓延浸淫，或大部分头皮、毛发受累，断发参差，白屑斑驳；或黄癣堆积、毛发脱落。舌淡红，苔薄腻，脉濡。

治法：清热除湿，消风止痒。

方药：消风散、苦参汤加减。苦参 9g，金银花 15，菊花 15g，黄柏 9g，苍术 9g，荆芥 9g，防风 9g，牛蒡子 9g，地肤子 15g，生甘草 6g。

方解：苦参、金银花清热解毒，黄柏、苍术、地肤子清热燥湿，荆芥、防风、牛蒡子疏风止痒，甘草调和诸药。

加减：大便干结加大黄 10g（后下）；口干可加天花粉、知母各 15g；透脓加皂角刺、白芷各 10g。

2）湿热化毒

证候：毛囊隆起，焮红肿胀，上生脓点，对之溢脓、痛痒相兼，伴有口干、颈项淋巴结肿大，舌红，苔薄黄，脉细数。

治法：清热化湿，解毒散结。

方药：驱毒汤加减。金银花、地丁、黄芩、牛蒡子、赤芍、甘草各 10g，连翘、蒲公英各 15g，白花蛇舌草、茵陈、薏苡仁、茯苓 15g。

方解：金银花、地丁、连翘、蒲公英、牛蒡子清热解毒，散结消肿；赤芍清热活血；白花蛇舌草、茵陈、薏苡仁、茯苓利湿解毒清热；甘草清热解毒并调和诸药。

（2）中成药：防风通圣丸，适用实证者。

3. 其他治疗

（1）鲜苦楝子（打碎）适量，放入棉油中熬枯去渣，取油外搽，每天2～3次。

（2）铜绿、松香各10g，黄蜡6g，香油煎熬去渣，取油外搽，每天1～2次，适用于黄癣。

4. 中成药

防风通圣丸，适用实证者。

（二）手足癣

中医治疗真菌感染性皮肤病多采用外治法，一般无须内服。

1. 外治法

（1）各型手足癣均可采用中药浸泡患处：黄丁水洗剂（黄精30g，丁香15g，煎水外洗、浸泡或湿敷，每日1～2次）；或苍肤子洗剂（苍耳子、地肤子、威灵仙、艾叶、吴茱萸各15g，煎水外洗、浸泡或湿敷，每日1～2次）；或藿香30g，黄精15g，大黄30g，皂角刺15g，煎水加白醋100ml，浸泡患处。每日1次，每次30～40分钟。或紫草、大黄、土槿皮、藿香各30g，枯矾、椒目各20g，射干25g，煎水2000ml微温浸泡患足30分钟，每天1次。或葛根30g，白矾15g，千里光30g，共研成细粉末，使用时用开水冲泡后，微温浸泡患足，每天1次，每次30分钟。或土槿皮30g，蛇床子30g，黄柏20g，没食子15g，枯矾15g，水煎后微温浸泡患足30分钟，每天2次。或黄柏30g，丁香20g，枯矾15g，茵陈蒿30g，黄精30g，水煎成药液1000ml，加食醋1000ml浸泡患足30分钟。

（2）皮损以水疱为主，可选用复方土槿皮酊或一号癣药水或二号癣药水外用。或射干100g，丁香20g，黄连50g，冰醋酸、甘油各50ml，60%酒精1000ml浸泡中药1周后外搽皮损。或黄精、丁香、藿香各50g，75%酒精和食用醋各500ml浸泡1周后外搽皮损。

（3）皮损以浸渍腐白为主，先用石榴皮水洗剂，泡脚，后用花蕊石散或龙骨散外扑。

（4）皮疹以糜烂、红肿、渗出为主，合并染毒，选用大黄、黄柏、紫草、地肤子、苦参、石榴皮各30g，菊花、甘草各15g，水煎外洗，继用青黛散、植物油调成糊状，外涂患处。

（5）皮疹以干燥、脱屑和皲裂为主，选用疯油膏、润肌膏、红油膏、雄黄膏等外搽，每天1～2次。

（6）足癣合并细菌感染者宜先治疗细菌感染，可用野菊花、蒲公英、紫草、黄柏、大黄各30g煎水外洗患处，外搽黄连膏或四黄膏。

2. 内治法

（1）风湿蕴肤

主证：初发时可见针帽大的水疱，抓破后脓水外渗，水疱干涸脱皮，留下环状鳞屑，自觉瘙痒，舌淡红，苔薄白或黄，脉浮数或濡。

治法：清热除湿，消风止痒。

方药：消风散加减。

石膏30g（先煎），防风15g，苍术15g，苦参10g，黄柏9g，荆芥9g，防风9g，牛蒡子9g，地肤子15g，生甘草6g，通草10g。

方解：荆芥、防风为君药，荆芥味辛性温，善祛血中之风。防风，能发表祛风，胜湿，长于祛一切风，两药相伍，疏风以止痒。苦参、苍术为臣，苦参性寒，善能清热燥湿，止痒，苍术燥湿、辟秽、发汗、健脾。佐以牛蒡子疏散风热、透疹、解毒。石膏、地肤子、黄柏清热泻火，通草利湿热，甘草清热解毒，又可调和诸药，用为佐使。诸药合用，于祛风之中伍以除湿、清热、养血之品，使风邪去，湿热除，血脉和，则瘙痒自止。

加减：身热、口渴者，宜重用石膏，加银花、连翘以疏风清热解毒；湿热偏盛而兼胸脘痞满，舌苔黄腻者，加薏苡仁、车前子以清热利湿；皮疹红赤，烦热，舌红或绛者，宜重用生地，或加赤芍、紫草以清热凉血。

成药：防风通圣丸。

（2）脾虚血燥

主证：病程迁延日久或失治，皮纹宽深，肥厚粗糙，皲裂，宛如鹅掌，自觉痒痛，影响工作，舌淡红，苔燥少津，脉虚细。

治法：健脾养血润燥。

方药：当归饮子加减。

当归、川芎、甘草各6g，何首乌、黄精、熟地、灼白芍各15g，山药、麦冬、石斛、炒扁豆、玉竹各12g。

方解：方中当归、川芎、何首乌、黄精、熟地、炒白芍、麦冬、石斛、玉竹养血润燥；山药、炒扁豆健脾益气；甘草调和诸药。

加减：大便干结者，加生大黄10g（后下），紫草根10g；瘙痒甚者，加乌梢蛇10g，炙僵蚕12g；久痒不瘥者，重用当归、何首乌，另加熟地10g；伴感染化脓者，加金银花30g，连翘10g，栀子10g；伴有渗出者，加炒苍术10g，黄柏10g，生薏苡仁30g。

3. 其他疗法

（1）热烘法：先涂疯油膏或红油膏，继用电吹风吹烘患处，每天1次，每次20~30分钟。

（2）穴位注射法：选合谷、内关穴，采用当归注射液，针刺得气后，各推1ml，每周2次。

4. 中成药

（1）四妙丸，一次6g（1袋），每日2次。7日为1个疗程，2~4个疗程，适用于湿热下注型足癣。

（2）湿毒清胶囊，每次3~5粒，每日3次，7日为1个疗程，2~4个疗程，适用于血虚湿蕴型足癣。

（3）润燥止痒胶囊，一次4粒，每日3次，2周为1个疗程，1~2个疗程，适用于血虚风燥型足癣。

（4）百癣夏塔热片，每次2~3片，每日2~3次，1周为1个疗程，适用实热证手足癣。

（三）甲真菌病

中医治疗本病以外治为主，中医辨证内服可以调节体质，扶佐正气，增加抗病能力。

1. 外治法

（1）搽药法：先用锋利的刀片轻刮病甲，然后涂药，选用癣药水1号（土槿皮10两，大风子肉10两，地肤子10两，蛇床子10两，硫黄5两，白鲜皮10两，枯矾2斤半，苦参10两，樟脑5两，将土槿皮打成粗末，大风子肉捣碎，硫黄研细，枯矾打松，用50%酒精温浸。第一次加8L，浸2天后，倾取清液；第二次再加6L，再浸2天，倾取清液；第三次加6L，去滓取液。将3次浸出之药液混合。再将樟脑用50%酒精溶解后，加入药液中，待药液澄清，倾取上层清液备用）、癣药水2号（米醋1kg，百部240g，蛇床子240g，硫黄240g，土槿皮300g，白砒 6g，斑蝥 60g，白国樟 36g，轻粉 36g，或加水杨酸 330g，冰醋酸 100ml，醋酸铝 60g，先将白砒、硫黄、轻粉各研细末，再同其余药物和米醋浸在瓶中或缸中，1 周后使用），每天 2～3 次，直至新甲长出为止。

（2）浸泡法：醋泡方、灰指甲浸泡剂、鹅掌风浸泡剂，任选一种，每次浸泡 30 分钟，待甲壳软化，用刮刀刮去污甲，每天 1 次。

（3）布包法：取凤仙花 30g，明矾 9g，或土大黄 3g，凤仙花梗 1 棵，枯矾 6g，捣烂如泥，包敷病甲，每天换 1 次。

（4）拔甲膏：蛇蜕、川椒、地骨皮、杏仁、千金子、僵蚕、天南星、大风子、皂角、乌梢蛇、地肤子、威灵仙、五加皮、生草乌、蓖麻子、生川乌、凤仙花、凤仙子各适量制成膏药外敷患甲，直至患甲软化脱落为止。

（5）花椒醋浸液：椒目 15g，大风子、明矾各 20g，皂角 15g，雄黄 5g，土槿皮 30g，米醋 1500ml，浸泡 1 天后煮沸放凉，每天 2 次浸泡患甲，每次 30 分钟。

（6）甲癣醋泡方：荆芥、防风、红花、地骨皮、明矾各 20g，皂角、大风子各 30g，米醋 1500ml，浸泡 5 天后用于浸泡患甲，每天 2 次，每次 30 分钟。

（7）甲癣浸泡方：大黄 30g，大风子 30g，土槿皮 50g，椒目 20g，紫草 20g，明矾 30g，水煎成 1000ml 浸泡患甲 60 分钟。每天 2 次。

（8）复方土槿皮酊涂患甲。

2. 内治法

肝血亏虚

主证：病久迁延，爪甲枯暗，色泽灰白，甲壳缺损，或者甲壳空洞与甲床分离。

辨证分析：甲为肝之余，爪甲枯暗，色泽灰白为肝血亏虚之表现。

治法：补养肝血。

方药：补肝汤加减。

当归、白芍、麦冬、熟地、川芎、补骨脂各 10g，何首乌、枣皮、桑椹、枸杞子各 15g，甘草 6g。

方解：当归、白芍、麦冬、熟地、川芎、何首乌养血补血；枣皮、补骨脂、桑椹、枸杞子滋补肝肾；甘草调和诸药。

加减：病甲在手指加桂枝、桑枝、姜黄；病甲在足趾加牛膝、青皮。

3. 其他治疗

白凤仙花、鲜羊蹄根各半，捣碎后包敷病甲部，每日 1 次，需坚持用数月至数年。

4. 中成药

玉屏风散颗粒，每次 5g，每日 3 次，适用于体虚的甲真菌病患者的辅助治疗。

（四）体股癣

体癣、股癣以外治为主，一般无须服中药汤剂，若皮损广泛，红斑、丘疹、水疱明显，甚或有脓疱，瘙痒明显者可辨证施以汤药。

1. 外治法

（1）体癣

1）大黄 30g，藿香 30g，荆芥 20g，紫草 30g，苦参 30g，土槿皮 30g，黄柏 30g，煎水外洗患处，每天 1 次。

2）土槿皮 30g，百部 30g，丁香 20g，黄精 30g，75%酒精 500ml 浸泡 1 周后用药液外搽皮损，每天 2～3 次。

（2）股癣：外治方法同体癣。但应注意阴股部皮肤薄嫩，不宜用刺激性强的药物，否则会引起皮肤红肿及焮痛。宜选用刺激性小、浓度低的外用药，如霜剂、水溶液等温和无刺激性的剂型。若局部多汗潮湿，可外扑湿毒药粉。若皮枯瘙痒严重，可外用羊蹄根散、止痒膏。

2. 内治法

（1）湿热内蕴，兼染虫邪

主证：红斑色鲜红，丘疹及水疱量多，甚或有脓疱，瘙痒较剧，伴纳差，口干不欲饮，舌红，苔白腻或黄腻，脉滑数。

治法：清热利湿祛虫。

方药：湿重于热者，方选三仁汤加减（杏仁 15g，滑石 15g，白通草 15g，白蔻仁 15g，竹叶 15g，厚朴 15g，生薏苡仁 30g，半夏 10g）。热重于湿者，方选龙胆泻肝汤加减（龙胆草 6g，黄芩 9g，山栀子 9g，泽泻 12g，木通 6g，车前子 9g，当归 3g，生地 9g，柴胡 6g，生甘草 6g）。

（2）血虚风燥，兼染虫邪

主证：红斑、丘疹色淡，水疱量少，脱屑较多，伴皮肤干燥，头晕乏力，舌淡，苔薄，脉细。

治法：养血祛风，润燥祛虫。

方药：当归饮子加减（当归、川芎、甘草各 6g，何首乌、黄精、熟地、灼白芍各 15g，山药、麦冬、石斛、炒扁豆、玉竹各 12g）。

3. 中成药

（1）四妙丸：一次 6g（1 袋），每日 2 次。7 日为 1 个疗程，2～4 个疗程，适用于湿热下注型。

（2）湿毒清胶囊：每次 3～5 粒，每日 3 次，7 日为 1 个疗程，2～4 个疗程，适用于血虚湿蕴型。

（3）润燥止痒胶囊：一次 4 粒，每日 3 次，2 周为 1 个疗程，1～2 个疗程，适用于血虚风燥型。

（4）百癣夏塔热片：每次 2～3 片，每日 2～3 次，1 周为 1 个疗程，适用于实热证。

（五）花斑糠疹

本病一般无须内治，对于顽固病例，胡麻丸、防风通圣丸、万灵丹任选一种，既可做成药服之，又可水煎内服。

1. 外治法

（1）先用肥皂洗搽患处，再从密陀僧散、汗斑搽剂、陀柏散中任选一种，患处以紫色为主用醋调，患处以白色为主，用姜片蘸药粉搽之。每天 1 次，搽后不要用水冲洗。

（2）紫草、苦参、大黄、黄柏、荆芥各 30g，藿香 20g，煎水外洗皮疹。

（3）汗斑散（密陀僧、乌贼骨各 30g，硫黄、川椒各 15g，共研细末），用生姜片蘸药粉外搽患处，早晚各 1 次。

（4）土槿皮 20g，丁香 20g，藿香 30g，75%酒精 200ml，浸泡 1 周后取药液外涂患处，每天 2～3 次。

（5）雄黄、硼砂等份，或枯矾、雄黄等份，任选一种，用鲜茄子切块，蘸药末涂患处，每日3次。

（6）冰硼散（硼砂15g，冰片1.2g，硫黄2g，枯矾1g，共研末），用棉花蘸药粉，轻轻摩擦患处，擦至微热为止。1日2次，5日为1个疗程。

（7）三黄酊（黄连30g，黄芩30g，黄柏30g，放入200ml 75%酒精中浸泡1周）取药液涂于患处，每日2次。

（8）密陀僧15g，硫黄15g，白芷10g，冰片0.9g，共研细末，白酒调成稀糊外涂，每日2～3次。

（9）单验方：鲜山姜20g，洗净捣烂，然后放入100ml米醋浸泡12小时即可用，每日外涂1次。

（10）夏枯草煎浓汁，外洗。

（11）胆矾同牡蛎共研，醋调外涂。

2. 其他疗法

皮损泛发顽固时，浙贝母、天南星等份，研细末，生姜汁调药搽之。

四、养 护 调 摄

（1）平时要讲究个人卫生，勤洗澡，勤换衣，换下的衣物应用热水煮沸或日光暴晒。不要用公用拖鞋、脚盆、擦布等，鞋袜、脚布要定期灭菌保持足部清洁干燥。

（2）手足多汗和损伤，往往是脚癣或手癣最多见的诱因之一，平时要减少化学性、物理性、生物性物质对手足皮肤的不良刺激，此类患者应少饮刺激性饮料，如浓茶、咖啡、酒类等，因为这些饮料激惹汗腺的分泌与排出，给表皮霉菌的易感性提供了有利的环境。

（3）晚上洗脚或洗澡后，要揩干趾缝间的水分。

（4）浴盆等公共设施，尤其是托儿机构的公共用具应做定期消毒；避免与患癣病的动物接触，特别是猫、狗、兔等。

（5）如有手癣、足癣、甲癣、头癣等应同时积极治疗，防止互相传染。

（6）提高机体免疫功能。如有糖尿病等疾病应积极治疗，如无必要尽量避免系统及局部长期应用糖皮质激素、免疫抑制剂。

五、名 家 医 案

案1　张某，女，42岁。初诊时间：2008年4月19日。

因"左足底红斑水疱伴瘙痒反复10年余"来诊。患者10年前开始出现左足底红斑水疱，偶有糜烂渗液、脱屑，伴瘙痒，春夏加重。真菌镜检（+）。纳眠可，二便调。舌淡红，苔微黄，脉弦细。

专科检查：左足底散在红斑水疱。

中医诊断：脚湿气（脾虚湿热）。

西医诊断：足癣。

治则治法：健脾祛湿。

中药处方：参苓白术散加减。

党参 20g，茯苓 15g，白芍 20g，茵陈 15g，薏苡仁 20g，山药 20g，白术 15g，砂仁 5g（后下），布渣叶 15g，五指毛桃 15g，甘草 10g。

外用：香莲外洗液，1：9 稀释后浸泡双足，每天一次，每次 20 分钟；曲安奈德益康唑乳膏，每天 2 次。

二诊（2009 年 5 月 10 日）：经治疗后病情好转，双足水疱较前明显减少，可见红斑、鳞屑，瘙痒较前减轻。纳眠可，二便调。舌淡红，苔微黄，脉弦细。

中药处方：党参 20g，茯苓 15g，白芍 20g，茵陈 15g，炒薏苡仁 20g，山药 15g，白术 15g，陈皮 15g，布渣叶 15g，五指毛桃 20g，甘草 10g。

外用：香莲外洗液，1：9 稀释后浸泡双足，每天一次，每次 20 分钟。

三诊（2009 年 6 月 7 日）：足部皮疹基本消散，瘙痒不明显。纳眠可，二便调。舌淡红，苔薄白，脉弦细。方药：党参 20g，茯苓 15g，芡实 20g，粉萆薢 15g，炒薏苡仁 20g，山药 15g，白术 15g，陈皮 15g，布渣叶 15g，五指毛桃 25g，甘草 10g。

外用：香莲外洗液，1：9 稀释后浸泡双足，每天一次，每次 20 分钟。

按语：足癣是皮肤科的常见病、多发病，在岭南湿热地区，发病率尤其高。本病相当于中医学的"鹅掌风、脚湿气"。《外科大成》曰："鹅掌风，初起紫斑白点，久则皮枯坚厚或破裂。"中医学认为其发病多因久居湿地，水湿浸渍，外染湿毒，蕴积生虫，循经下注于足，郁结肌肤。

岭南医家擅用健脾祛湿法、外治法治疗足癣，治疗足癣遵从综合辨病及辨证，凡治癣离不开杀虫，重视外治的同时也不忽略内治的原则。

本病外治的重要原则是根据不同皮疹类型选用适当的剂型及药物。本案患者初诊时水疱、浸渍，宜选用水剂外洗及霜膏外涂。本案中所用"香莲外洗液"方中含有丁香、黄连、百部等，具有清热燥湿、杀虫止痒的功效，贯穿治疗始终。外治法是治疗鹅掌风的主要方法，其关键在于连续用药，直至痊愈，中间不要间断，以防治疗不彻底，增加复发的概率。足癣治疗贵在坚持，不能症状稍有好转就停止治疗，复发时又开始用药，这样容易造成菌株耐药。

在治疗足癣中，对内服同样重视。本案患者辨证为"脾虚湿热"，选方参苓白术散加减，患者本虚标实，祛湿不忘健脾，两者相辅相成，祛邪不伤正、扶正不留邪。

案 2 梁某，女，44 岁，初诊日期：2019 年 11 月 9 日。

病史：甲癣病史多年，2016 年曾口服伊曲康唑抗真菌治疗后有好转，停药后仍有嵌甲，甲增厚、黄染，伴有外阴瘙痒，尿频尿急，大便偏稀，舌淡红，苔薄白，脉数。

过敏史：暂未发现。

西医诊断：甲癣。

中医诊断：癣（脾虚湿蕴）。

中药处方：党参 15g，茯苓 20g，陈皮 10g，北沙参 15g，白术 15g，白芍 15g，山药 15g，徐长卿 15g，白扁豆 20g，茵陈 15g，甘草 5g，莲子 15g。水煎内服，共 7 剂。

外用：飞扬外洗颗粒 6 小袋，共 1 剂。

按语：本案病史日久，久病必虚，四诊合参，证属脾虚湿困，当以健脾益气为主兼以利湿，方以参苓白术散健脾为主，加茵陈利湿，伴有外阴瘙痒，肝经绕阴器，以白芍、徐长卿以柔肝、祛风止痒。

（袁娟娜）

第八章　虫咬性皮炎（毒虫伤）

虫咬性皮炎属于中医学"毒虫伤"范畴，指被致病虫类叮咬，接触其毒液或虫体的毒毛而引起的一种皮炎。本病好发于夏秋季节，较常见的致病害虫有螨虫、蚊、蠓、臭虫、跳蚤、蜂等，临床上以被毒虫叮咬后局部出现红斑、瘀点、丘疹、风团、红肿等皮损，自觉瘙痒、疼痛为特征。虫咬性皮炎为岭南地区常见的皮肤疾病，由于受自然环境、气候条件、民族习俗等地域差异的影响，岭南医家对虫咬性皮炎的病因病机、辨证论治等形成了独特的诊疗思路，在治疗虫咬性皮炎方面积累了丰富的临床经验，对临床具有重要的指导价值。

一、病　因　病　机

岭南医家认为本病的发生与夏秋之季，诸虫繁生，而虫性喜叮咬人皮肤或以毒刺刺入，虫毒乘隙而入，人中其毒，郁而生热、化湿，湿热与虫毒郁积皮肤，入于营血，或侵蚀筋脉，再及脏腑而成本病。受岭南地域特点影响，其致病因素亦表现出一定的特异性。

一方面，岭南地处亚热带地区，气候炎热，雨水丰富，山多林茂，形成特有的地域气候，适合虫兽繁衍生存。夏秋季节，人体腠理开泄，接触毒虫致使毒液或毒毛侵入肌肤而发病。因而虫毒外袭是虫咬性皮炎发生的根本原因。另一方面，清代南海名医何梦瑶在《医碥》中所谓："岭南地卑土薄，土薄则阳气易泄，人居其地，腠理汗出，气多上壅。地卑则潮湿特盛，晨夕昏雾，春夏淫雨，人多中湿，肢体重倦，病多上脘郁闷，胸中虚烦，腰膝疼痛，腿足寒厥。"若正气不足，热邪外侵，则易生热病。岭南人长期生活在炎热潮湿之地，湿热内生，加之现代人嗜食辛辣肥甘之品，决定了岭南人的体质以湿热为主，湿热之邪，日久蕴化成毒。内外毒邪相互作用而成本病。

二、治　疗　特　色

（一）外治为主，内外结合

虫毒外袭是虫咬性皮炎发生的根本原因，因此岭南医家多以外治法治疗本病，具有作用迅速、直达病位、疗效确切、运用方便的优势。岭南名医褟国维教授以院内制剂四黄洗剂、止痒酊等外用，借助放血疗法、刺络放血等外治方法治疗本病效果颇佳。病情较重者，在外治法的基础上，结合中药口服辨证内治，从而达到祛邪治病的目的。

（二）充分利用岭南道地药材

《本草衍义》有言："凡用药必择，土所宜者，则药力俱。"其说明了道地药材的重要性。岭南医家充分运用岭南道地药材治疗虫咬性皮炎，如外治法中常选用大飞扬，又名天泡草，味微苦微酸，性偏凉，具有清热解毒、利湿止痒等功效，现代研究表明本药具有抗过敏、抗菌、镇静抗焦虑等作用。内治法中常选用羊须草，又名白花蛇舌草，味苦淡，性寒，具有清热解毒散结等功效，现代研究表明本药具有抑制肿瘤细胞增殖、抑菌或杀菌、提高机体免疫等作用。

三、辨　证　论　治

本病外治是关键，以预防为主，本病一般无须内治。但若病情严重者，须内外合治。内治主要以清热解毒止痒为主。

证型：热毒蕴结。

主证：皮疹较多，成片红肿，水疱较大，瘀斑明显，皮疹附近臀核肿大；伴畏寒，发热，头痛，恶心，胸闷；舌红，苔黄，脉数。

治法：清热解毒，消肿止痒。

方药：五味消毒饮加减。

金银花 15g，野菊花 6g，蒲公英 6g，紫花地丁 6g，紫背天葵 6g。

方解：方中金银花、野菊花，清热解毒散结，金银花入肺胃，可解中上焦之热毒，野菊花入肝经，专清肝胆之火，两药相配，善清气分热结；蒲公英、紫花地丁均具清热解毒之功，为痈疮疔毒之要药；蒲公英兼能利水通淋，泻下焦之湿热，与紫花地丁相配，善清血分之热结；紫背天葵能入三焦，善除三焦之火。

加减：瘙痒剧烈者，可加苦参 10g 祛风清热利湿；大便秘结不通，加大黄 10g，厚朴 10g 通腑泄热，胸闷纳差者加藿香、佩兰、陈皮、扁豆芳香化湿、行气开胃，心烦者加栀子、莲子心清心除烦。

中成药：皮肤病血毒丸。

四、外　治　法

（1）初起红斑、丘疹、风团等皮损可用 1%薄荷三黄洗剂（即三黄洗剂加薄荷脑 1g）或止痒酊外搽，每天 2～3 次。

（2）生于毛发处者剃毛后外搽 50%百部酊杀虫止痒，每天 2～3 次。

（3）感染邪毒，水疱破后糜烂红肿者，可用马齿苋煎汤外敷，再用青黛油剂涂搽；或外用颠倒散洗剂外搽。

五、其　他　疗　法

1. 刺络拔罐法

采用三棱针针刺皮疹部位，将大小合适的玻璃罐用闪火法拔于针刺处，留罐 3～5 分钟。

2. 针刺疗法

主穴选用内关、曲池、血海、足三里；配穴选用合谷、三阴交、委中，用泻法，留针半小时。

3. 刺血疗法

采用散刺法，严格消毒后，用不锈钢针，在皮疹部位及周围速刺出血，点刺深度 2～5mm，出血量以"血尽自止为度"。

4. 穴位注射

用丹参注射液或苦参注射液 2ml，分别选取双手三里穴（或双足三里、双曲池、双血海）各注射 1ml。

六、养 护 调 摄

（1）忌吃辛热煎炸、海鲜、酒类等发物，避免过度搔抓、热水烫洗等刺激。

（2）注意环境的清洁工作，消灭蚊蝇及各种害虫，保持家畜清洁干净。

（3）加强个人防护，如皮肤上外用驱蚊水，睡觉时使用蚊帐等；山林园区劳动时，应穿防护服。

（4）平时可使用青蒿、野艾、百部、石菖蒲、除虫菊等晒干，采用烟熏法灭虫。

（5）食疗方

1）苦瓜 250g，洗净，切片，用开水焯一下，凉拌食用。

2）绿豆 30g，水发海带 50g，红糖适量，糯米适量。水煮绿豆、糯米成粥，调入切碎的海带末，再煮 3 分钟加入红糖即可。

七、名 家 医 案

患者王某，男，19 岁，广州人，因双下肢散在红斑、丘疹伴瘙痒 3 天于 2019 年 5 月 8 日来诊。患者 3 天前外出游玩虫咬（具体不详）后双下肢出现散在红斑、丘疹，伴瘙痒，自行外用激素类药膏，未见缓解，瘙痒加重。刻下症见双下肢散在红斑、丘疹，局部可见抓痕、血痂，纳眠可，便秘，小便调，烦躁易怒。舌红苔黄腻，脉滑。辨证：热毒蕴结。治法：清热解毒，消肿止痒，方用五味消毒饮加减。用药如下：金银花 15g，野菊花 10g，蒲公英 15g，紫花地丁 10g，紫背天葵 10g，大黄 6g。共处方 3 剂，每日 1 剂，水煎分两次温服。

2019 年 5 月 11 日二诊：自觉好转，皮疹颜色较前变淡，瘙痒减轻，已无心烦，纳眠可，二便调。舌红，苔微黄腻，脉滑。方药：上方去大黄，加生地 10g。共处方 3 剂，每日 1 剂，水煎分两次温服。

按语：本案患者久居岭南湿热之地，加之平素喜食煎炸油腻食物，湿热内生，外出游玩外感虫毒，内外毒邪，相互蕴结而成本病，其中红斑、丘疹、抓痕、血痂为热毒壅聚、营气郁滞、聚而成；便秘为燥热内结之症；烦躁易怒为火热内扰心神之症；舌红，苔黄腻，脉滑均为里热炽盛之症。故治以清热解毒，消肿止痒，方用五味消毒饮辨证加减，其中金银花、野菊花，清热解毒散结，金银花入肺胃，可解中上焦之热毒，野菊花入肝经，专清肝胆之火，两药相配，善清气分热结；蒲公英、紫花地丁均具清热解毒之功，为痈疮疔毒之要药；蒲公英兼能利水通淋，泻下焦之湿热，与紫花地丁相配，善清血分之热结；紫背天葵能入三焦，善除三焦之火。诸药合用，共奏清热解毒之效。后期湿热之症状减轻，加用生地既可助清热解毒，又防久用苦寒之品伤阴。同时叮嘱患者避免搔抓刺激、热水烫洗，外出注意做好防护。

（杨琳琳）

第九章 痱子（热痱）

痱子（miliaria），亦称粟粒疹，是指因汗出不畅，以致皮肤出现针头大小红疹或小疱，以灼热瘙痒为主要表现的物理性皮肤病，常好发于头面、颈、胸、背及皱襞等部位，主要发生于夏天炎热之时。儿童发病为多，肥胖、长期卧床、体质虚弱者也易患本病。痱子包括四种类型：白痱或晶形粟粒疹、红痱或红色粟粒疹、脓痱或脓疱性粟粒疹、深痱或深部粟粒疹，属于祖国医学"热痱""痱""痤痱"等范畴。

中医对痱子的认识历史悠久，早在《内经》中称其为"痱"。《素问·生气通天论》就有了"汗出见湿，乃生痤痱"的记载，认识到了痱子的病因与汗液致使表皮浸渍相关；《玉篇》云："痱，热生小疮。"认识到了痱子的产生与热邪相关；到了北宋时期，人们对痱子的产生有了更清晰的认识，在《太平圣惠方》有记载"夫盛夏之月，小儿肤腠开，易伤风热，风热毒气，搏于皮肤则生痱疮，其状如汤之泼 ……因以为名，世称为痱子"，说明当时已对痱子的病因病机有了一定程度的认识，认为该病与风热毒邪及暑邪相关；到了明代，医家认为痱的产生与暑热相关，在《正字通》中记载"痱，夏月烦热所发"。《外科正宗》记载"痤痱者，密如撒粟，尖如芒刺，痒痛非常，浑身草刺，此因热体见风，毛窍所闭"，详细阐述了痱的皮损表现、症状及认为与风热之邪相关。由于受岭南地区独特的地理、气候、人文等的影响，岭南地区痱子的发病人群相对较多，岭南医家在长期的临床实践中，结合岭南地区痱子的核心病因病机，形成了岭南医学独有的辨证和诊疗思维。

一、病因病机

岭南医家认为本病为实证，病机以暑热湿毒蕴结肌肤为主。由于岭南地区特殊的气候环境，故痱子为病多与气候密切相关。本病以暑热湿毒蕴结肌肤，汗泄不畅而成。

（1）气候独特，暑热湿毒蕴结肌肤：《外科证治全书》记载"夏月汗湿怫郁毛窍，发痱如疹"，阐述了夏季汗液浸渍皮肤而发疹的特点；《太平圣惠方》云："岭南土地卑湿，气候不同，夏则炎热郁蒸，冬则温暖无雪，风湿之气易伤人。"岭南地区地理位置独特，纬度较低，日照时间长，气候炎热，形成了岭南地区长期如暑日般炎热的气候特点，这种气候一年中常持续7～8个月之久，故岭南人长期处于这种气候环境之下，常汗如雨下，表皮常处于"湿困"状态，成为诱发痱子的外因。

（2）禀赋不同，表虚不固：小儿机体柔弱，各组织器官尚未完全发育成熟，在生理上常常表现为"脏腑娇嫩、形气未充"，表虚不固，暑湿之邪容易侵袭；陈士铎《石室秘录》曰："肥人多痰，乃气虚也，虚则气不能运化，故痰生之。"肥胖之人是气虚痰湿之体更易外感暑湿而发病。

二、治疗特色

《素问·四气调神大论》云："是故圣人不治已病治未病，不治已乱治未乱，此之谓也。夫病已成而后药之，乱已成而后治之，譬犹渴而穿井，斗而铸锥，不亦晚乎。"自古上医均强调治未病，即未病先防，其含义指在未病之前，采取措施，做好预防工作，以防止疾病的发生。岭南气候独特，早在汉代时就有记载，淮南王刘安曾谏汉武帝远征岭南时说："南方暑湿，近夏瘅热，暴露水居，蝮蛇蠚生，疾病多作；兵未血刃，而病死者十之二三。"从地理位置而言，广东地处南方，《素问·阴阳应象大论》中指出"南方生热，热生火"。清代《医碥》载"火在天为热气，暑气，在地为五行之火，在人身为君、相之火"。以上均可见岭南气候之恶劣，以暑热之邪多见，又因地处沿海地区，气候潮湿，常夹杂湿温、湿热，暑热湿毒之邪蕴结肌肤，恰为痱致病之基础。到了东晋，葛洪至岭南后感受到了岭南的"瘴气疫疠温毒"后在其《肘后备急方》中记载了"老君神明白散""太乙流金方"等治疠降热方，后逐渐演变为如今岭南具有特色的凉茶，到了元代释继洪的《岭南卫生方》中明确提出"凉药"的名称，乃岭南最早的"凉茶"，其后岭南人根据各种医学理论及在深山中发现药性寒凉、解暑除湿毒的各种中草药材，逐渐形成了岭南的凉茶底蕴文化，并世代相传，成为防病治病的饮食文化，故岭南人遵循了饮用凉茶以达清热祛暑、除湿解毒的功效来预防痱病。除此之外，岭南人还喜欢在饮食中加入清热祛湿之土茯苓、薏苡仁、白茅根、淡竹叶、田基黄、葫芦茶等中草药以达清热祛暑、除湿解毒之功。故未病先防，饮食调摄在痱病的治疗方面发挥得淋漓尽致，并形成了岭南特色。

三、辨 证 论 治

本病为岭南常见、多发疾病，岭南医家强调治疗本病以清暑解毒除湿为主，又当辨其热重于湿，湿重于热。根据暑热湿毒蕴蒸肌肤的深浅及临床表现，一般分为暑湿蕴蒸、湿热郁滞、暑热化毒三个证型。

1. 暑热蕴蒸

主证：皮损以浅表针帽大小的白色小水疱，自觉症状不明显。可伴有胸脘痞闷，汗出不畅。舌红，苔黄腻，脉濡数。

治法：解毒祛暑。

方药：氤氲汤加减。

大豆卷 6g，藿香 9g，佩兰 9g，青蒿 6g，焦栀皮 6g，连翘 9g，滑石 15g，通草 3g，郁金 6g，石菖蒲 6g，甘草 6g。

方解：大豆卷、藿香、佩兰芳香化湿，使邪透泄；青蒿、焦栀皮、连翘、滑石清表里之热；石菖蒲、郁金调畅气机而散内湿；通草淡渗湿热，具有上下内外分消的作用；甘草调和诸药。

加减：胸脘痞闷者，加半夏 9g，陈皮 9g 和中化湿。

中成药：六一散。

2. 湿热郁滞

主证：皮损以密集的针帽或粟米状红色丘疹、丘疱疹为表现，自觉瘙痒、灼热、刺痛。可伴有心烦口渴，小便短赤。舌红，苔黄，脉滑数。

治法：清热利湿。

方药：薏苡竹叶散加减。

淡竹叶 9g，连翘 9g，银花 9g，黄芩 9g，薏苡仁 15g，白蔻仁 4.5g，茯苓 15g，滑石 15g，通草 4.5g。

方解：竹叶、连翘透表泄热；银花、黄芩清热解毒；薏苡仁、白蔻仁、茯苓、滑石、通草化湿利湿。

加减：心烦者，加栀子 9g 清心除烦；口干口渴者，加知母 9g，生石膏 20g 清热生津；小便短赤者，加赤小豆 15g，茯苓皮 9g。

中成药：连翘败毒丸。

3. 暑热化毒

主证：皮疹以针头大、浅表脓疱或脓性丘疱疹为表现，可伴有身热口渴，大便秘结，小便短赤。舌红，苔黄，脉数。

治法：清热祛暑解毒。

方药：济阴汤加减。

黄芩 9g，黄连 9g，银花 9g，野菊花 9g，紫花地丁 9g，栀子 9g，赤芍 9g，牡丹皮 9g，连翘 9g，浮萍 9g，藿香 9g，佩兰 9g，甘草 3g。

方解：黄芩、黄连、银花、野菊花、紫花地丁、栀子清热解毒；赤芍、牡丹皮清热凉血；连翘、浮萍解表透疹；藿香、佩兰祛暑化湿，甘草和中。

加减：大便便秘者，加大黄 9g 通腑泄热；小便短赤者，加赤小豆 15g，茯苓皮 9g。

中成药：银翘解毒丸。

四、外 治 法

（1）痱子粉、三黄洗剂、炉甘石洗剂、止痒粉或六一散加 20% 枯矾和匀外用，每日 1～2 次。

（2）黄瓜、丝瓜等磨汁外擦或新鲜薄荷叶外擦。每日 1～2 次。

（3）痱子草 30g，新鲜丝瓜 15g 水煎取汁冷湿敷，适宜皮疹以红丘疹、丘疱疹为主时。

（4）有脓疱时，选用玉露散、鹅黄散，以植物油调成糊状，外用，每日 1～2 次。

（5）徐长卿、苦参等份，水煎去渣微温外洗，或用消炎止痒洗剂，每次 1～2 小包，用开水溶化，再加冷水适量调至水温适度外洗，每天 1～2 次。

五、其 他 疗 法

1. 饮食疗法

（1）清暑汤：荷叶 10g，竹叶 10g，西瓜皮 30g，水煎加糖调服，每天 1 次。

（2）广东凉茶（王老吉颗粒）：每次 2 袋，一日 2 次，冲服。

（3）冬瓜苡仁绿豆汤：冬瓜（连皮洗净）适量，绿豆 100g，生薏苡仁 30g，加糖同煎，每天 1 次。

（4）五花茶：金银花、菊花、槐花、木棉花、鸡蛋花等份，洗净后加水煎，当茶饮。

（5）药露：取金银花露、地骨皮露、菊花露等，任选一种，每次 15～30ml，加糖少量，开水送服。

（6）药粥：冬瓜粥，取冬瓜 150～300g，加水适量，小火浓煮至瓜熟，再放少许白糖，连汤带瓜食用，每日 1～2 次；菊花粥，取秋季霜菊，去蒂，烘干或蒸后晒干。先用粳米 50～100g 煮粥，待粥将成，再调入菊花粉 10～15g，稍煮 1～2 沸即可，早、晚温服，尤以夏季服用最好。

2. 针灸疗法

可配合针刺疗法，选用曲池、血海、三阴交等穴，用泻法；若逢夏日屡次复发，可选用三棱针耳部快速点刺治疗。

六、养护调摄

（1）炎热季节减少外出时间，控制室内温度，保持室内通风，减少汗出。

（2）衣着宽大，便于汗液蒸发，及时更换潮湿衣物。

（3）保持皮肤清洁干燥，常用干毛巾擦汗或用温水勤洗澡，洗澡后皱褶部位可用痱子粉。

（4）痱子发生后，避免热水烫洗及搔抓。

（5）可饮用清热解暑凉茶，忌辛辣酒食之品。

七、名家医案

刘某，男，39 岁。初诊时间：2009 年 6 月 18 日。

因"躯干、四肢反复丘疹伴痒 4 年"来诊。患者近四年每年夏天均于躯干、四肢见密集的针帽或粟米状红色丘疹，冬季缓解或消失，无明显水疱、糜烂、渗液等，多方诊治，仍反复发作。刻下症：躯干、四肢针尖大小不等丘疹，伴瘙痒，心烦口渴，小便短赤。纳可，眠欠佳，舌红，苔黄，脉滑数。

中医诊断：痱（湿热郁滞）。

西医诊断：痱子。

治则治法：清热利湿。

中药处方：淡竹叶 9g，连翘 9g，银花 9g，黄芩 9g，薏苡仁 15g，白蔻仁 4.5g，茯苓 15g，滑石 15g，通草 4.5g。共 3 剂，每天 1 剂，水煎内服。

其他治疗：配合马来酸氯苯那敏片、夏桑菊凉茶口服。

二诊（2009 年 6 月 21 日）：皮疹颜色变淡，瘙痒减轻，纳眠可，出现口干口渴，心烦，舌红，苔黄，脉滑数。上方加知母 9g，生石膏 20g 清热生津，栀子 20g 清热除烦。共 3 剂，每天 1 剂，水煎内服。配合夏桑菊凉茶口服。

三诊（2009 年 6 月 24 日）：皮疹变淡，局部皮疹消退，无明显瘙痒，少许口干，无心烦，纳眠可，二便调，舌淡红，苔微黄，脉滑。上方去栀子、石膏，加白术、山药以健脾利湿，巩固调理。共 5 剂，每天 1 剂，水煎内服。配合夏桑菊凉茶口服。

按语：痱子常发生于炎热天气，患者以往夏季有同样病史，自觉瘙痒。中医学认为本病是由于暑热湿热困阻，蕴蒸肌肤所致，故治疗上多采用清暑热的治疗方法。因脾居中土，主运化水湿，且外湿也易伤脾，且患者反复，故治疗上除常规治疗外，培补中土以治脾虚也很重要。本案以急则治标为法，方中淡竹叶、连翘透表泄热；银花、黄芩清热解毒；薏苡仁、白蔻仁、茯苓、滑石、通草化湿利湿。后期瘙痒减轻、皮损消退之时，则应兼顾健脾，佐以白术、山药，配合凉茶口服以达事半功倍之效。

（何 伟）

第十章 日光性皮炎（日晒疮）

中医学称日光性皮炎为日晒疮，是由于强烈日光照射局部而出现的急性光毒性皮肤病，多见于春夏季节，发病情况可因日光强度、暴晒时间及范围大小而不同。本病以暴晒部位出现红斑、水肿、水疱为临床特征，自觉灼热、瘙痒、刺痛；病情严重者可出现全身症状，如发热、畏寒、头痛、恶心等。由于本病由日光暴晒引起，故中医谓之"日晒疮"。明代《外科启玄》记载："三伏炎天，勤苦之人，劳于任务，不惜身命，受酷日晒曝，先疼后破而成疮者，非血气所生也。"清代《洞天奥旨》曰："日晒疮，乃夏天酷烈之日曝而成者也。必先疼后破，乃外热所伤，非内热所损也。"岭南地区特有的地理位置、饮食文化和气候特点，致本病成为常见多发病，历代岭南医家亦建立了一套有地域特色的辨证和施药体系。

一、病 因 病 机

岭南医家认为本病系日光毒热侵伤肌肤所致。禀赋不耐，血热内蕴，皮毛腠理失固。复因阳光暴晒，毒热蕴郁肌肤，不得宣泄而发。日光暴晒，毒热之邪侵袭，郁于肌肤，因而暴露部位出现焮红漫肿灼热。盛夏酷暑，反复暴晒，毒热常加暑湿之邪浸淫肌肤，故出现水疱、大疱或糜烂。

1. 地域因素，易感日光毒热邪气

我国岭南属东亚季风气候区南部，纬度低，是较接近赤道的地带，且北回归线横穿岭南中部，日照时间长，太阳辐射量大，以广东全省为例，平均日照时数为1450～2300小时，岭南人长期处于长且强日照之中，故而日光毒热灼伤皮肤或光毒侵入肌表为病机之关键。

2. 气候影响，易生暑湿之邪

岭南属于亚热带季风海洋气候，常年受东南或偏南之暖湿气流影响，多雨潮湿，空气湿度常年偏高，加之盛夏长夏季节漫长，形成"夏长冬短，终年不见霜雪"的气候特点，暑热之邪与湿气相合，邪气缠绵，更易化热成毒，因此暑湿之邪亦为发病的重要因素。

3. 饮食文化，机体常蕴湿热邪气

岭南区域平原交错，河流众多，雨水充沛，林木茂盛，瓜果丰富。加之海岸线长，海产品丰富，因而岭南人喜以鱼虾贝类等海鲜和荔枝、龙眼、火龙果等生冷为食，烹饪中多食烧鹅、叉烧和乳猪等肥甘厚味。久之肥腻之气生湿化热蕴结机体，故湿热邪气内蕴，机体禀赋不耐，腠理失却致密防护，以致不能耐受日光照晒，毒热之邪郁于肌肤不得外泄为发病的内部因素。

二、治 疗 特 色

1. 重毒重湿，泻实为要

《素问·通评虚实论》中述"邪气盛则实，精气夺则虚"。依据本病夏日骤然外感日光毒热邪气，急性起病，兼夹暑湿邪气蕴结，病程尚短，精气未夺的特点，考虑本病单为实邪治病，正气未虚，岭南医家制定了解毒除湿的泻实之则，临床喜用生地、丹皮、赤芍等凉血之品；银花、连翘清热解毒之品；木通、滑石、竹叶、荷叶、青蒿清利暑湿之品。

2. 内服外敷，相得益彰

明代陈实功所著《外科正宗》中提出"内外并重"之则和"泄毒外出为第一要"的思想，一改前朝中医外科以内消为重或不少依赖家传一技之长，摒弃内治，而常"治法多针刀、砭、线坠等法，使患者受之苦楚，因循都不医治"的流弊。岭南气候长年温暖适宜，居民衣着轻便，岭南皮肤科外治遂可长足发展。明代《外科启玄》记载："三伏炎天，勤苦之人，劳于任务，不惜身命，受酷日晒曝，先疼后破而成疮者，非血气所生也，内宜服香薷饮加芩连之类，外搽金黄散制柏散青黛等药，治之则自安矣。"此外已对本病内外同治给出具体方案。本病常表现为肌肤局部急性红斑肿胀、水疱、糜烂，患者常伴灼热疼痛感，故针对皮损局部治疗，尽快改善红肿渗出和不适感尤为重要。而中药湿敷可使药物直达病所，而起到清热解毒、消肿止痛之效。急性期常予生地、丹皮、银花、连翘、荷叶、青蒿等清热凉血解毒之品煎汤冷湿敷局部半小时，三五日常可显效。病至后期，因热结脉络而生瘀斑，皮肤青紫，则说明系瘀血瘀滞之象，除内服凉血活血之剂外，外部还可温湿敷，加速瘀血消散。

3. 加强防光之药，避用光毒之品，防治结合

因本病病因为外感日光毒热邪气，故在凉血解毒、清利暑湿的基础上，岭南医家总结了一系列可抗光敏的中药，诸如青蒿、茵陈、薏苡仁、地骨皮、丹皮、黄芩等，适当使用本品可降低皮肤对光线的敏感性。亦观察到大量有光敏反应的中药，诸如仙鹤草、白芷、荆芥、独活、芸香、天竺黄等，临证论治则应避免使用，以免诱发病情迁延或加重。

三、辨 证 论 治

根据日光性皮炎的病因病机，本病中医治疗总的法则是清热利湿解毒。根据日光性皮炎临床表现，一般可分为毒热侵袭、湿毒搏结两个证型进行治疗。

1. 毒热侵袭

主证：暴晒部位皮肤焮红漫肿，表面紧张光亮。局部灼热、瘙痒或刺痛。兼见身热，头痛，口渴，舌红，苔薄，脉滑数。

治法：清热解毒。

方药：普济消毒饮方加减。

黄芩 15g，黄连 15g，牛蒡子 9g，连翘 9g，薄荷 4.5g，僵蚕 4g，玄参 9g，马勃 9g，板蓝根 15g，陈皮 9g，桔梗 9g，甘草 6g。

方解：黄连、黄芩清热泻火解毒；牛蒡子、连翘、薄荷、僵蚕辛凉疏散风热；玄参、马勃、板蓝根有加强清热解毒之功，配甘草、桔梗以清利咽喉；陈皮理气疏壅，以散邪热郁结。

加减：局部水肿明显，加木通 9g，冬瓜皮 9g 利水消肿；大便秘结者，加大黄 9g 泻热通便；头胀痛者，加桑叶 9g，菊花 9g 清利头目；身热，口渴明显者，加生石膏 30g，天花粉 9g 清热生津。

中成药：黄连片。

2. 湿毒搏结

主证：暴晒部位出现弥漫红斑肿胀，见水疱或大疱，破后流滋糜烂结痂。自觉灼热、瘙痒或刺痛。兼见身热，口不渴或渴不多饮，舌红，苔薄黄或腻，脉滑数。

治法：清热利湿解毒。

方药：龙胆泻肝汤加减。

龙胆草9g，黄芩9g，栀子9g，车前子9g，木通9g，泽泻12g，生地9g，当归9g，甘草3g。

方解：龙胆草、黄芩、栀子清热泻火解毒；车前子、木通、泽泻清热利湿；生地、当归滋阴养血，标本兼顾；甘草调和诸药。

加减：水疱多，破裂糜烂，加马齿苋15g，苍术9g，黄柏9g以燥湿敛干；身热，口不渴或渴不多饮，加藿香9g，佩兰9g，淡竹茹9g以芳香化湿。

中成药：银翘解毒丸。

四、外 治 法

（1）皮损焮红肿胀者，外擦三黄洗剂或炉甘石洗剂。

（2）皮损见水疱或大疱未破者，用玉露膏薄涂患处。

（3）疱破渗出或糜烂者，用生地榆、马齿苋等份水煎，冷湿敷患处，每次15分钟，每日2～3。或予白芷、紫草、地榆加入麻油500g烧开，炸枯后过滤去渣，冷却即成紫草油，外涂患处每日2～3次。

五、其 他 疗 法

1. 针刺疗法

取天柱、风池、风门、肺俞，用平补平泻法，不留针，再取百会、尺泽、足三里用补法。留针20分钟。每日一次。

2. 耳穴压豆法

取肾上腺、神门、肺、大肠、内分泌，将中药王不留行药粒置于小块胶布中央，然后贴在穴位上，嘱患者每天按压穴位数次，每次压十分钟。

3. 耳穴埋针法

取肾上腺、神门、肺、大肠、内分泌，用皮内针埋入，每天按压数次，每次压十分钟。

4. 梅花针疗法

患处作常规消毒后，根据病情，可轻可重，用梅花针叩打患处至全部轻微出血，再根据患处部位，能拔火罐者加拔火罐，之后用干药棉或酒精棉球擦干净；不能拔火罐者，直接用干药棉或棉球将患处擦干净即可。病情重者，可连续治疗数天，每天1次。

六、养 护 调 摄

（1）经常进行户外锻炼，以提高皮肤对日光的耐受性。

（2）盛夏之际，外出活动应尽量避免烈日暴晒，戴遮阳帽，穿长袖衣，长腿裤，以及外涂抗紫外线防晒霜。

（3）皮肤瘙痒时，避免抓破，以防继发感染。

（4）注意避免光感的食物及药物：杧果、无花果、菠萝、柠檬、芹菜、香菜、苋菜、莴苣、泥螺等食物及磺胺类、四环素类、喹诺酮类、利尿剂和补骨脂等药物。

（5）以金银花、菊花、槐花、木棉花、鸡蛋花熬成五花茶，具有清热、解毒、消暑祛湿之功，适合夏天饮用。

七、名家医案

案1　何某，女，47岁。2019年8月30日初诊。

主诉：日晒后皮肤潮红伴瘙痒数日。

病史：数日前日晒后曝光部位皮肤出现弥漫潮红，自觉瘙痒。

四诊摘要：颜面、耳部皮肤弥漫鲜红斑、肿胀，无破溃渗液，自觉瘙痒。纳可，眠一般，二便调，舌淡红，苔微滑腻，脉滑。

西医诊断：日光性皮炎。

中医诊断：日晒疮（风湿热郁证）。

治则：祛风清热，利湿解毒。

处方：①北沙参15g，茯苓15g，青蒿15g（后下），徐长卿20g，地骨皮15g，防风15g，苦参15g，地肤子15g，甘草10g，白鲜皮15g，紫苏叶15g，生地15g，蝉蜕15g，丹参20g（后下），知母15g。水煎内服。②外用复方蛇脂软膏与复方尿素软膏外擦。

二诊：治疗3天后复诊，颜面原有红斑肿胀基本消退，轻度色素沉着，散在细碎鳞屑，瘙痒减轻，二便调，舌淡红，苔薄黄，脉滑。

处方：停口服汤剂，继续外擦复方蛇脂软膏与复方尿素软膏。

按语：中医学认为本病多由禀赋不耐，腠理不密，不能耐受日光暴晒，阳毒外侵，灼伤皮肤，甚或热毒蕴于肌肤，与内湿搏结而成。阳毒与风湿相搏，内不得宣泄，外不得透达，发于皮肤而见弥漫红斑。其后风与热结，灼伤阴血，皮肤失于濡养，则有色素沉着、脱屑。禤老以生地、丹参、青蒿清热凉血解毒；徐长卿、苦参、地肤子、白鲜皮清热除湿；风盛则痒，病变部位在头面，以防风、紫苏叶、蝉蜕清宣之品载药上行，祛风止痒，并透邪气外出而解，防风、紫苏叶性辛温，用此两味加强辛宣之力，亦可佐制一派苦寒之品损伤机体正气，体现了禤老组方配伍的精妙；阳热毒邪、方中苦寒清泻药物和辛温香燥之品皆易伤人阴津，佐以北沙参、地骨皮、知母清热养阴以安未受邪之地，祛邪亦不伤正，药到即可病除。

案2　关某，男，61岁。2018年8月6日初诊。

主诉：面部、胸部V区及手背红斑伴瘙痒数日。

四诊摘要：颜面、耳部、胸部V区、手背等暴露部位皮肤弥漫鲜红斑、轻度肿胀，无破溃渗液，自觉瘙痒，日晒后发病。纳可，眠一般，口干口苦，二便调，舌红，苔薄白，脉弦数。

西医诊断：日光性皮炎。

中医诊断：日晒疮（毒热侵袭，兼夹暑湿）。

治则：清热解毒，清暑利湿。

处方：①金银花15g，生地15g，菊花15g，土茯苓20g，茵陈20g，石膏20g，紫草10g，干鱼腥草20g，甘草5g，白鲜皮15g，徐长卿15g，薏苡仁20g。水煎内服。②外用炉甘石洗剂外擦。

二诊：治疗4天后复诊，耳部、胸部V区、手背等暴露部位皮肤肿胀消退，红斑颜色明显变暗淡，已无明显瘙痒，二便调，舌淡红，苔薄黄，脉滑。

按语：本病例发生于岭南盛夏时节，患者平素饮食不节，外感暑湿邪气侵袭，蕴结中焦，久而化热，湿热内生，近日外受阳光热毒之邪，内外合邪而成湿毒，所以在治法上以清热解毒、利湿解暑为主。范瑞强教授以我科清热利湿解毒协定方银地土茯苓方加减收效。方中以金银花、菊花清热解毒，疏散风热，徐长卿、白鲜皮祛风祛湿解毒，使外受之阳光毒热之邪从上宣发而解；以茵陈、石膏、干鱼腥草清热泻火，兼以清中焦肝胆、肠胃暑湿；佐以土茯苓、薏苡仁祛湿解毒；使中焦内生之暑湿热邪清解；阳热毒邪易入血分迫血妄行，形成青紫瘀斑，故加用生地、紫草清热凉血，以清血分余火。外用药物部分，现患者处于本病急性期，肌肤红肿、内热过盛，须予炉甘石洗剂外擦发散局部蓄热。综上，范老强调阳毒之邪对于本病来说是很主要的致病条件，此刻应着重于"急则治其标"的原则，以防清热不足反留热毒，以致肿消但瘀斑反生的变证。

（刘全知）

第十一章 湿疹（湿疮）

湿疹，属于中医学"湿疮"范畴，是由多种内外因素引起的常见皮肤炎症性疾病，临床表现为皮损多样，形态各异，伴有瘙痒糜烂、流滋结痂，具有多形损害、对称分布、自觉瘙痒、反复发作、易演变成慢性等特点。中医对湿疹的认识历史悠久，内容非常丰富，早在《素问·至真要大论》中就有了"诸痛痒疮，皆属于心""诸湿肿满，皆属于脾"的记载，认识到心脾与湿疹发病密切相关。《诸病源候论》认为"疮者，由腠理虚，风湿之气……时瘥时剧。"其详细描述了手掌部湿疹的症状表现。至明清时期，对于湿疹病机的认识渐趋成熟，清代《医宗金鉴·外科心法要诀》云："此证初生如疥，瘙痒无时，蔓延不止，抓津黄水，浸淫成片，由心火脾湿受风而成。"其提出了湿疹病机关键在于"心火脾湿"。本病好发于某些特定部位，依据其发病部位和性质特点而有"浸淫疮""血风疮""旋耳疮""四弯风"等不同名称。由于受岭南地区独特的地理、气候、人文等的影响，岭南地区湿疹的发病人群相对较多，岭南医家在长期的临床实践中，结合岭南地区湿疹的核心病因病机，形成了岭南医学独有的辨证和诊疗思维。

一、病因病机

岭南医家认为本病为虚实夹杂之病，以风湿热毒蕴结肌肤为标，脾运失职为本，其中脾虚湿蕴在岭南地区湿疹的发生发展中具有重要意义。由于岭南地区有其特殊的地理人文情况，故湿疹为病多与气候、饮食、情志等因素密切相关。本病急性期以风湿热邪蕴结于内，外发肌肤为主；亚急性期多与脾虚湿恋有关；慢性期因湿热久滞则多耗伤阴血，化燥生风。

1. 气候独特，外感风湿热邪

《太平圣惠方》云："岭南土地卑湿，气候不同，夏则炎热郁蒸，冬则温暖无雪，风湿之气易伤人。"岭南地区地理位置独特，所处纬度较低，是我国较接近赤道的地带，日照时间长，太阳辐射量大，不仅气候炎热，而且常年受偏东风或偏南暖湿气流的影响，空气湿度偏大，潮湿多雨，形成了岭南地区潮湿炎热的气候特点，所以岭南人长期处于这种气候环境之下更易受到风湿热邪侵袭，成为诱发湿疹的外因。且岭南之地的六淫往往以湿邪为首，清代岭南名家何梦瑶指出"岭南地卑土薄……地卑则潮湿特盛，晨夕昏雾，春夏淫雨，人中多湿"，但风、湿、热邪往往相互交织，如油裹面，难以区分。

2. 饮食伤脾，脾失健运

陈复正认为"凡脾虚多病湿，内因酒面停滞、嗜瓜果、喜生冷、烧炙甘肥，以致湿热壅滞溢而为病"。岭南濒临广阔海域，海鲜种类丰富多样，岭南人喜食生冷冻物、鱼虾螺蚝等多湿、滋腻之品，致使脾胃运化功能失调。并且由于气候炎热，人体基础代谢率高，所以岭南地区居民养成了喝"下午茶""夜茶"的习惯，久之易加重脾胃负担。此外，针对岭南湿热交结的气候特征，当地人自古就有饮清热解毒、祛湿消暑之类凉茶的习俗，但在现今空调等降温设施已经普及的情形下，长期饮用此类苦寒之品，更易损伤脾胃，影响脾胃运化功能，成为湿疹发病的内因。国医大师禤国维认为"脾虚贯穿于本病发展的整个过程，临床上患者有时可无明显的脾虚证候，但脾虚作为患者的基本素质，不仅是发病的原因，也是疾病发展和慢性化的重要因素"。

3. 体质因素

岭南地区独特的气候及饮食，使长期生活在岭南地区的人群形成了独特的体质情况。一则岭南地区常年炎热，为"四时放花，冬无霜雪"之地，人在这种环境下劳作起居，终年"腠理汗出"，长此以往，致使阴津亏耗，气随津脱而形成气阴两虚体质。二则岭南"阴湿之气常盛"，而南方属火，火热炎上，湿因火热而蒸腾散发，使湿气终年氤氲，人居其中易影响脾胃之纳运，且岭南人独特的饮食习惯也易损伤脾胃，内生湿邪，易形成脾虚湿蕴的体质。

二、治 疗 特 色

1. 三因制宜，灵活施治

"三因制宜"是中医辨证论治的一项基本原则，即根据不同时间季节、不同地域及不同体质等来制定适宜治疗方法的原则，《素问·五常政大论》曰："地有高下，气有温凉，高者气寒，下者气热，故适寒凉者胀，适温热者疮。"其指出了地理差异对人体质和发病倾向的影响。对于岭南地区而言，因地制宜在湿疹的治疗中极为关键，元代岭南医家释继洪在《岭南卫生方》中提出："岭南……气常燠而地多湿，与中州异。气燠故阳常泄，而患不降；地湿故阴常盛，而患不升。业医者，苟不察粤地山川窍发之异，有以夺阴阳运历之变，而徒治以中州之法，鲜有不失者。"考虑到岭南地域的特点及人体的体质因素，岭南医家在治疗湿疹时一般较少选用大黄、附子等大辛大热之药，也不过用辛香燥烈、发散劫汗之品，而多采用气味平和，清轻灵动之药，以求祛邪而不伤正。梁思祺和周桂山在《经验良方》一书中针对风湿疮痒类皮肤疾病，多用黄芩、连翘、金银花、黄柏等清热燥湿，用薄荷、荆芥、防风等祛风散邪，以麦冬、生地、天花粉、玄参等养阴润燥。岭南医家多喜用花、叶类药物，如金银花、菊花、桑叶、木棉花等，《本草问答》云："凡花性皆主轻扬，上行外走。"可祛上窍之湿，且发散之力缓和，用于岭南患者颇为合适。岭南为"瘴湿之地"，湿邪形式多样，就湿疹而言，湿邪既是主要致病因素，也是病理产物，治湿之法应贯穿于论治湿疹的始终。由于岭南人独特的体质因素，因此岭南医家强调"因人制宜"，在运用治湿之法时注重治疗尺度的把握，用药既不过于温燥，也不过于苦寒，同时还要兼顾气机的升降，多使用一些药性平和之品，如岭南医家陈达灿教授在治疗湿疹湿热壅盛型尤其是湿象较重者，多选用三仁汤临证加减，以清化湿热，调畅气机，疗效颇佳。

2. 重视脾胃，扶正固本

湿疹乃岭南地区的多发病，本病特点虽形于外但实发于内，属本虚标实之证，本虚责之于脾，标实责之于湿，脾虚在湿疹发病过程中尤为重要，诚如《素问·至真要大论》所云："诸湿肿满，皆属于脾。"脾胃为气机升降之枢纽，脾胃健运，才能正常运化水湿，给湿邪以出路，且脾胃为"后天之本""气血生化之源"，脾胃功能正常，才能为机体提供营养，抗御邪气侵袭，因此在湿疹的治疗中，运脾化湿应贯穿始终。明代医家陈实功在《外科正宗》中指出"外科尤以调理脾胃为要"，岭南医家在继承这一思想的同时，还结合岭南独特的地理环境，借鉴温病的治法，形成了自己的治疗特色。在湿疹的急性期，岭南医家在遣方用药时，于清热化湿药中，多佐以半夏、陈皮、苍术、厚朴等健脾燥湿之品，恢复脾胃运化功能，脾运健旺则有助于水湿祛除。在亚急性或慢性期，以脾虚湿困为主者，则多用白术、茯苓、薏苡仁、淡竹叶等健脾利湿之药，此类药多性味甘淡，甘能补脾，淡可祛湿，正与岭南水土卑薄、脾胃不足的特点相应。岭南医家许尤佳治疗小儿湿疹，提出了"升气壮阳"的治疗大法，他认为："升气，取其'脾主升清，以升为健'之意；壮阳，即温补肾阳以壮先天之本。升气壮阳，即脾肾双补，随证加减，即可祛邪扶正。"并自拟升气壮阳方：肉桂、太子参、白术、升麻、苍术、防风、土茯苓、地肤子、皂角刺、丹参、丹皮、侧柏叶、甘草。是方消补兼施，升清降浊，极具岭南特色，既结合了小儿先天元阳未充的体质特点，也照顾到了岭南地区湿气氤氲的气候因素，通过温补脾肾，调畅气机，使湿邪得祛，本固正扶。

3. 善用南药，极具特色

岭南地区炎热多雨，日照与水分充足，且地形复杂，地貌多样，适合各种植物虫兽繁衍生存，因而形成了分布广泛、品种多样、质量上乘的道地药材，驰名中外，素有"南药""广药"之称。岭南医家在运用这些中草药治疗湿疹疾病中积累了大量经验，常用的草药如木棉花、布渣叶、溪黄草、火炭母、救必应、青天葵、鸡骨草、石上柏、广藿香、徐长卿、石上柏、积雪草、鸡血藤等，有清热祛湿解毒、凉血活血等功效，治疗疑难性皮肤病具有较好的疗效。岭南医家黄家诏在治疗湿疹的外洗方中，除用苦参、地肤子、蛇床子、白鲜皮等一般医家常用的中药外，还喜用岭南常见的中草药毛七公。毛七公，又名漆大姑，味苦，性平，《南京市药物志》记载其有消肿止痛、利湿、破血之功，《云南中草药》更有以毛七公鲜叶水煎外洗，或用根研末撒于创面，能治烧伤、湿疹的记载。岭南医家刘友章在临床湿疹的治疗中，喜随证配伍大飞扬以加强清热利湿止痒之效。大飞扬，又名天泡草、大飞羊，味微苦微酸，性偏凉，《常用中草药手册》记载其治"皮炎，湿疹，皮肤瘙痒，脚癣"，具有解热毒、祛湿气、止瘙痒、通经络之功效，对于湿热壅盛型湿疹效果尤佳。

三、辨 证 论 治

本病以清热利湿止痒为主要治疗大法。根据"急则治其标，缓则治其本"的原则，急性期以清热利湿、祛风止痒为主；亚急性期以健运脾胃为主，佐以利湿清热、疏肝清热等；慢性期则以养血祛风为主，皮损粗糙肥厚明显、色素沉着者，佐以活血化瘀、软坚散结。此外，考虑到"湿为阴邪，非温不化"及岭南人的体质因素，岭南医家强调在湿疹治疗过程中一定要注意顾护阳气，酌加温热之药以加快湿邪的祛除。根据湿疹的不同阶段及皮损特点，可将本病分为以下四型：

1. 风热湿困型

主证：起病急，发展迅速，皮疹广泛，以红斑、丘疹、丘疱疹为主，对称分布，边界不清，肌肤泛红，自觉瘙痒，或伴有少量鳞屑，破损渗出不多，舌质红，苔薄或薄黄，脉浮数或濡缓。此型多见于急性、亚急性湿疹初期者。

治法：清热凉血，祛风止痒。

方药：荆防银地汤加减。

荆芥 12g，防风 12g，金银花 15g，生地 18g，茯苓 20g，茵陈 20g，蝉蜕 10g，苏叶 10g，鱼腥草 20g，甘草 5g。

方解：荆芥、防风、金银花、蝉蜕、苏叶疏风清热止痒；生地、鱼腥草凉血解毒；茵陈、茯苓清热利湿，甘草调和诸药。

加减：瘙痒甚者，加地肤子 10g，白蒺藜 10g 以祛风止痒；渗出较多者，加白鲜皮 15g，徐长卿 15g 等以清热利湿。

中成药：消风止痒颗粒。

2. 湿热浸淫型

主证：发病急，皮损潮红灼热，糜烂渗出，浸淫成片，边界弥漫，瘙痒不堪，伴有心烦口渴，便干溲赤，口干口苦，舌质红，苔黄或黄腻，脉滑数或弦数。此型多见于湿疹急性发作期。

治法：清热解毒，利湿祛风。

方药：皮肤解毒汤。

乌梅 15g，莪术 10g，土茯苓 20g，紫草 15g，苏叶 15g，防风 15g，徐长卿 15g，甘草 10g。

方解：乌梅滋阴解毒；莪术、紫草，一温一凉，相互配合，凉血而不凝滞，活血而不过于温燥；土茯苓、徐长卿清热利湿通络，苏叶、防风既祛风止痒，又可解虫毒；甘草清热解毒，兼调诸药。

加减：肝胆湿热者，用龙胆泻肝汤；大便干结者，加大黄 6g 以通腑泄热；口苦心烦者，加生石膏 15g，知母 12g 以清热泻火；继发感染者，加蒲公英 15g，紫花地丁 15g 以清热解毒；湿热明显者，加布渣叶 15g，木棉花 15g，火炭母 15g 以增清热利湿化浊之效；久病入络者，加蝉蜕 10g，乌梢蛇 6g 以搜风活血祛湿。

中成药：皮肤病血毒丸。

3. 脾虚湿蕴型

主证：起病缓，病程较长，皮损暗淡不红，瘙痒，抓后糜烂渗出，可见鳞屑，反复不愈。伴有纳呆便溏，体倦乏力，舌质淡胖或有齿痕，苔白腻，脉濡缓或细弱。此型多见于湿疹亚急性或慢性期。

治法：健脾利湿止痒。

方药：参苓白术散加减。

党参 15g，茯苓 15g，山药 15g，陈皮 6g，薏苡仁 20g，白扁豆 20g，白术 12g，防风 12g，茵陈 12g，徐长卿 12g，甘草 6g。

方解：党参、白术、山药、甘草益气健脾；薏苡仁、茯苓、白扁豆健脾利湿，陈皮、防风燥湿健脾；茵陈、徐长卿清热化湿去浊。

加减：胃纳不佳者，加藿香 10g，佩兰 10g；气虚兼有食积者，加五指毛桃 15g，独脚金 15g 以益气健脾、消积导滞；下利清谷，胃脘隐痛者，加干姜 6g；渗液较多者，加萆薢 15g，土茯苓 20g 以利水渗湿。

中成药：参苓白术散。

4. 血虚风燥型

主证：常见于慢性湿疹后期，反复发作，病程较长，皮损色暗或色素沉着，瘙痒剧烈，或皮损处粗糙、肥厚、脱屑，呈苔藓样变，伴有口干不欲饮、头昏乏力，舌淡红，苔薄白，脉沉细。

治法：养血润燥，祛风止痒。

方药：四物消风散加减。

当归 15g，生地 15g，白芍 12g，川芎 10g，防风 10g，荆芥 10g，黄芪 15g，甘草 3g。

方解：当归、生地、白芍、川芎养血活血化瘀；荆芥、防风祛风止痒；黄芪、甘草补气健脾，祛风。

加减：口渴咽干者，加玄参、麦冬、有瓜石斛；皮肤粗糙肥厚或色素沉着者，加丹参、鸡血藤、苏木；瘙痒严重，影响睡眠者，加牡蛎、珍珠母；风盛者加白蒺藜。

中成药：湿毒清胶囊。

四、外 治 法

（1）湿疹急性期，以红斑、丘疹为主而水疱较少或无明显渗出时，可选用苦参、黄柏、地肤子、荆芥等煎汤外洗，每日 2～3 次。

（2）亚急性期，若水疱糜烂、渗出明显时，则以清热燥湿止痒为原则，选用黄柏、生地榆、马齿苋、苦参、枯矾等煎汤，冷湿敷，每次 20～30 分钟，每日 2～3 次。

（3）湿疹慢性期，渗出减少，皮损处粗糙、肥厚、脱屑，呈苔藓样变时，以润燥止痒润肤为原则，可选用当归、蛇床子、威灵仙、紫草等中药熏洗，或选用消炎止痒霜软膏、复方蛇脂软膏、100%黑豆溜油软膏外搽。皮损肥厚明显者，用封包疗法。

（4）婴幼儿湿疹，可选用银黄洗剂（黄精、金银花、甘草、薄荷）煮水外洗，以疏风清热、润燥止痒。

五、其 他 疗 法

（1）火针疗法：根据患者皮疹的部位选取合适体位，于皮损局部涂抹跌打万花油，左手持点燃的酒精灯，右手用持笔式手势拿岭南火针，将火针针尖烧至红炽，然后准确迅速向皮损基底部刺入，刺入深度根据皮损厚度而定，深 0.2～0.3 寸，然后迅速将火针取出，连续点刺 3～5 次，针距间隔约 1cm，重复上述操作直至覆盖整块皮损。

（2）划痕疗法：常规消毒患处，以手术刀于皮疹的外缘做点状划痕 1 周（深度以划破真皮浅层有少量血液渗出为度），刀痕长约 0.5cm，每刀相隔 0.2cm，视病变大小决定划痕次数。血迹拭干后以枯矾粉外撒，并用消毒纱块轻揉 1～2 分钟。治疗结束后常规消毒，并以纱块覆盖、胶布固定，5～7 天 1 次，7～10 次为 1 个疗程。划痕疗法适用于慢性湿疹呈苔藓样变的皮损。

（3）刺络放血法：取委中、阴陵泉为基本穴位，热象明显者加刺大椎，糜烂渗出明显者加刺三阴交。用 70%酒精或碘伏严格消毒，左手按压于上述穴位附近，右手夹持三棱针迅速刺入，针刺深度适中，以血随针而出为佳，也可在刺血点处拔火罐，以促进毒血外流。待血流停止后取罐，于刺血处用棉球擦拭干净，并再次消毒，每周刺络放血 1 次。

（4）热烘疗法：先于患处外涂青黛膏或 10%硫黄软膏，然后用电吹风吹烘 20 分钟左右，每日 1 次，5 日为 1 个疗程。此法适用于慢性湿疹患者。

（5）神灯照法：局部先外涂 10%硫黄软膏，然后用神灯（高效电磁波治疗仪）照射 15～20 分钟，每日 1 次，7 日为 1 个疗程。此法适用于亚急性湿疹及慢性湿疹。

（6）穴位注射：取足三里、三阴交、血海、内关等穴位，湿疹急性发作期者可选用鱼腥草注射液；慢性湿疹局部瘀滞明显者用丹参注射液；久病气虚者用高丽参注射液。

六、养 护 调 摄

1. 生活调护

（1）尽可能寻找病因，去除可能的过敏物，避免再次受到过敏原刺激。积极治疗原发慢性疾病，如糖尿病、肠道寄生虫病、消化不良、小腿静脉曲张等。

（2）加强皮肤护理，生活中注意皮肤卫生，忌用热水烫洗或用肥皂等刺激物清洗患处，不滥用刺激性止痒药物及化妆品，同时应避免搔抓，以防引起感染。

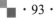

（3）急性湿疹或慢性湿疹急性发作期间，应暂缓预防注射各种疫苗。

2. 饮食调养

湿疹患者因保持清淡饮食，忌食辛辣、鱼虾、海鲜、羊肉、牛肉等肉类，菠萝、杧果、榴梿等水果，以及浓茶、咖啡、酒类等，对预防复发有一定作用。并可配合食疗，推荐以下方法：

（1）绿豆海带汤：绿豆30g，海带20g，鱼腥草15g，白糖适量，放锅内加水煎汤。饮汤吃海带、绿豆。此汤适用于急性及亚急性湿疹。

（2）冬瓜薏米粥：冬瓜30g，薏米50g，两者同煮为粥，每日1剂，早晚服食。此粥适用于脾虚湿困型湿疹。

（3）车前瓜皮薏米粥：冬瓜皮30g，薏米30g，车前草15g，三者一同煮粥，饮汤吃薏米。此粥适用于阴囊湿疹。

（4）黄连糖茶：黄连5g，加水煎汁，调入蜂蜜或食糖适量。此茶适用于婴儿湿疹。

3. 精神调理

湿疹患者应生活规律，避免过度劳累和紧张；保持乐观心态，学会自我调压减压；鼓励参加体育锻炼，促进身心健康。

七、名家医案

案1　张某，女，21岁。

主诉：颜面及双手起小疙瘩伴瘙痒1个月。

病史：一个月前开始颜面及双手起小疙瘩，明显瘙痒，抓后滋水糜烂，瘙痒剧烈时甚至影响睡眠，大便四日未解，尿黄赤，月经多提前，诊为湿疹，给予苯海拉明、维丁胶性钙肌内注射，口服氯雷他定，外用药水（名不详），效不显。

四诊摘要：颜面及耳部浮肿，皮色潮红，可见暗红色色素沉着，两上下肢、手足背、肘窝、腘窝等有棕红色丘疹，呈片状分布，有明显抓痕，有鳞屑附着，皮损处均可见有黄色稀薄渗液，有的已结痂，舌红苔黄厚，脉弦滑稍数。

中医诊断：湿疮。

西医诊断：急性湿疹。

中医诊断：湿疮（湿热内蕴，外感风邪）。

治则：清热利湿，疏风止痒。

处方：①蒲公英30g，金银花12g，连翘12g，赤芍12g，山栀子12g，防风12g，川萆薢12g，生薏苡仁20g，丹皮9g，白鲜皮12g，石上柏12g，生地20g，水煎内服。②外用消炎止痒洗剂外洗。

二诊：治疗4天后复诊，颜面浮肿基本消失，双手上下肢等处皮损已平，瘙痒减轻，仍有渗出，大便已解，尿黄、苔黄。

处方：上方去金银花、连翘、石上柏、防风，加丹参30g，鸡血藤12g，茵陈20g，紫草20g。

三诊：继服5剂后，体温降至正常，全身皮疹基本消退，痂水渐消，局部皮肤仍有痒感，皮色潮红，改用参苓白术散治疗1周，上症基本消失，二便正常，嘱其继续服用一段时间的参苓白术散，以巩固疗效。

按语：湿疹为临床常见的皮肤病之一，湿疹为病多外由风湿热邪侵袭，内由脾虚湿蕴，湿热阻滞，内外合邪所致。禤国维教授在湿疹的治疗中重视标本兼治，既重视湿热内蕴的临床表现，又重视脾失健运的根本原因，再治法上提倡"急则治其标"，力求在最短时间内改善患者的超敏状态，缓解其临床症状；病情缓解后再治其本，健脾以助运化，恢复机体正常功能。本案患者表现为湿热内蕴之象，故用蒲公英、山栀子、川草薢、生薏苡仁、白鲜皮等清热解毒兼以利湿，因皮损处见暗红色色素沉着，此为瘀血之象，故用生地、赤芍、丹皮、石上柏等以凉血活血祛瘀，其中石上柏为岭南特色药材，性味甘、涩、苦，具有清热解毒、祛风除湿之效。且禤老除辨证分型治疗外，亦结合发病部位的不同，佐加引经药以加强疗效，因本病病位在头面部，故加防风、金银花、连翘等清轻之品，以疏散头面风热。二诊时因颜面浮肿消失，风邪已祛，而湿为阴邪，易留难去，故仍以清热利湿、凉血化瘀为大法，去防风、金银花、连翘、石上柏，加入丹参、鸡血藤、紫草等药，以加强活血通络之力。湿疹以脾虚为本，故急性湿疹皮损消退后则以健脾渗湿为要，以参苓白术散来巩固疗效。

案2　尹某，女，半岁。2016年8月18日初诊。

主诉：颜面、耳背、肘膝关节内侧红斑、丘疹多年。

病史：患湿疹多年，皮损主要集中于颜面、耳背、肘膝关节内侧、肢末等处，多为红斑、丘疹，色暗淡，表面明显糜烂，渗出较多，多方求治不效，慕许教授之名而来就诊。

四诊摘要：患儿体型偏胖，面色㿠白，神疲懒动，颜面、耳背、肘膝关节内侧、肢末满布红斑、丘疹，色暗淡，表面明显糜烂，渗出较多，伴有痒感，夜间尤甚，口中黏腻，纳食欠佳，手足欠温，大便溏薄，日行2～3次，舌胖，苔白滑，指纹淡滞。

西医诊断：慢性湿疹。

中医诊断：湿疮（脾肾两虚）。

治则：升气壮阳。

处方：①肉桂（焗服）1g，太子参6g，白术10g，升麻5g，苍术5g，防风5g，土茯苓12g，地肤子8g，皂角刺5g，丹参10g，丹皮8g，侧柏叶12g，甘草3g。每日1剂，水煎取汁80ml，分2次服下。②2号洗方，肉桂5g，茵陈15g，土茯苓15g，地肤子15g。每日1剂，加上1500ml的水，煮沸15分钟冷却后涂抹湿疹处，每日2次。并叮嘱其注意日常调护。

二诊：1周后复诊，精神好转，皮疹明显减少，渗出基本消失，纳眠尚可，大便可成形，每日1～2次。

处方：以上内服方中去肉桂，加山药10g，石菖蒲6g，再予服用1周，湿疹基本消失，一切复常。

按语：《素问·阴阳应象大论》曰"清气在下，则生飧泄"，许尤佳教授认为，小儿湿疹为本虚标实之病，且本虚标实贯穿疾病始终。本虚在于脾（气）肾（阳）两虚，标实在于风、寒、湿、热、瘀互结。因此治疗当标本兼顾，但需以顾护脾肾为总则，随证予以祛风、清热、除湿、散寒、化瘀等药物。本案从体型、皮损、舌象等方面综合辨证来看，脾虚之象明显，然小儿"元阳未充"，加之脾虚日久，气血生化乏源，难以滋养先天肾气，故宜从脾肾论治，升气壮阳。方中肉桂既温补元阳，又兼收湿敛疮；太子参、白术补益中气，辅以升麻升脾清阳，加强补中益气之功；苍术、防风既燥内湿又祛外来之风挟湿邪，且两药药性又兼顾燥润相济；地肤子清热利湿且祛风止痒；土茯苓健脾化湿又解毒除湿，为岭南治湿疮之佳品；丹参、丹皮、侧柏叶三药合用既活血凉血，又可防诸药温燥太过；皂角刺透邪外出。二诊时湿邪已祛除大半，此时去肉桂以防温燥太过，耗伤阴液，加山药以平补脾肾，石菖蒲以醒神化湿，通利九窍。

（莫秀梅　刘俊峰）

第十二章　特应性皮炎（四弯风）

特应性皮炎（atopic dermatitis，AD）是一种慢性、复发性、瘙痒性皮肤病，长期反复发作的瘙痒、湿疹样皮炎是特应性皮炎的主要临床表现，本病多见于儿童，也可以发生于成人，常见于有特应性疾病[哮喘和（或）过敏性鼻炎]的个人或有家族史的患者。中医学中没有这一病名，但历代古籍不乏类似症状描述，并根据不同发病年龄、皮疹特点及发病机理有相应不同的病名。《外科大成》载"四弯风……生于腿弯脚弯，一月一发，痒不可忍，形如风癣，搔破成疮"；病发于婴幼儿者，有"奶癣""乳癣"之名。

特应性皮炎为岭南地区常见的皮肤疾病，由于受环境、气候条件、民族习俗等地域差异的影响，岭南医家对特应性皮炎的病因、病机、辨证论治等都有别于其他地区的医家，在治疗特应性皮炎方面积累了丰富的诊治经验，对临床具有重要的指导价值，这也符合中医学因人、因时、因地制宜的指导原则。

一、病因病机

受岭南地域特点影响，以禤国维教授、陈达灿教授等为代表的岭南医家认为本病的发生与体质、地理气候等因素密切相关。认为特应性皮炎多由先天禀赋不耐，胎毒遗热，外感淫邪，饮食失调，水湿留恋，郁而化热，复感风湿热邪，心脾失调，内外之邪郁滞于肌肤而发病。病情迁延，反复发作，耗阴伤阳，致血虚风燥，肌肤失养；或脾肾阳虚，机体失温，水湿泛溢。

1. 先天禀赋不耐、后天脾胃虚弱是特应性皮炎发病的根本原因

所谓禀赋不耐包含三层含义：其一，父母有禀赋不耐体质相关的疾病；其二，后代出生后即继承父母禀赋不耐的体质；其三，在后天因素的诱发下，多在婴幼儿时期就表现出与禀赋不耐体质相关的疾病。特应性皮炎的临床特点完全符合以上标准。特应性皮炎的公认诊断标准（Williams 诊断标准）中包括患者本人或父母有特应性疾病、哮喘或花粉症史、2 岁前发病等诊断要点，均与中医学禀赋不耐的含义有内在的一致性。从中医学的角度来看，所谓的特应性即禀赋不耐，先天禀赋不耐是特应性皮炎发病的根本原因。

特应性皮炎好发于婴幼儿时期，其发病机理与小儿生理、病理特点密不可分。小儿生长发育旺盛，需要大量精微物质，脾胃为后天之本，水谷精微皆依赖于脾的不断运化，但由于小儿五脏六腑成而未全，全而未壮，整个消化系统发育尚未完善；而机体的生长发育较快，对水谷精微的需求量相对较大，担负后天给养重任的脾胃化生之精微常易"供不应求"，以致不能适应生长发育需要；故形成生理上的"脾常不足"。以禤国维教授、陈达灿教授等为代表的岭南皮肤科医家在临床上观察到特应性皮炎无论是处于发作期，还是处于相对缓解期，其舌质往往偏淡胖，脉多偏濡，于是根据这一特点，认为特应性皮炎是由先天禀赋不足加之后天饮食不节等所致，此时脾虚失其健运，水湿内停，湿邪浸淫肌肤而发病。脾虚亦是特应性皮炎发病的根本原因，且脾虚贯穿于特应性皮炎发展全过程。

2. 体质因素

岭南地区所处地理位置纬度较低,大部分在北回归线以南,全年日照时间长,气温高,每年约有数月平均气温高于22℃,又濒临南海,雨量多,所以平均绝对湿度大,相对湿度70%~95%,构成一个湿热的总体气候特点。且岭南人喜食鱼虾螺蚬等多湿阴柔之品,尤喜生食,贪饮生冷冻物,故易损脾胃;又岭南地区居民养成了喝"下午茶""夜茶"(如潮汕有名的工夫茶)的习惯,久之则加重了脾胃的负担,进而损伤脾胃,使脾胃运化功能失调。此外,岭南人喜喝具有清热解毒、祛湿消暑功效的凉茶,长期大量使用此类苦寒药物,进一步加重脾胃的损伤,故岭南人脾胃病证最常见,且岭南地区人们勤沐浴,长期潮湿的气候环境和生活习俗共同影响人的脾胃运化功能,久之形成脾虚生湿的体质而易患特应性皮炎。以禤国维、陈达灿、范瑞强教授等为代表的岭南医家均认为脾虚贯穿特应性皮炎的发展过程,临床上患者有时可无明显脾虚证候,但脾虚作为患者具有的基本素质(体质倾向),不仅是发病原因,也是引起疾病发展和慢性化的重要因素。

3. 心火偏胜和脾胃虚弱是特应性皮炎的主导病机

特应性皮炎好发于小儿,其发病机理与小儿的生理、病理特点密不可分。小儿为"纯阳之体""心常有余"。小儿心火上炎,常见舌尖红,《小儿药证直诀》中用导赤散清心火,导热下行是为佐证。小儿心常有余,由于情志或外界环境等因素导致心火偏亢,母病及子,又因后天饮食不节致"脾常不足",故常常心脾同病,导致本病的反复发作。心火与脾虚关系密切。一是心和脾两者在生理上属于母子关系,心为脾之母,脾为心之子,心藏神而主血脉,有赖脾胃运化水谷精微而化生,而脾胃运化之气又需心阳的温煦。二是脾脏与心脏经脉相通。《灵枢·经脉》曰:"脾足太阴之脉……其支者,复从胃,别上膈,注心中。"《灵枢·经别》谓:"足阳明之正……属胃,散之脾,上通于心。"心脾在生理上的密切联系必然决定其病理上的互相影响。正如李东垣在《脾胃论》中指出:"既脾胃气衰,元气不足,而心火独盛……火与元气不两立,一胜则一负。"婴幼儿患者发作期特点通常表现为皮疹偏红、渗液,伴有瘙痒剧烈、烦躁失眠,舌尖红,脉偏数,此乃心火亢盛、外泄肌肤、内扰神明之征;缓解期患者常常表现为皮疹不新鲜,胃纳呆,舌致偏淡,脉濡,为脾胃虚弱之征;病情反复日久表现为皮损色暗、干燥、部分肥厚、苔藓化,此乃病程日久,脾胃虚弱,化源泉不足,心脾两虚,肌肤失养而致。特应性皮炎的发作期和缓解期往往没有截然的界限,同样心火偏胜和脾胃虚弱在病程中往往相互交织,虚实互见。以陈达灿教授为代表的岭南医家认为在婴幼儿特应性皮炎的病程中,心火偏胜和脾胃虚弱的临床表现相互交织得到了充分的体现,构成其主导病机。特应性皮炎患者脾胃虚弱、心火偏胜的主导病机与先天禀赋不耐和后天脾虚受损的病因密切相关。小儿脾常不足,生理上最容易出现对饮食的不耐受。特应性皮炎患儿由于遗传父母禀赋不耐的体质,加之母亲孕期进食肥甘厚味,内生湿热,化为胎毒遗热,更令脾胃功能首当其冲。并且胎毒遗热与心火同气相求,耗伤元气,令心火独盛。禀赋不耐与心脾脏腑功能病理状态的因果关系体现了特应性皮炎病因病机的内在统一。

特应性皮炎病程日久,皮损多干燥肥厚,或有皲裂、色素沉着,局部干燥明显甚则肌肤甲错,特别多见于成人期特应性皮炎,正如《脾胃论·脾胃盛衰论》有云:"夫脾胃不足,皆为血病"。"脾胃为气血生化之源",脾胃虚弱,气血生化乏源可致气血亏虚,血虚易致肌肤失养,皮肤肥厚粗糙,气虚不能推动血液正常运行则致血瘀,皮肤有甲错之征;肾为后天之本,脾胃为先天之本,两者生理上相互滋生、促进,病理上亦相互影响,成年期的特应性皮炎患者脾虚日久耗伤肾精所化生之元气,故常兼有肾虚之候;部分青少年及成年期患者常常伴有肾阳不足的

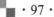

表现，如面色苍白，眼圈发黑，四肢不温，或兼有哮喘；皮疹日久，疹色暗淡，干燥脱屑；舌胖淡，苔白，脉沉细或沉弱。

二、治 疗 特 色

1. 病证结合，全面的临床思维方法

一病有一主方对治，并且需要辨证调整主方。这应该是病证结合的基本方法。病证结合的目的是进一步提高诊断的准确性和治疗的有效性。作为岭南皮肤病流派的主要继承人，陈达灿教授在继承与发展的基础上创立了"培土清心法"，培土清心法强调平衡协调，处方用药平淡轻灵，特别适宜儿童特应性皮炎病情。他主张在急性期以清心健脾为主，慢性缓解期以健脾为主，兼以清心。若涉及其他脏腑，则兼而治之。鉴于特应性皮炎容易反复，病情缓解后建议继续巩固治疗，以减少或延缓复发。对于病情较重者可根据病情进行中西医结合治疗，病情缓解后再用中药调理以巩固疗效。

2. 重视外治疗法，主张内外合治，强调特色疗法的运用

"外科之法，最重外治"。外治法直接作用于患病部位，提高局部药物浓度，药效直达病所以治标。岭南医家陈达灿教授总结出治疗特应性皮炎的基本中药验方——银黄洗剂，在临床应用于婴幼儿湿疹和特应性皮炎的急性期、缓解期均疗效确切。内治法能发挥中医整体观念、辨证论治的特色以治本；两法配合应用能起到相辅相成、标本兼治、提高疗效的作用。

岭南医家陈达灿教授创新地将中医推拿、按摩手法与基础润肤治疗相结合治疗特应性皮炎。中医外治法中的推拿、按摩不但可促进外用润肤保湿剂的吸收，而且通过辨证取穴，手法补泻，可扶正祛邪，调节全身脏腑、气血，起到改善皮损和瘙痒，缓解该病产生的焦虑情绪，促进患病儿童和青少年的身心健康、发育和成长的作用。推拿、按摩治疗时借助橄榄油、山茶油等润肤保湿剂，成为全身润肤基础治疗的一部分，并增强了润肤治疗的作用。此外病情稳定后艾灸足三里、神阙穴可有效起到预防病情复发的作用。

3. 重视中医食疗在特应性皮炎中的运用

中医食疗是在中医理论的指导下，根据人的体质及食忌理论指导下饮用、食用的一种预防和治疗疾病的方法。以禤国维教授、陈达灿教授为代表的岭南医家十分注重食疗在治疗特应性皮炎中的应用，并积累了大量经验。岭南医家禤老认为特应性皮炎患儿常见饮食挑剔表现，挑食为脾胃素虚、禀赋不耐之征，常用独脚金、莲肉、芡实食疗可健旺脾胃。独脚金具清肝热、消疳积、健脾胃、助消化的功效，是珠三角地区辅助治疗小儿疳积、脾虚肝热、夏季热等的民间验方，是岭南地区的特色药，可遵循逐渐添加饮食法，渐进性平衡患者饮食习惯；食少，易饱胀，大便酸臭黏滞为脾虚食滞之征，常予适量独脚金、布渣叶食疗；呕吐反胃，大便不调为脾虚夹湿之征，可常服参苓白术丸或健脾渗湿颗粒（党参、茯苓等）；情绪敏感、时有困倦之态为脾虚气弱之征，可常服适量北芪、南芪、太子参、山药、茯苓以补气健脾。睡眠不安可应用灯心草、淡竹叶、连翘等代茶饮清心火。牡蛎、珍珠母水煎代茶饮潜镇安神。鸡内金、布渣叶、独脚金加入日常膳食中健脾消滞。岭南医家陈达灿教授在临证过程中善于运用中医食疗以达最佳临床疗效，对于湿热较重的特应性皮炎患者，陈师推荐平日可服用山药土茯苓汤；对于脾肾亏虚，兼有心火的特应性皮炎患者，陈师推荐莲子山药粥日常调理；对于伴有脾胃气虚之患儿，推荐日常食用苓枣山药粳米粥以健运脾胃，渗湿止泻；脾虚食滞患者可用谷麦芽、独脚金炖猪肉作汤饮用。岭南医家重视中医食疗在防治疾病中的作用，以"用食干疴，适情遣病"为指导理念，食疗与方药相辅相成，取得了极佳的临床疗效。

三、辨 证 论 治

根据特应性皮炎的病因病机，岭南医家对本病中医治疗总的法则是清心导赤、培土清心、健脾渗湿、养血祛风。在中医治疗方法上应内治和外治相结合，内外合治，标本兼顾，才能达到最佳效果。

1. 心脾积热证

主证：脸部红斑、丘疹、脱屑或头皮黄色痂皮，伴糜烂渗液，有时蔓延到躯干和四肢，哭闹不安，可伴有大便干结，小便短赤。指纹呈紫色达气关或脉数。本型常见于婴儿期。

治法：清心导赤。

方药：三心导赤饮加减（徐宜厚《徐宜厚皮肤病临床经验辑要》）。

连翘 3g，栀子 3g，莲子心 3g，灯心草 3 扎，玄参 3g，生地 5g，车前子 5g，蝉蜕 3g，茯苓 5g，甘草 3g。

方解：连翘、栀子、莲子心、灯心草清心除烦；灯心草兼有利小便之功，车前子清热利水助灯心草导热下行；生地、玄参清热凉血，养阴生津；茯苓宁心，兼可健脾渗湿；蝉蜕轻灵宣达，引诸药直至肌腠；甘草清热解毒，调和诸药。药物用量可参照年龄和体重酌情增减。

加减：面部红斑明显酌加黄芩、白茅根、水牛角（先煎）；瘙痒明显酌加白鲜皮，大便干结酌加火麻仁、莱菔子；哭闹不安加钩藤、牡蛎。

2. 心火脾虚证

主证：面部、颈部、肘窝、腘窝或躯干等部位反复发作的红斑、水肿，或丘疱疹、水疱，或有渗液，瘙痒明显，烦躁不安，眠差，纳呆，舌尖红，脉偏数。本型常见于儿童期。

治法：培土清心。

方药：培土清心方（陈达灿《特应性皮炎中西医结合治疗》）。

茯苓 10g，白术 10g，薏苡仁 15g，山药 15g，连翘 10g，灯心草 5 扎，淡竹叶 10g，钩藤 10g，防风 10g，生牡蛎 15g（先煎），甘草 3g。

方解：茯苓、白术、薏苡仁、山药健脾渗湿；连翘、灯心草清心养阴除烦；淡竹叶导热下行，令湿热之邪从小便而解；钩藤平肝祛风，以形而治痒；生牡蛎潜阳养阴，重镇安神；甘草健脾和中，调和诸药。药物用量可参照年龄和体重酌情增减。

加减：皮损鲜红酌加水牛角（先煎）、栀子、牡丹皮。瘙痒明显酌加苦参、白鲜皮、地肤子；眠差酌加龙骨（先煎）、珍珠母（先煎）、合欢皮。

3. 脾虚湿蕴证

主证：四肢或其他部位散在的丘疹、丘疱疹、水疱，疲倦乏力，食欲不振，大便溏稀，舌质淡，苔白腻，脉缓或指纹色淡。本型常见于婴儿和儿童期。

治法：健脾渗湿汤。

方药：小儿化湿汤（中国中医科学院广安门医院《朱仁康临床经验集》）。

苍术 10g，茯苓 10g，炒麦芽 10g，陈皮 3g，泽泻 10g，滑石 10g，炒白术 10g，炒薏苡仁 10g，甘草 3g。

方解：炒白术、苍术、茯苓、陈皮、炒麦芽、炒薏苡仁健脾助运，泽泻、六一散（滑石、甘草）淡渗利湿。药物用量可参照年龄和体重酌情增减。

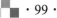

加减：皮损渗出酌加萆薢、茵陈、马齿苋；纳差酌加鸡内金、谷芽、山药；腹泻酌加伏龙肝、炒黄连。

4. 风湿热蕴证

主证：皮疹一般发作迅速，可泛发全身，以红色丘疹为主，伴水疱或丘疱疹，糜烂、渗液不明显，瘙痒剧烈，舌红，苔黄，脉浮数或浮缓。本型常见于青少年和成年期。治法：祛风除湿。

方药：消风散（陈实功《外科正宗》）。

荆芥10g，苦参10g，知母15g，苍术10g，羌活15g，蝉蜕15g，防风15g，牛蒡子15g，生地15g，胡麻仁15g，茯苓15g，生石膏15g，当归10g，甘草5g。

方解：荆芥、防风、蝉蜕、牛蒡子散邪透表、疏风止痒；苦参、生石膏、知母清热凉血、燥湿止痒；当归、胡麻仁、生地养血活血、凉血息风；苍术、羌活搜风除湿、健脾燥湿；甘草益气缓急，调和诸药。

加减：渗液多可加土茯苓、萆薢；皮疹红肿灼热者加金银花、白茅根。

5. 脾虚血燥证

主证：病程日久，皮肤干燥，肘窝、腘窝等处常见苔藓样变，躯干、四肢可见结节性痒疹，皮疹颜色偏暗或有色素沉着。瘙痒明显，可伴抓痕、血痂，面色萎黄，或腹胀纳差，或伴大便偏干，眠差。舌质偏淡，苔白或少苔，脉细或濡缓。本型常见于青少年和成年期。

治法：健脾燥湿，养血润肤。

方药：健脾润肤汤（赵炳南、张志礼《简明中医皮肤病学》）。

党参10g，茯苓10g，白术10g，苍术10g，当归10g，丹参10g，鸡血藤15g，赤芍10g，白芍10g，生地15g，陈皮6g。

方解：党参、茯苓、白术健脾化湿止痒；苍术、陈皮健脾燥湿止痒；当归、白芍滋阴养血润燥；丹参、鸡血藤养血活血润燥；生地、赤芍滋阴清热凉血。

加减：瘙痒明显者加白鲜皮、苦参；情绪急躁者酌加钩藤、牡蛎（先煎）；眠差酌加龙齿（先煎）、珍珠末（冲服）、百合。

6. 脾肾阳虚证

主证：病程日久，皮肤肿胀，皮疹暗淡，瘙痒，形寒畏冷，面色苍白或黧黑，眼圈发黑；小便不利，或大便溏泄，舌胖淡，苔白或滑，脉沉细或沉弱。

治法：健脾利水，温阳补肾。

方药：真武汤合（或）五苓散（张仲景《伤寒论》）。

制附子15g，茯苓15g，白芍15g，干姜10g，白术10g，桂枝10g，猪苓15g，泽泻15g。

方解：制附子、桂枝、干姜温肾助阳，健脾运湿；猪苓、茯苓、泽泻淡渗利湿；白术健脾燥湿；白芍酸甘敛阴，助诸药利水行气，防燥热伤阴。

加减：皮肤灼热、潮红者加桑白皮、金银花、连翘等；渗液者加薏苡仁、白鲜皮、地肤子等；烦躁、睡眠差者加柴胡、龙骨、牡蛎等；皮肤干燥脱屑，口干唇燥者加生地、白芍、肉苁蓉（人工栽培）等。

四、外 治 法

（1）针对红肿、糜烂、渗出的皮损：方剂一：黄柏、生地榆、马齿苋、野菊花。方剂二：金银花、黄精、甘草。其中金银花：甘草为2：1。

上方加水 2000ml，水煎至 1500ml，待冷却后取适量外洗和间歇性开放性湿敷。湿敷间隔期可外搽 5%～10%甘草油、紫草油或青黛油。

（2）针对红斑、丘疹、无渗液的皮损：选用金银花、黄精、甘草水煎外洗，其中金银花：黄精为 1：1。

（3）针对干燥、脱屑、肥厚苔藓样皮损：采用金银花、黄精、甘草水煎外洗，其中金银花：黄精为 1：2。或者选用 5%～10%黄连软膏、5%硫黄软膏、复方蛇脂软膏或其他润肤膏外搽。充分的基础润肤治疗是必要的，如果能耐受，通常每天至少外用两次润肤剂。

五、其 他 疗 法

1. 推拿疗法

推拿疗法适用于 12 岁以下特应性皮炎患儿，可指导患儿父母为其进行推拿治疗，涂抹润肤剂后，辅以按摩手法。发作期可予清天河水，揉中脘，沿两侧膀胱经抚背；缓解期可补脾经，摩腹，捏脊，揉按足三里。疹红，渗液明显者，加强清天河水；皮肤干燥者，揉按三阴交；瘙痒明显者，揉按曲池、风池、三阴交；夜眠差者，猿猴摘桃[双手的食指与拇指从耳垂部位逐步向上（如猿猴摘桃状）重复摘的动作，摘至耳尖]；便溏者，补脾经，揉脐，加强摩腹；便干者，揉天枢。每日 1 次，每次 20～30 分钟。操作过程中应注意保暖；皮肤有明显炎症的部位忌推拿。

2. 针刺疗法

急性期选大椎、曲池、肺俞、委中、血海、足三里、三阴交、阴陵泉加减；慢性期选血海、足三里、三阴交、阴陵泉。虚证施补法，实证施泻法，留针 30 分钟。急性发作期每日 1 次，慢性期隔日 1 次。

3. 刺络拔罐

刺络拔罐适用于急性发作期者，或表现为瘙痒剧烈，皮疹鲜红的特应性皮炎患者，多用于成人特应性皮炎患者，一般不用于婴幼儿和儿童患者。一般辨证选取背部腧穴，如肺俞、心俞、膈俞、胆俞、三焦俞，对于腰部以上加大椎穴，腰部以下加委中穴。久病体弱、贫血者慎用；孕妇和有自发性出血倾向者禁用。刺络拔罐后当天避免洗澡，防止皮肤感染。

4. 艾灸疗法

特应性皮炎是一种反复发作的疾病，对于病情缓解期或脾虚湿蕴型患者，可采用艾灸以巩固治疗，预防疾病的复发，临床常选用神阙穴、足三里穴进行艾灸，可以起到健运脾胃、补益气血、温补元阳、调节五脏六腑阴阳、扶正固本、减少复发的作用。操作时点燃艾条对准穴位，距离皮肤 2～3cm，以感到温热为宜，然后上下或回旋熏灸。也可以采用温灸器灸。每日施灸 15～30 分钟，以皮肤泛红为度。

六、养 护 调 摄

1. 生活调护

（1）避免环境中的致敏原，尽量避免或减少暴露于尘螨、花粉、动物皮屑、汽车尾气、香烟等常见吸入性过敏物质较多的环境；定期清洁居住和工作环境，调节室温和湿度（室温 25℃左右，相对湿度 50%～60%）。不养并回避猫狗等宠物。户外活动要做好防晒准备，避免阳光暴晒过久。

（2）避免皮肤的接触刺激和致敏，穿着衣物应宽松、光滑、柔软，避免皮肤接触刺激性织物或纤维等。避免化妆品中的乳化剂、香料、防腐剂等刺激或致敏皮肤。经常修剪指甲，避免抓伤皮肤。

（3）加强皮肤护理，合理洗浴，沐浴产品应选用温和、刺激性小的中性产品。一般用温水（32～40℃）快速冲洗，5～10分钟。加强润肤，润肤保湿剂应全身涂抹，每日至少使用两次，并长期坚持。洗澡后应立即涂抹润肤剂。

（4）生活作息规律，养成良好的睡眠习惯，避免熬夜，改善睡眠质量。鼓励适度的体育锻炼，运动前后可对皮肤进行一定的护理措施，运动出汗后应尽快清洁皮肤表面。

2. 饮食调护

（1）合理饮食，不主张盲目地忌口或限制饮食。食物过敏多发生于婴幼儿患者，部分儿童和青少年成人患者也可能发生食物过敏。常见的过敏食物包括鸡蛋、鱼、贝类、奶、花生、大豆、坚果和小麦等。在日常食谱的基础上采用逐步添加食物或者逐步限制食物的方法有助于发现过敏的食物品种。一旦发现食物过敏，应避免食用过敏食物，以防诱发和加重病情。

（2）避免食用刺激性食物，适当配合中医食疗。建议进食新鲜蔬菜、肉类和水果，忌辛辣、煎炸、冰冻寒凉等刺激性和不易消化的食物，饮料、饼干、香肠、蜜饯等加工食品不宜过多食用。推荐中医食疗或茶疗，可选择莲子、干怀山药、茯苓、薏苡仁、谷麦芽、芡实、百合等具有益气健脾、消滞和胃作用的药材煲粥或煲汤饮。

莲子怀山粥：莲子（不去心）20g，怀山药30g，芡实20g，猪瘦肉若干，煲煮，或加米煮粥。此粥适用于脾肾亏虚、兼有心火者。

苓枣怀山粳米粥：茯苓20g，大枣10g，山药20g，粳米50g煮粥。其适用于伴有脾胃气虚，食少大便烂，体虚乏力的小儿患者。

谷麦芽各15g，独脚金5～10g，猪瘦肉若干，煲汤饮，适用于脾虚食滞患者。

莲子甘草茶：莲子15g，甘草2g，绿茶叶5g，开水冲泡，代茶频饮，适用于急性期脾虚兼有心火的患者。

3. 精神调摄

（1）避免过度精神紧张。要告知患者病情、严重程度、预后及治疗方法，让患者客观正确地认识疾病、接受病情，学会放松和疏导情绪，树立战胜疾病的信心。

（2）家长或护理人员应理解和关爱患者，鼓励患儿表达自己的情绪、体验，教会患儿识别日常生活中对自己影响较大的负性生活事件，并协助患者有效规避。

七、名 家 医 案

案1 冯某，男，11岁。初诊日期：2015年9月29日。

主诉：全身反复多形皮疹伴瘙痒2年。

现病史：出生后2个月先于颜面部出现红斑，随后皮疹扩散至躯干、四肢，瘙痒剧烈，曾先后在外院诊为"湿疹""特应性皮炎"，给予内服抗过敏药物，外用皮炎平、莫米松、他克莫司等药物治疗，疗效欠佳，病情反复发作。

四诊摘要：颜面、躯干、四肢皮肤红斑、丘疹，部分呈苔藓样变，瘙痒甚。胃纳可，二便调，眠差，舌尖红，苔白，脉细。

既往史：患者有过敏性鼻炎病史。

中医诊断：四弯风（脾虚心火证）。

西医诊断：特应性皮炎。

治则：培土清心。

处方：太子参 15g，茯苓 10g，白术 10g，薏苡仁 20g，山药 15g，连翘 10g，淡竹叶 10g，钩藤 10g，生地 10g，金银花 10g，白茅根 10g，甘草 3g。7 剂，水煎内服，每日 1 剂。

外洗方：金银花 10g，野菊花 10g，海金沙 10g，黄精 10g，甘草 10g。7 剂，水煎外洗，每日 1 剂。

注意事项：嘱患者外用润肤保湿剂，保持皮肤湿润；忌食海鲜、生冷甜腻之品；穿着纯棉衣物；保持适宜的室内温度、湿度等，避免促发因素。

二诊（2015 年 10 月 13 日）：皮肤红斑较前略有减轻，皮肤干燥明显，瘙痒、睡眠改善不显，上方去钩藤、白茅根，加羚羊角骨 10g（先煎），灯心草 0.3g，清心、凉血、消斑，加北沙参 10g 养阴润肤，7 剂。

三诊（2015 年 10 月 20 日）：近日皮疹较前增多，睡眠差，烦躁，舌红，舌尖明显，苔白，二诊方去太子参，加白茅根 15g，龙齿 30g（先煎），加大灯心草用量为 0.4g，14 剂。

四诊（2015 年 11 月 3 日）：病情明显好转，红斑颜色明显变淡，颜面皮疹大部分消退，胃纳差，三诊方去羚羊角骨，加太子参 20g，鸡内金 10g，薏苡仁调整为 30g，7 剂。

五诊（2015 年 11 月 10 日）：病情稳定，舌苔微黄腻，四诊方去生地，加绵茵陈 15g 清热利湿，7 剂。

六诊（2015 年 11 月 17 日）：皮疹反复，仍有瘙痒，舌尖红，苔薄白，五诊方去灯心草、金银花、绵茵陈，加羚羊角骨 10g（先煎），7 剂。

七诊（2015 年 11 月 24 日）：皮疹全部消退，仍干燥，胃纳佳，六诊方去鸡内金，加北沙参 15g，薄盖灵芝 15g，7 剂后病情好转，随访半年未见复发。

按语： 临床采用培土清心法治疗特应性皮炎时特别需要掌握好清心药物和健脾药物之间的比例。脾虚心火偏盛为特应性皮炎发病的核心病机，急性发作期心火偏胜，慢性缓解期脾虚主导，发作期和缓解期没有截然的界限，因此在治疗过程中需要根据病情合理使用培土及清心的药物，如本患者在治疗过程中出现皮疹增多，烦躁，此时心火偏胜为主，在培土清心的基本处方中减少培土药物，去太子参，加用白茅根并加大灯心草的用量，加强清心药物的比例，病情控制后，去清心之羚羊角骨，加太子参以加强健脾之功，对特应性皮炎病因病机的准确把握，用药进退有度，患者病情才得以明显改善。

在急性发作期的治疗过程中，采用羚羊角骨、金银花，两药均归心经，急性发作期，皮肤出现片状红斑，采用卫气营血辨证，当属于热入营分，采用金银花配伍连翘，一方面清营分之热，另一方面有助于透热转气，即叶天士所谓的"入营犹可透热转气"之意，特别是有红肿渗液，热毒较甚时选用金银花清热解毒。《医学衷中参西录》记载："羚羊角既可以清里，也可以透表。"因此，在急性发作期表现为红斑时与金银花、连翘协同"透热转气"，羚羊角骨虽为寒性，但与其他寒冷之品不同，对胃肠影响较小；此外，羚羊角骨可以定心神，与龙齿共奏清心安神之功。

案 2 欧阳某，女，6 岁。初诊日期：2016 年 1 月 19 日。

主诉：全身反复多形皮疹伴瘙痒 5 年。

现病史：出生后 2 个月时先于颜面部出现红斑，伴随剧烈瘙痒，后皮疹逐渐扩展至躯干、四肢，曾于多家医院诊治，诊断为"特应性皮炎"，予内服抗过敏药物，外用糖皮质激素等药物治疗后疗效不佳，病情反复发作，前来要求中医治疗。

既往史：本人有过敏性鼻炎病史。

刻下症：颜面、躯干、四肢散在红斑浸润，瘙痒甚，肘窝、腘窝处皮肤肥厚，干燥明显，局部肌肤甲错，胃纳可，时有腹痛（脐周部位），二便调，睡眠差，舌淡，边尖红，苔白，脉细。

专科检查：颜面、躯干、四肢散在红斑浸润，其中肘窝、腘窝处皮肤肥厚。

中医诊断：四弯风（脾虚心火）。

西医诊断：特应性皮炎。

治则治法：培土清心。

处方：太子参 15g，茯苓 10g，白术 10g，薏苡仁 20g，山药 15g，连翘 10g，淡竹叶 10g，钩藤 10g，羚羊角骨 7g（先煎），生地 10g，金银花 10g，白茅根 10g，甘草 3g。7 剂，水煎内服，每日 1 剂。

其他治疗：润肤保湿剂外用于干燥皮肤处。

二诊（2016 年 1 月 26 日）：瘙痒及睡眠较前改善，手足发冷，上方去白茅根，加肉苁蓉 5g，服药 7 天。

三诊（2016 年 2 月 2 日）：躯干、上肢部分皮疹消退，无腹痛不适，胃纳差，二诊方去钩藤、金银花，加鸡内金、大枣（去核），连续服药 21 天。

四诊（2016 年 2 月 23 日）：皮疹大部分消退，瘙痒轻微，睡眠较前好转，胃纳可，手足温，无冷感，三诊方去肉苁蓉、鸡内金，加防风 10g 以加强祛风之力，继续巩固疗效。

按语：本患者除有心火脾虚的表现外，还兼有肾阳不足，如患者手足不温，自觉怕冷等阳虚的表现，这一症状常由于中央脾土的转枢功能发生障碍，致使坎水上升无力，离（心）火不能得济，故而出现离火在上而坎水在下的水火未济之象，正如《四圣心源》曰："方其上热，必有下寒，以水火分离而不交也。"在治疗这类患者时，注重以上清心火，中调脾胃，下补肾阳，使中土培固、引火归元。陈教授采用培土清心法，方药常加肉苁蓉，其味酸、咸，性温，质地油润，既能补肾阳，又无燥性，疗效可明显增强，但需注意中病即止，不可久用。缓解期患者常常使用薄盖灵芝，其味甘，性平，归肺、心、脾经，具有益气血、安心神、健脾胃之功。缓解期加用薄盖灵芝可起到健脾胃、助消化、安心神之功，特别是其性味平和，尤适用于小儿，其具有扶正祛邪之功，现代药理研究表明其可以发挥免疫调节作用，对于特应性皮炎的治疗可起到稳定病情的作用，还可减少或延缓复发。

（莫秀梅　刘俊峰）

第十三章 荨麻疹（瘾疹）

荨麻疹（urticaria），是由皮肤黏膜小血管扩张及渗透性增加而出现的一种局限性水肿反应。临床以皮肤上出现瘙痒性风团，发无定处，骤起骤退，消退后不留痕迹为特征。有 15%～20% 的人一生中至少发作过一次荨麻疹。本病属于中医学的"瘾疹""风痞蕾""鬼风疙瘩""风疹块"的范畴。历代中医对本病均有描述，最早见于《素问·四时刺逆从论》之"少阴有余，病皮痹隐疹"。《证治准绳》记载："夫邪客热在于皮肤，遇风寒所伤则起瘾疹，热多则色赤，风多则色白，甚者痒痛，搔之则成疮。"其认为热邪及风寒外袭，发为瘾疹，皮损颜色鲜红为热邪，颜色白为风邪。到了清代，指出了荨麻疹的病因表现及治法方药，如《医宗金鉴·外科心法要诀》曰："此证俗名鬼饭疙瘩。由汗出受风，或露卧乘凉，风邪多中表虚之人。初起皮肤作痒，次发扁疙瘩，形如豆瓣，堆累成片。日痒甚者，宜服秦艽牛蒡汤；夜痒重者，宜当归饮于服之。"荨麻疹为临床常见的皮肤疾病，岭南医家对荨麻疹的病因、病机、辨证论治等有独特的认识，在治疗荨麻疹方面积累了丰富的诊疗经验。

一、病 因 病 机

岭南医家认为荨麻疹是由于先天禀赋不耐，或平素体虚，卫表不固，风寒或风热之邪外袭，客于肌表，是营卫失调而发病；或饮食不节，恣食辛辣鱼腥发物，化热生风，郁于肌表而发；也可因久病体虚，气血不足，血虚化燥生风，复感外邪而发。岭南地区有其独特的气候、地域、饮食文化及生活习惯，治疗当以三因制宜。一般急性荨麻疹多属实证；慢性荨麻疹多属虚证，或虚实夹杂之证。

1. 气候及地域因素

岭南一般是指五岭山脉以南的地区，古代南越之地，今为广东、广西、海南及港澳地区，为中国最南端，属于热带亚热带气候，四季不分明，区域内山地、丘陵、平原交错，河流众多，雨水充沛，林木茂盛。五岭使岭南与中原相隔，形成独特的地理环境。《太平圣惠方》记载"岭南土地卑湿，气候不同，夏则炎热郁蒸，冬则温暖无雪，风湿之气易伤人"，所以"高温、多雨、潮湿"是岭南主要的气候特点，所以风湿热邪气为岭南荨麻疹常见的致病外因。

2. 饮食习惯及体质因素

岭南人在饮食生活习惯方面也有显著特点。岭南气候炎热潮湿，当地人嗜食冷饮、凉茶并长期使用空调，加之喜食鱼虾蟹、犬龟蛇杂等物，损伤脾胃，脾气亏虚，脾失健运，湿浊内生，困阻脾胃，日久化热。另外岭南人夜生活较为丰富，大部分人长期熬夜，加之天气炎热，腠理疏松，汗出较多，耗损津液。岭南人以阴虚、湿热、脾虚体质为主。脾虚失运，气血生化乏源，血虚生风，或外感风湿热邪，发为瘾疹。

二、治疗特色

1. 急慢性当分期论治

通过长期的临床实践，荨麻疹根据其病程长短，可分为急性荨麻疹与慢性荨麻疹两类。急性荨麻疹发病时间短，病因较为明确，去除诱因后，可迅速消退。慢性荨麻疹病因繁多复杂，病情缠绵，反复发作，常年不愈。

急性荨麻疹急性发作时，出现过敏性休克、喉头水肿等危急重症时，当以中西医合用，尽早控制病情。中医临床辨证多以实证为主，常见证有风寒、风热、肠胃湿热三型，风邪是最主要外因，治疗以疏风止痒为主，分别配以辛凉解表、解表散寒、清热通腑导滞之药。临床上常用的解表剂代表方有银翘散、桂枝麻黄各半汤等，常用药物如荆芥、防风、麻黄、桂枝、金银花、连翘、浮萍、徐长卿、紫苏叶、白鲜皮等。常用的清热通腑导滞代表方有枳实导滞丸、防风通圣散、保和丸等，常用中药有大黄、芒硝、冬瓜仁、山楂、槟榔、神曲、布渣叶、莱菔子等。

慢性荨麻疹由于病程长，反复发作。中医辨证以虚证为主，但多存在本虚标实，常以玉屏风散为主方化裁，临床选用黄芪、白术、防风、蝉蜕、露蜂房、地龙、乌梢蛇、紫苏叶、荆芥、五味子、乌梅、蒺藜、当归、生地等药。同时，辨证辅以生地、当归、川芎等补血活血之药，以期达到"治风先治血，血行风自灭"之功。全方补中有散，散中寓补，寒热温凉并用，寓祛邪于扶正之中，并根据患者体质偏颇进行药量、药味加减，在平调阴阳的大前提下有所侧重。

2. 善用药对

通过长期的临床实践及现代药理的研究，总结归纳出某些中药在辨证精当、大法已明之前提下适当配伍运用，既能消其副作用专取所长，又有相互作用而产生特殊的疗效，具体介绍如下：

（1）麻黄与牡蛎——治风寒型慢性荨麻疹：麻黄辛温，具有疏散风寒、宣肺之效，又可疏风止痒，散邪透疹。牡蛎咸寒，质地重坠，具有重镇安神、平肝潜阳、收敛固涩、制酸止痛之功用。两药伍用共奏散风解表、敛阴止痒之效，牡蛎之敛又可防麻黄宣透太过。现代药理研究显示：麻黄具有抗过敏作用，其水提物和醇提物可抑制嗜酸粒细胞及肥大细胞释放组胺等过敏介质。牡蛎为高钙物质，其水煎剂中含 Ca^{2+}，而 Ca^{2+} 有抗过敏止痒的作用。故两药同用，具有协同效应。临床上我们采用麻黄 3～6g 配牡蛎 30g（先煎）治疗风寒型慢性荨麻疹、寒冷性荨麻疹。

（2）紫苏叶与防风——治肠胃型急性荨麻疹：紫苏叶辛温偏燥，具有疏风、发表散寒、行气宽中、解鱼蟹毒之功，且能改善胃肠道功能。防风辛、甘、微温，不燥偏润，本品浮而升，为祛风圣药，具有祛风解表止痒之功效。两药相配增强发散功效，食鱼蟹后而引发过敏症者，可视为中鱼蟹毒的一种表现，用紫苏叶可解鱼蟹之毒。现代药理研究表明：紫苏叶的水提取物对 ConA 和化合物 48/80 诱导的大鼠肥大细胞、组胺释放有中度抑制作用。以防风煎剂给小鼠灌胃，可提高小鼠腹腔巨噬细胞的吞噬功能。两药相配可增强免疫功能及抗过敏作用。临床上我们常采用紫苏叶 15g，防风 15g 配伍治疗因海鲜、鱼腥过敏所致之肠胃型急性荨麻疹。

（3）鱼腥草与白鲜皮——治湿热型之急性荨麻疹：鱼腥草具有清热解毒、祛湿利尿之功效。白鲜皮具有清热解毒、除湿、止痒之作用。鱼腥草归肺经，使湿热从小便而出；白鲜皮归脾胃经，可清除胃肠道之湿热，两药相配，上下作用，共奏祛风除湿止痒之功效。现代药理研究表明：鱼腥草之挥发油具有显著的抗过敏作用，鱼腥草油可拮抗由组胺、乙酰胆碱所致豚鼠离体回肠的收缩。临床上我们常选用鱼腥草20～30g，白鲜皮15g配合治疗湿热内蕴型之荨麻疹。

（4）徐长卿与牡丹皮——治疗血热（血瘀）型急慢性荨麻疹：徐长卿具有祛风止痒、活血之功效。牡丹皮具有清热凉血、活血散瘀之功效。两药合用可增强活血祛风止痒的功效。现代药理研究表明：徐长卿和牡丹皮均含有丹皮酚，其丹皮酚对Ⅰ、Ⅲ、Ⅳ型变态反应均有显著抑制作用，它并不显著影响特异性抗体的形成，但可选择性抑制补体经典途径的溶血性，还可调节细胞免疫功能。故临床上我们常选取徐长卿15g，牡丹皮10～15g配伍治疗血热（血瘀）型之荨麻疹。

（5）乌梅与五味子——治疗阴虚火旺之顽固性荨麻疹：乌梅生津止渴，涩肠止泻，具有清上温下、敛阴的作用，并具有驱蛔作用。五味子性味酸收，苦能清热，咸能滋阴，性温，但温而不燥，具有敛肺滋阴、生津敛汗、宁心安神之功效。乌梅归肝、脾、大肠经，走下焦。五味子入心经。两药合用，上下作用，加强敛阴之效，临床上我们常用乌梅15～20g，五味子10g配伍治疗阴虚火旺、瘙痒剧烈之顽固性荨麻疹及蛔虫性荨麻疹。

以上各药对的使用须在结合辨证论治的基础上根据临床症状灵活使用，方可取得良效。

三、辨 证 论 治

荨麻疹临床表现复杂、病程长短不一，易反复发作，所以治疗根据临床表现，病程长短进行辨证治疗。一般急性荨麻疹多属实证，治以祛风、清热、散寒、凉血、解毒或以清肠胃湿热积滞为主；慢性荨麻疹多属虚证，治以益气固表、滋阴养血润燥、祛风止痒为主。目前急性荨麻疹西药或中医药治疗效果均较理想，但慢性荨麻疹的治疗尚是一个比较棘手的难题。因此我们多采取中西医结合的方法治疗。

1. 风热犯表

主证：风团颜色鲜红灼热，遇风受热后加重，瘙痒甚，好发于暴露部位。伴鼻塞流涕，口干咽痛，大便干结，舌红苔黄，脉浮数。

治法：疏风清热，退疹止痒。

方药：银翘散加减。

金银花15g，连翘15g，竹叶10g，鱼腥草20g，牛蒡子12g，薄荷6g（后下），荆芥10g，浮萍15g，蝉衣10g，芦根15g，甘草3g。

方解：薄荷、荆芥、浮萍、蝉衣，疏风清热退疹；金银花、连翘、竹叶，清热解毒；鱼腥草、芦根、牛蒡子，清肺利水退疹；甘草和药清热。

加减：伴咳嗽痰黄，加桑白皮15g；大便干结，加紫草12g。

中成药：乌蛇止痒丸、银翘解毒片、消风止痒冲剂。

2. 风寒外束

主证：风团颜色淡红或苍白，遇风受凉后尤甚，得暖减轻。伴鼻塞咽痒，咳嗽痰白，周身酸痛。舌淡红，苔薄白，脉浮紧。

治法：疏风散寒，调和营卫。

方药：桂枝麻黄各半汤加减。

桂枝12g，麻黄6g，白芍15g，大枣12g，苏叶12g，防风12g，荆芥穗10g（后下），北杏12g，生姜3片，甘草3g。

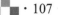

方解：桂枝、麻黄、防风、荆芥穗，疏风解表散寒；白芍、大枣、甘草，调和营卫；苏叶、北杏、生姜，散寒止咳止痒。

中成药：荆防败毒散。

3. 肠胃湿热

主证：出风团与饮食不节有关，伴有腹痛腹泻，或呕吐胸闷。大便稀烂不畅。舌红苔黄腻，脉数或濡数。

治法：清肠利湿，祛风止痒。

方药：土茯苓茵陈汤。

土茯苓 20g，茵陈 20g，金银花 15g，火炭母 20g，布渣叶 15g，山楂 20g，苏叶 8g，枳实 12g，川朴 12g，连翘 12g，甘草 5g。

方解：土茯苓、茵陈、金银花、连翘利湿清热解毒；火炭母、布渣叶清利肠胃湿热；山楂消食导滞；枳实、川朴、苏叶行气消滞止痛；甘草调和诸药。

中成药：湿毒清胶囊、防风通圣丸、一清胶囊。

4. 血热毒盛

主证：见于严重泛发的急性荨麻疹。全身满布风团，颜色鲜红灼热，剧烈瘙痒。伴发热、头痛、烦躁，口干咽痛，大便秘结，小便短赤。舌红苔黄，脉滑数。

治法：凉血清热解毒。

方药：复方水牛角汤。

水牛角 30g（先煎），生地 20g，鱼腥草 20g，紫草 15g，蝉衣 10g，黄芩 12g，牡丹皮 12g，元参 15g，生石膏 20g，赤芍 15g，芦根 15g，甘草 5g。

方解：水牛角、生地、紫草、牡丹皮、赤芍、元参，凉血清热解毒消斑；鱼腥草、紫草、生石膏、芦根、黄芩，清肺泻热；蝉衣疏风清热止痒；甘草解毒调和诸药。

中成药：羚羊角滴丸、清开灵片。

5. 气血亏虚

主证：多见于慢性荨麻疹，风团反复发作，久治不愈。夜晚或劳累时风团加重，四肢困倦，形瘦体弱或虚胖，面色无华。舌质淡有齿痕，苔白，脉细弱。

治法：益气养血固表。

方药：玉屏风散加味。

黄芪 30g，防风 15g，白术 15g，乌梅 20g，煅牡蛎 20g，白芍 15g，蒺藜 15g，乌豆衣 12g，熟地 15g，山萸肉 12g，炙甘草 5g。

方解：黄芪、白术，益气健脾固表；防风、蒺藜，祛风止痒；白芍、乌豆衣、熟地，养血补血；乌梅、山萸肉，酸收敛气固表；煅牡蛎收敛阳气固表；炙甘草温中健脾。

加减：风团夜晚出甚者，加远志 12g，酸枣仁 15g；大便溏烂偏脾虚者，去熟地加怀山药 20g，党参 15g。

中成药：玉屏风散、八珍合剂。

四、外　治　法

1. 外洗

（1）荆芥 30g，防风 30g，川芎 20g，苏叶 20g，黄精 30g，蛇床子 30g，煎水外洗皮损，适用于慢性荨麻疹。

（2）用消炎止痒洗剂、飞扬洗剂外洗，适用于急性荨麻疹。

2. 外搽

用 1%薄荷三黄洗剂、炉甘石洗剂外搽。

五、其 他 疗 法

1. 毫针法

（1）循经取穴：风邪善犯阳经取大椎、血海、足三里；湿邪善犯脾经取脾俞、曲池、足三里；血燥生风易犯肝经取三阴交、血海、行间。

（2）邻近取穴：风团主要发生在头面部取丝竹空、迎香、风池；在腹部取中脘；在腰部取肺俞、肾俞；在下肢取伏兔、风市、足三里、委中。

（3）病因取穴：风热之邪所致者取大椎、风池、百会、委中；肠胃不和所致者取大肠俞、中脘、合谷、足三里。方法：虚证施补法，实证施泻法，针刺得气后留针 10～15 分钟，1～2日 1 次。

（4）经验取穴：①处方 1，大椎。方法：施泻法，针刺深度 1.5 寸，大幅度捻转后不留针，日 1 次，适用于急性荨麻疹。②处方 2，大肠俞。方法：施补法，针刺得气后留针 30 分钟，其间行针 3～5 次，日 1 次，适用于慢性荨麻疹。

（5）针刺与刺血结合法：大椎、天井、血海（双）、悬钟（双）、曲池（双）、曲泽、委中。方法：施平补平泻法，针刺得气后留针 5 分钟，出针后，点刺曲泽、委中，挤出血液少许，日 1 次。此法适用于慢性荨麻疹、胆碱能性荨麻疹。

2. 灸法

取合谷、阳池、曲池、行间、足三里、血海、三阴交。方法：鲜生姜切片贴在穴位上，每穴灸 3～5 壮，日 1 次。此法适用于慢性荨麻疹或寒冷性荨麻疹。

3. 穴位注射

穴位注射：①维丁胶性钙注射液 4ml，在双曲池、血海穴各注射 1ml，隔天 1 次，5 次为 1 个疗程。②盐酸苯海拉明 40mg，注射用水 2ml 混合，双足三里、双血海每穴各 1ml，每日 1次，7 次为 1 个疗程。③黄芪注射液 4ml，双足三里，每穴 2ml，隔日 1 次，7 次为 1 个疗程。④丹参注射液 4ml，双足三里，每穴 2ml，隔日 1 次，7 次为 1 个疗程。

4. 穴位敷贴

穴位敷贴适用于慢性荨麻疹。脐部消毒后，用加味玉屏风散（黄芪 30g，防风 15g，白术15g，乌梅 30g，荆芥 15g，冰片 3g，研为细末）适量，或用加味玉屏风散 10g 加盐酸苯海拉明片 50mg 共研粉末，直接填敷于脐窝部，外贴肤疾宁或普通胶布固定。每天换药 1 次，7 天为 1个疗程。

5. 耳针

（1）耳针法：主穴为肺、荨麻疹区；配穴，寒冷型荨麻疹加刺脑点、枕、交感；风热型荨麻疹加刺心、肝；胆碱能性荨麻疹加刺交感、肾上腺、抗过敏点；蛋白胨性荨麻疹加刺大肠俞、胃；血清病性荨麻疹加刺心、肾、神门。方法：施泻法，针刺后留针 30 分钟，日 1 次。

（2）耳穴电针法：荨麻疹区；方法：针刺后左右接上正负极，其电流以患者能耐受为度，持续 3～5 分钟，日 1 次。

（3）耳针注射法：内分泌、荨麻疹区；方法：常规消毒后，针刺后缓慢推注氯苯那敏 0.1ml（氯苯那敏 10ml，注射用水 2ml 稀释后备用），日 1 次。

（4）耳压法：肺、肾上腺、神门、内分泌、抗过敏点、相应部位；每次取 3～4 穴，将王不留行子贴固在穴位上，并嘱每日自行按压 3～5 次，持续 1 分钟，3 日换 1 次。

（5）耳穴埋针法：荨麻疹区、肺、肾上腺、神门；方法：每次取 2～3 穴，常规消毒后，将揿针刺入，外盖胶布固定，留针 72 小时后拔除，休息 3～4 日后，再施法。

（6）刺血法：①处方 1，后溪；②处方 2，耳背静脉；③处方 3，双耳尖、双中指尖、双足中趾尖。方法：常规消毒后，采用三棱针或消毒后磁片，点刺或砭刺出血少许，2 日 1 次。

6. 自血疗法

抽取自身静脉血 3～5ml，即刻肌内注射，隔天 1 次，5 次为 1 个疗程。此法适用于慢性荨麻疹。

六、养护调摄

（1）积极寻找病因，避免外在诱发因素，如吸入物（花粉、屋尘、动物皮屑、油漆、杀虫喷雾剂等）、物理因素（压力、冷热、日光照射等）、药物、精神刺激和过度劳累等。

（2）注意饮食调理，忌食辛辣酒类，对某些食物特别是蛋白质一类食物，如鱼、虾、蟹、牛肉、牛奶、蘑菇、竹笋及其他海味宜忌食，若曾有过敏者应禁食。

（3）注意排除合并慢性感染（幽门螺杆菌、寄生虫等）及其他疾病（系统性红斑狼疮、甲状腺疾病等）。

（4）食疗

1）冬瓜皮 20g，黄菊花 15g，赤芍 12g 放入锅内加适量水煎煮 20～30 分钟，弃渣取汁调入蜂蜜当茶饮，每日 1 次，7 天为 1 个疗程，适用于荨麻疹风热束表者。

2）米醋 100ml，木瓜 60g，生姜 9g，放入砂锅中煮，待醋干后，取出木瓜、生姜食用，分早、晚两次吃完，7 天为 1 个疗程，适用于荨麻疹风寒束表者。

3）生地 18g，鼋鱼 1 只，加水 200ml 共炖至熟，再放苏叶 10g 稍煮片刻即成，饮汤吃鼋鱼，每日 1 次，7 天为 1 个疗程，治疗荨麻疹阴虚火旺者。

4）红枣 250g，猪胰 1 个，食盐适量，加水炖熟，饮汤，吃猪胰，红枣。每日 1 次，2 个月为 1 个疗程，治疗荨麻疹气血不足者。

七、名家医案

案 1 陈某，女，25 岁。初诊时间：2012 年 10 月 16 日。

主诉：全身起红斑风团伴瘙痒 2 年，加重 2 天。

病史：患者全身反复起红斑、风团，伴瘙痒。曾间断治疗，但反复发作。2 天前因进食海鲜后双手指关节起红斑、风团，瘙痒剧烈，渐延及全身，遇冷加重，24 小时后能消退，遂到我科门诊就诊。

四诊摘要：现全身散见淡红斑、风团，此起彼伏，伴瘙痒，间见抓痕，恶寒，遇冷皮疹加重，眠一般，二便调，舌淡苔白脉细。专科检查：全身散见淡红斑、风团。皮肤划痕症阳性。

西医诊断：荨麻疹。

中医诊断：瘾疹（卫气不固）。

治则治法：益气固表祛风，佐以化湿清热。

中药处方：玉屏风散加减。黄芪15g，白术15g，防风15g，苏叶15g，徐长卿15g，丹皮15g，生地15g，牡蛎30g（先煎），苦参15g，地肤子15g，蝉蜕10g，甘草10g。水煎内服，共7剂。

二诊：皮疹消退，偶有新起皮疹，口干，恶寒较前减轻，舌脉同前，去苦寒之苦参，改五味子养阴，北芪加量以益气固表祛风。黄芪30g，白术15g，防风15g，苏叶15g，徐长卿15g，丹皮15g，生地15g，牡蛎30g（先煎），五味子15g，地肤子15g，蝉蜕10g，甘草10g。水煎内服，共7剂。

三诊：皮疹无发作，观其脉证仍与玉屏风之方义相合，遂嘱续服1个月，以资巩固。

嘱患者注意保持皮肤清洁，忌热水及肥皂等刺激性因素。尽量避免穿纤维类衣物。忌辛辣刺激性食物及易引起过敏食物如公鸡、鲤鱼、鲮鱼、虾、蟹、牛羊肉、榴梿、杧果、菠萝、鹅肉、鸭肉、竹笋等。

按语：荨麻疹的发病与素体禀赋不耐，加之风、湿、热诸邪侵犯皮肤有关。一般急性发作以风、湿、热蕴肌肤为主，此患者为慢性病程，皮疹淡红不鲜、遇冷加重，舌淡红苔白脉细皆是卫气不固、外感风邪的表现。本虚为肺卫肌表不固，风邪乘虚而入而致；标实急性发作，局部皮疹提示有风湿热蕴于肌表。治以益气固表祛风，佐以化湿清热，方选玉屏风散加味，黄芪、白术益气固表，以治其本；苏叶、防风、徐长卿、苦参祛风止痒以治其标；丹皮、生地凉血祛风；蝉蜕、地肤子祛风清热利湿止痒，牡蛎以潜镇止痒，可防宣透太过。全方扶正以祛邪，使卫气充而营卫和，风邪解而难以再犯，故患者皮损消退、瘙痒缓解，未见复发。

案2 陈某，男，20岁。

主诉：全身反复性出现风团4年。

病史：发作时以四肢多见，晨起或遇风增多，自诉天冷骑摩托车时尤为加重，由于工作原因而未作治疗。

四诊摘要：就诊时仍可见淡红色风团存在，痒甚，大小便正常，舌淡红边略有齿印，苔薄白脉细。

西医诊断：荨麻疹。

中医诊断：瘾疹（卫气不固）。

治则治法：益气固表祛风。

中药处方：玉屏风散加减。北芪30g，防风15g，白术15g，乌梅20g，牡蛎20g，白芍15g，白蒺藜15g，熟地12g，鸡血藤20g，乌豆衣12g，僵蚕12g，炙甘草10g。

二诊：首次服用10剂，患者自诉症状减轻，发作次数减少，大小便正常，舌质淡红，苔薄脉弦，原方去僵蚕、白蒺藜，加丹参20g，继服10剂，患者自诉症状消失，继服上方。

三诊：10剂巩固治疗，追踪半年无复发。

按语：患者日久反复发病，导致气血虚弱，肌表不固，治疗运用玉屏风散，同时佐以重镇味酸的收敛固表之品。据现代医学认为，本病为变态反应性疾病，治疗以抗过敏为主，而中草药中不少有抗过敏作用，黄芪益气固表，有增强细胞免疫的功能；防风、乌梅等有抗过敏作用，丹参可降低毛细血管通透性并有抗组胺作用，甘草有抗炎、抗过敏和皮质激素样作用，它们都有抑制组胺释放作用，实际上是目前治疗荨麻疹的首选药物。

（甄庆育　林　颖）

参 考 文 献

陈达灿，李红毅，欧阳卫权.2013.禤国维临床经验集.广州：广东科技出版社：294-300

陈达灿，禤国维.2000.皮肤性病科专病.北京：人民卫生出版社：208-229

陈丽仪，郭元琦.2005.薄氏腹针治疗慢性荨麻疹近期疗效观察.首届腹针国际学术研讨会，25（11）：768

范瑞强，邓丙戌，杨志波.2008.中医皮肤性病学.北京：科学技术文献出版社，374-384

范晓华.2012.中西医结合治疗慢性荨麻疹120例.吉林医学，33（9）：27

黄芳英，周艳.2010.耳穴埋籽治疗慢性荨麻疹51例.浙江中西医结合杂志，20（10）：614

沈林贤.2002.穴位注射治疗荨麻疹108例.中国社区医师，18（16）：34

史成敏，高丽华，宋修亭.2000.耳穴割治治疗慢性荨麻疹86例.时珍国医国药，（9）：32

郑建宇.2008.耳穴刺络放血法配合穴位自血疗法治疗慢性荨麻疹78例.右江民族医学院学报，（1）：95

周新成.2000.自血穴位注射治疗慢性荨麻疹22例.河南中医，（2）：24

第十四章　药物性皮炎（药毒）

药物性皮炎又称药疹，是药物通过口服、注射、吸入等途径进入人体后引起的皮肤、黏膜炎症反应，严重者可引起器官功能损害。根据皮损形态、分布部位，可分为多种亚型，如荨麻疹型、多形红斑型、紫癜型、固定型、剥脱性皮炎型等。可以引起药物性皮炎的药物很多，最常见的有抗生素类药物、解热镇痛药等。

本病属于中医学"中药毒"的范畴。古代医家对药物毒早有认识，如明代陈实功《外科正宗》就有砒霜中毒的描述，"砒毒者，阳精大毒之物，服之令人脏腑干涸，皮肤紫黑，气血乖逆，败绝则死"。《诸病源候论》云："凡药物云有毒及有大毒者，皆能变乱，于人为害，亦能杀人，但毒有大小，自可随所犯而救解之。"《疡医大全》曰："<脉诀>曰：人中百药毒伤……洪大而迟者生，微细而数者死。"张仲景《伤寒杂病论》曰："蜀椒闭口者有毒……急治之方：肉桂煎汁饮之。"其详细记载了中药毒的症状、表现及解毒方法。《儒门事亲》曰："凡药皆毒也……虽甘草、人参，不可不谓之毒，久服必有偏胜。"凡能疗病之药皆有毒，毒即药也，药则毒亦。药可疗病，以毒为能，所谓毒者，以气有偏，若久用多用，亦可使脏气偏。若药不对证，性质平和药也会损害身体，故俗有"凡药三分毒之说"。《诸病源候论》中对"风毒肿"的记载也类似本病，"风毒肿者，其先赤痛飙（注：暴风）热，肿上生来浆（注：水疱渗出），如火灼是也"。因其来势暴速，如风暴之突然而起而得名。由于气候、环境的影响，造就了岭南人独特的体质特征。岭南医家对岭南地区药物性皮炎患者的病因、病机、证候有其独特见解，在长期临床实践中积累了一定的经验，在辨证治疗和预防调摄方面有其特殊性。

一、病 因 病 机

《内经》云："有诸内必形诸外。"中医认识本病，亦可从内外因着手。本病内因为先天禀赋不足，体质不耐；外因即外来"毒邪"侵入机体。本病主要是由于人体先天禀赋不耐，药物毒邪内侵脏腑，化湿、化热、化火，入血伤营，外发于皮肤所致。此外，后天调养条件包括机体所处环境、气候、饮食等，也是影响疾病发生、发展及预后的重要因素。

1. 先天禀赋不足，体质不耐

张景岳在《类经·疾病类》中指出："夫禀赋为胎元之本，精气之受于父母者是也。"此处说明禀赋取决于先天。陈复正《幼幼集成》说："禀肺气为皮毛，肺气不足，则皮薄怯寒，毛发不生。禀心气为血脉，心气不足，则血不华色，面无光彩。受脾气为肉，脾气不足，则肌肉不生，手足如削。受肝气为筋，肝气不足，则筋不束骨，机关不利。受肾气为骨，肾气不足，则骨节软弱，久不能行。此皆胎禀之病，随其脏气而求之。"可见先天禀赋在人体体质的形成过程中起着关键性的作用，并与后天体质的强弱及疾病的发生、发展有着十分密切的联系。这一特点，在过敏相关的皮肤病中常可见到。如《诸病源候论》说："漆有毒，人有禀性畏漆，但见漆便中其毒……亦有性自耐者，终日烧煮，竟不为害也。"由于不同个体先天禀赋不同，对外界物质的反应有差异。药物性皮炎为药物毒所致，不同个体对同种药物的反应、同一个体对不同药物的反应，均因先天禀赋的差异而不同。因此，本病的发生与体质因素密切相关，多由禀赋不耐引起。

2. 药物毒邪侵袭，入血伤络

毒邪是一种从外感受的特殊致病因素。引发皮肤病的毒邪，除了食用或接触剧毒物质（包括药物、化学制剂、有毒食物等）所致的毒性反应，还可能蕴藏在普通食物、药物、动物、植物及自然界六气之中，这些"毒邪"作用于人体后，大部分人不发病，只有部分人发病。由于先天禀赋不足，体质不耐某些药物，不慎服用后，药物毒邪内侵脏腑，随自身体质特点不同，可化为风毒、湿毒、火毒等，导致气血凝滞，血络损伤，毒邪外发于皮肤，引起皮肤黏膜的损害，伴瘙痒或疼痛。或化为风毒，入血伤络，多见红斑、丘疹、风团；或与体内湿邪相结，湿毒蕴结肌肤，多见水疱、糜烂、渗液；或内攻脏腑化火，火毒入血伤营，可引起高热，全身泛发红斑、肿胀、脱屑或大疱渗液，或黏膜糜烂伴疼痛。

3. 久居岭南湿地，湿邪蕴阻

岭南地区以湿邪为六淫之首。这是由岭南地区特有的自然地理环境和气候特点所决定的。岭南属于亚热带季风海洋性气候，长年受东南或偏南之暖湿气流影响，多雨潮湿，空气湿度常年偏高。岭南湿邪的形成除受海洋暖湿气流影响外，还受日照地表高温蒸发而来的湿气及过食冷饮海鲜伤及脾胃致湿从内生的影响。"三因"相合，致使岭南地区六淫致病是以"湿邪"为多。中医学认为湿邪有四大特性：湿性重浊，湿性黏滞，湿性趋下，湿为阴邪。岭南湿邪缠绵，损阳困脾，亦易化热成毒；且湿多兼化，从阴则化浊，从阳则伤津。岭南地区特有的自然地理环境、气候特点和饮食生活习惯，形成了岭南人群体质特征以湿热、阳热、阴虚、脾虚为主，具有明显的地域特点。这对疾病的发生发展、病情演变及预后均有不可忽视的影响。岭南地区药物性皮炎患者，多因体内湿邪内生，不慎与毒邪结合，形成湿毒，蕴结肌肤而发病，病久易耗气伤阴。

二、治疗特色

岭南医家黄耀燊认为，药疹的主症是发热、发疹、口干渴、舌质红绛、脉数，具有急证、热证的特点，故属于温病辨证的范畴。按照卫、气、营、血的辨证原则，分为肺卫风热型、血分气盛型和气营两燔型，分别采用疏风清热、凉血解毒、气营两清的治疗原则，后期或恢复期采用养阴清热、生津润燥之法。岭南医家禤国维认为，本病初期以血分热盛为主，治当以清热凉血解毒为法，结合岭南湿邪特点及病机变化特点，随证加减变化。病至后期，毒热伤阴，正虚邪恋，易致气阴两虚，亦采用益气养阴清热之法。

药物性皮炎虽临床皮损形态多样，"治病必求于本""有诸内必形诸外"，只要正确认识疾病病因，抓住核心病机，辨证论治，往往获效。本病系机体先天禀赋不足，不耐药物毒邪侵袭，或与体内湿浊结合，或化湿、化热，湿热毒邪蕴结，入血伤营，外发于肌肤所致，甚者内攻脏腑，久则耗气伤阴，阳无所附，浮越于外，病重危殆。岭南医家认为本病以入血伤络为要，以"毒""湿""热"为标，禀赋不耐为本，治当从血、毒、湿论治，结合岭南气候、环境、饮食特点，灵活应用岭南特色草药。

1. 从血论治，解"毒"祛邪

禤教授强调"中医治病，以和为贵"，解毒祛邪是针对外因的和法。其中所论之"毒"，除了包括药物毒、动物毒、食物毒等致病性毒，还包括风、火、暑、湿、燥、寒等致病邪气，也包括机体内在痰、湿、瘀等病理产物。这些致病因素可导致疾病的发生、发展、变化。皮肤、黏膜属表，禀赋不足者易感自然界各种"毒"，导致人体阴阳失衡，因此，必须得祛除病邪，再根据何处不足而调之，方能恢复机体阴阳平衡的状态。

疾病初期，血热毒甚，可见皮肤或黏膜散在皮疹，疹色鲜红，甚或有紫癜、血疱、大疱，舌红，苔黄，脉弦滑数等。此乃毒邪内侵，蕴毒郁而化火，入血伤营，外发于肌肤的表现，当从血分论治，解"毒"祛邪，褟教授多年临床实践，善用自创的皮肤解毒汤随证加减治疗本病。皮肤解毒汤由《续名家方选》"从革解毒汤"化裁而出。从革解毒汤药味组成为"银花、土茯苓各二钱，川芎一钱，莪术、黄连各七分，甘草二分"。其为"治疥疮始终之要方……凡疥疮，不用他方，不加他药，奏效之奇剂也"。褟教授认为"金曰从革"，从革乃肺主皮毛之意，故从革解毒汤即皮肤解毒汤也。经临床反复实践，针对岭南地区的发病特点，创出"皮肤解毒汤"治疗毒性皮肤病，包括过敏性皮炎、荨麻疹、湿疹、药物性皮炎等。此方由乌梅15g，莪术10g，土茯苓20g，紫草15g，苏叶15g，防风15g，徐长卿15g，甘草10g组成。其核心四味药为紫草、土茯苓、莪术、乌梅。其中紫草凉血，功能透解血分热毒；土茯苓祛湿，专祛肌肤筋骨间湿毒；莪术破血化瘀，专祛瘀毒；乌梅润燥生津，《本经》曰："偏枯不仁，死肌……恶肉。"《别录》记载"利筋脉，去痹"，《本草纲目》曰："解鱼毒。"全方关键在于解毒，解除外犯之毒和内蕴之毒。临床中常随证加减，合理配伍，灵活运用。如知母配乌梅可加强滋阴解毒之功；石上柏、九节茶配莪术可加强活血解毒之功；川草薢、白鲜皮、绵茵陈配土茯苓可加强利湿解毒之功；生地、重楼、半边莲、鱼腥草配紫草可加强清热凉血解毒之功；蒲公英、葛花配苏叶可加强解食积酒毒和鱼虾毒之功；苦参、地肤子、白蒺藜配防风可加强祛风解毒之功；当归、川芎、地龙干、全虫配徐长卿等虫类药可加强活血通络解毒之功。药疹初期，血分热盛，均可用皮肤解毒汤进行辨证加减，兼有风热者，合银翘散；兼有湿毒者，合草薢渗湿汤；若火毒炽盛者，合犀角地黄汤。

2. 从湿论治，善用特色岭南药

孙思邈在《备急千金要方》中提及："凡用药皆随土地所宜，江南岭表，其地暑湿，其人肌肤薄脆，腠理开疏，用药轻省。关中河北，土地刚燥，其人皮肤坚硬，腠理闭塞，用药重复。"其体现了中医因地制宜的思想。岭南地处亚热带，阳光雨水充足，植物生长茂盛，种类繁多，于是形成了别具地方特色的岭南本草。而岭南人久处湿热之地，天气炎热，雨湿偏盛，地卑雾障，渐而形成岭南人体质特点。岭南致病，湿邪为首，当地医家称之为"湿气"。湿为阴邪，重浊黏滞，容易损脾困阳，湿多兼化，从阴则化浊，从阳则伤津，因此，岭南医家治疗药物性皮炎，善从湿论治，且多虚实夹杂，辨证施治过程中当辨清主次，灵活应对。对于阴虚夹湿者，常用麦冬、生地、土茯苓、龟甲等滋阴除湿；对于湿热蕴结者，常用土茯苓、茵陈、鱼腥草、竹叶等清热利湿；对于湿毒蕴结者，常用金银花、土茯苓、蒲公英、白鲜皮等利湿解毒；对于脾虚湿蕴者，常用白术、茯苓、山药、扁豆、薏苡仁等健脾利湿；对于风湿热盛者，常用防风、徐长卿、蛇床子等祛风除湿。

"一方水土养一方人，一方草药治一方病"，岭南医家治湿常以花入药，最常用的有木棉花、鸡蛋花、扁豆花、金银花、槐花、葛根花、荷花等。此外，脾喜燥恶湿，当注意顾护脾胃，可用布渣叶、火炭母、佩兰、焦山楂、炒神曲等清热利湿、消食导滞之品，使补而不滞，清利而不伤正。

三、辨 证 论 治

根据药疹的病因病机、病程初期、病程后期阶段的不同进行辨证分型。初期以血分热盛为主，可兼风热、湿热、火毒等；病至后期多为气阴两伤型。总的治疗法则是初期以清热凉血为主，兼以祛风、利湿、解毒；后期宜益气养阴清热。

1. 血分热盛型

主证：皮肤或黏膜发疹，疹色鲜红或紫红，甚或有紫癜、血疱、大疱等，伴发热、烦躁、口干、大便干结、小便短赤或血尿，甚至神昏谵语。舌红绛，苔黄，脉弦滑数。

治法：清热凉血。

方药：皮肤解毒汤合清营汤加减。

乌梅15g，莪术10g，紫草10g，土茯苓20g，徐长卿15g，防风15g，水牛角20g（先煎），生地20g，玄参12g，黄连10g，赤芍15g，丹皮20g。

方解：皮肤解毒汤为禤国维教授自拟方，方中取乌梅滋阴解毒，紫草凉血透疹解毒，莪术祛瘀解毒，土茯苓利湿解毒，徐长卿通络解毒，防风祛风解毒。清营汤出自《温病条辨》，方中水牛角、黄连清心凉血解毒，生地、玄参清热滋阴解毒，加赤芍、丹皮清热凉血、活血散瘀。

加减：风热重者，皮疹多见于上半身，泛发红色丘疹、斑丘疹或风团块，瘙痒明显，多见于麻疹和猩红热样型、荨麻疹型药疹，加黄芩、牛蒡子、荆芥、桑叶等，或合银翘散加减。湿热重者，皮疹多见于下半身，皮肤潮红、肿胀，多见水疱、大疱、糜烂、渗液，多见于固定红斑型、湿疹皮炎型和多形红斑型药疹，加龙胆草、车前子、茵陈、萆薢、地肤子、白鲜皮、蒲公英、泽泻等，或合萆薢渗湿汤加减。气分热盛者加石膏、知母等。

中成药：皮肤病解毒丸、羚羊角滴丸等。

2. 气阴两伤型

主证：见于重型药疹的后期，皮疹暗红，大片脱屑。神疲乏力，低热烦渴，口干唇燥，大便干结。舌红少苔，脉细数。

治法：益气和胃，养阴清热。

方药：生脉饮加减。

太子参25g，麦冬20g，五味子12g，生地20g，石斛15g，玄参15g，丹皮12g，沙参15g，薏苡仁15g。

方解：太子参、麦冬、五味子，为生脉饮原方，益气养阴生津；加生地、石斛、玄参、丹皮，清热养阴、清解余毒；沙参、薏苡仁，润肺健脾养阴。

加减：低热不退者加地骨皮、青蒿（后下）；脾气虚弱者加黄芪、党参、怀山药等。

中成药：生脉饮注射液。

四、外 治 法

（1）皮损以红斑、丘疹为主，无水疱或水疱较少，无明显渗出者，可用肿节风、白花蛇舌草、白鲜皮、地肤子、荆芥煎汤外洗，每次15～20分钟，每日1～2次；或紫草油外擦皮损处，每日2～3次。

（2）皮损以水疱、大疱、糜烂、渗液为主者，可用大黄、枯矾、石榴皮、苦参、蒲公英煎汤外洗，每次 15～20 分钟，每日 1～2 次；或用马齿苋、苦参、大黄煎汤湿敷，每次 15～20 分钟，每日 2～3 次。

（3）外阴黏膜糜烂者，可用紫草油、甘草油等外擦，每日 3～4 次。

（4）口腔黏膜糜烂者，可用金银花、淡竹叶、甘草煎汤后漱口，每日 2～3 次，或双料喉风散外喷，每日 2～3 次。

五、其 他 疗 法

1. 针刺疗法

主穴选用内关、曲池、血海、足三里，配穴选用合谷、尺泽、曲泽、三阴交、委中，行补泻手法，初期用泻法，后期用补法，留针半小时。

2. 刺血疗法

用三棱针消毒后在耳垂前或耳垂后或耳尖，速刺出血，隔天 1 次，10 次为 1 个疗程。

3. 耳穴压豆法

主穴选取肺、脾、内分泌等，将中药王不留行药粒置于小块胶布中央，然后贴在穴位上，嘱患者每天按压穴位数次，每次压 5～10 分钟，10 日为 1 个疗程。

六、养 护 调 摄

（1）尽早明确并及时停用致敏药物，避免再次使用致敏药物或者化学结构类似的药物，减少药物过敏反应的发生。

（2）往后就诊时应及时告知医务人员既往药物过敏史，避免使用相同和化学结构相似的药物。

（3）发病期间，应忌食辛辣、鱼虾、海鲜、羊肉、牛肉等肉类，以及菠萝、杧果、榴梿等水果。

（4）注意对皮损的护理，尤其是口腔、外阴等部位，避免引起继发性感染。忌用热水烫洗或用肥皂等刺激物清洗患处，皮损局部不滥用刺激性药物或化妆品，同时应避免搔抓；口腔黏膜损害者应进食低温、软质的食物。

（5）结合岭南气候环境特点，对于湿甚者，可用金银花、菊花、槐花、木棉花、鸡蛋花，煎汤代茶饮，即五花茶，具有清热、解毒、去湿的功效。

（6）食疗：粉葛煲汤、玉米煲汤、土茯苓煲汤、木棉花陈皮粥、薏苡仁粥、山药粥等。

七、名 家 医 案

张某，男，31 岁。

主诉：全身起红斑、丘疹伴瘙痒 5 天。

病史：患者约 1 周前因牙痛服用对乙酰氨基酚缓释片，后出现颜面部、躯干、四肢起红斑、丘疹伴瘙痒，双眼结膜充血，无视物模糊，口干，无口苦，胃纳、睡眠可，小便黄，大便正常。未曾诊治，遂来诊。

四诊摘要：颜面、躯干、四肢散在鲜红斑、丘疹，躯干皮疹密集分布，未见水疱、糜烂、渗液；双眼结膜充血。舌质红，苔薄黄，脉弦。

中医诊断：中药毒（血热证）。

西医诊断：药物性皮炎。

治则：清热凉血，滋阴解毒。

处方：①乌梅 15g，莪术 10g，紫草 10g，土茯苓 20g，生地 20g，水牛角 20g（先煎），赤芍 15g，丹皮 15g，甘草 10g，紫苏叶 15g，徐长卿 15g，北沙参 15g，共 5 剂，日 1 剂，水煎内服。②盐酸西替利嗪片，10mg，口服，每晚 1 次。③皮肤康洗液，稀释后湿敷或外洗。

二诊：治疗 5 天后复诊，颜面、躯干、四肢皮疹较前消退，可见散在少许淡红斑，伴轻微瘙痒，双眼结膜充血缓解，仍口干，无口苦，纳眠可，小便正常，大便偏烂。舌淡红，苔薄黄，脉弦。

处方：上方去紫草、水牛角，加薏苡仁 20g，芡实 15g，茯苓 15g，共 7 剂，日 1 剂，水煎内服。

后电话随访，皮疹已消退，无诉不适。

按语：本案例患者，四诊合参，辨证属于血热，夹风热，治以清热凉血解毒为主，兼祛风祛湿，以皮肤解毒汤合犀角地黄汤加减。方中乌梅滋阴解毒，莪术祛瘀解毒，紫草、生地、水牛角、赤芍、丹皮清热凉血解毒，土茯苓解毒利湿，紫苏叶祛风解毒，徐长卿解毒通络，北沙参养阴生津，甘草调和诸药。患者皮疹分布密集，颜色鲜红，舌红苔黄，乃血分热盛之象，热盛伤津，故见口干、小便黄。初期当以清热凉血解毒为法。二诊时根据患者舌质变淡，大便偏烂，考虑热象渐退，且岭南地区体质因素影响，患者脾气亏虚，湿困中焦，前方去紫草、水牛角等寒凉药物，加薏苡仁、芡实、茯苓以健脾祛湿。《脾胃论》云："脾胃之气既伤，而元气亦不能充，而诸病之所由生也。"脾胃为后天之本，在疾病后期应注意顾护脾胃，扶正固本。

（郑伟娟）

第十五章　红斑狼疮（红蝴蝶疮）

红斑狼疮（lupus erythematosus，LE）是经典的自身免疫性疾病，也是一种病谱性疾病，病谱的一端为盘状红斑狼疮（DLE），另一端为系统性红斑狼疮（SLE），其间有亚急性皮肤型红斑狼疮、深部红斑狼疮等亚型。红斑狼疮发病多较缓慢，临床表现复杂、变化多端。盘状红斑狼疮损害以局部皮肤为主，系统性红斑狼疮常累及多个组织及脏器系统。近年来本病患者有日渐增多的趋势，其中我国系统性红斑狼疮的患病率为（10～100）人/10 万人，女性发病率明显高于男性[（7～10）∶1]；盘状红斑、蝶形红斑、光敏感、血液中有多种自身抗体等为本病特征。本病属于中医学"红蝴蝶疮""马缨丹""日晒疮""痹证""水肿""心悸""胁痛""温热发斑"等范畴。

一、病 因 病 机

岭南医家认为本病总由先天禀赋不足，肝肾亏虚，虚火上炎所致。因肝主藏血，肾主藏精，精血不足，易致阴虚火旺，虚火上炎，兼因腠理不密，外邪入侵，两热相搏，热毒入里，瘀阻脉络，内伤及脏腑，外阻于肌肤所致。盘状红蝴蝶疮多由热毒蕴结肌肤，上泛头面而生；热毒内传脏腑则发为系统性红斑狼疮。热毒炽盛，燔灼营血，阻隔经络，则可见高热，肌肉瘦削，关节疼痛；邪热渐退，阴虚火旺，则又多表现为低热，疲乏，唇干舌红，盗汗；肝气郁结，久而化火，而致气血凝滞；病久可致气血两虚而致心阳不足；病的后期每多阴损及阳，阴阳失调，累及脏腑，以致脾肾阳虚，水湿泛滥，膀胱气化失权而见便溏溲少，四肢清冷，下肢甚至全身浮肿等症；热毒炽盛之证可以相继或反复出现，甚或热毒内陷，热盛动风。本病多虚实夹杂，常因劳累、外感、情志失调、创伤、日照、药毒、产后等引发。

（一）气候炎热，易外感热邪

岭南地区的地理位置较我国其他地区更接近赤道，所处纬度低，受太阳辐射量大，常年炎热，正所谓"南方属火，火热炎上"。独特的气候环境致使人们更容易受到热邪的入侵，加上气温较高，腠理不密，更易外感热邪。热毒蕴结肌肤，上泛头面，发为盘状红蝴蝶疮；热毒内传脏腑则发为系统性红斑狼疮。故红蝴蝶疮急性期以热毒炽盛证为多见，与岭南炎热的环境因素有密切的联系。

（二）体质易阴虚火旺

岭南地区气候炎热，正如《太平圣惠方》云："岭南土地卑湿，气候不同，夏则炎热郁蒸，冬则温暖无雪。"人们长期在这种环境下劳作起居，动辄"腠理汗出"，长此以往，将会致使阴津亏耗。加之岭南饮食文化丰富多彩，其中不乏辛辣燥热之品，又或是喜食肥甘厚腻，积久化热，耗伤阴津。另外，岭南地区经济发展快速，生活节奏较快，人们工作压力较大，易致情志抑郁或急躁易怒，肝郁化火，又将加重内火之亢盛。总而言之，岭南地区特有的气候及饮食生活习惯，使长期居住此地的人们极易形成阴虚火旺的体质。这种不良的体质或将成为红蝴蝶疮发生、发展的隐患所在。

二、治 疗 特 色

（一）滋阴补肾，调和阴阳

　　红蝴蝶疮在岭南地区较为多发，岭南皮肤病专家禤国维教授认为本病发病无论外感、内伤，或饮食劳欲情志所诱，诸多因素必本于机体正气亏虚，肾元不足。肾为先天之本，水火之宅，亦为一身阴阳之根本，肾虚不足，百病由是而生。先天禀赋不足，肾阴虚损，热毒内炽，是导致本病的主要原因。《景岳全书》曾云："肾水亏，则肝失所滋而血燥生；肾水亏，则水不归源而脾痰起；肾水亏，则心肾不交而神色败；肾水亏，则盗伤肺气而喘嗽频……故曰：虚邪之至，害必归肾；五脏之伤，穷必归肾。"肾虚时五脏六腑皆不足，邪毒易侵犯各脏，血属阴，气属阳，阴阳不调，则血流不畅，故易造成气血失运而致经络阻滞，形成经脉滞涩；水亏火旺，津液不足，肤失濡养，腠理不密，遇日光照射邪毒化火，迫血妄行则发生红斑。或因久病失养，耗伤气阴致使虚火内生、内燥出现。

　　因此，本病虽病情多变、病机复杂，但总属真阴不足，火热内盛。结合岭南地区人们阴虚火旺的体质特点，补肾滋阴应为其治疗前提，尤其在该病慢性活动期，患者以阴虚内热最为常见，并可由阴虚内热转为气阴两虚、脾肾两虚、阴阳两虚。治疗应以养阴固本贯穿始终。养阴的含义有补阴、清热、生津、润燥四个方面。禤教授常选用生地、麦冬、玄参、石斛、炙龟甲、玉竹、炙鳖甲、枸杞子、南沙参、北沙参、太子参、芦根、知母等滋肾补阴、养血柔肝之品以固其本，喜用六味地黄丸、杞菊地黄丸、左归丸、大补阴丸、增液汤、沙参麦冬汤等方。临证常以六味地黄加青蒿、薄盖灵芝、生地、益母草等为基本方，随证加减治疗红蝴蝶疮。方中生地味甘、微寒，气薄味厚，沉而降，归心、肝、肾经，具有滋阴清热、凉血补血之功。熟地味甘、性温，能补血滋阴，益精填髓。四物、六味以之为君，其性沉降静守，能平其躁动上升之虚火。益母草活血化瘀、调经、利水，传统常用于妇科经、产诸疾，近来亦用于肾脏疾病的治疗，对于利尿消肿、改善肾功能有效。应用六味地黄汤加味，以阴配阳，诸药配伍，补虚泻实，标本兼顾，补而不滞，泻而不虚。正所谓："疏其血气，令其调达，以致和平。"当然红蝴蝶疮临床表现错综复杂，证型较多，在推崇养阴大法的同时，也可依据临床不同症状，配清热、活血、祛风、益气、补肾、养血、利水、安神诸法，灵活运用。

（二）从毒论治

　　本病虽以肾虚为本，但常见诸多毒瘀标实之象。人体是一个有机的整体，本病因禀赋不足，或七情内伤，或劳累过度，以致阴阳失衡，气血失和，经络受阻。又因岭南地区人群受地理环境影响，腠理不密，日光暴晒，更容易为热毒所侵袭。外受热毒，热毒入里，瘀阻脉络，而内伤脏腑，外阻肌肤，发为本病。禤国维教授认为，该病发生在岭南地区，应从病因病机上重视毒邪致病，治疗上重视解毒祛邪，这不仅是发扬中医病因学说中传统理论的关键，更是提高疗效的关键。

　　从本病最常见的临床征象"颜面红斑，身热起伏，脱发，面赤潮红，腰膝酸痛，劳则加重，头目眩晕，女子月经不调，经色紫暗，或经来腹痛，甚则闭经，反复口舌生疮，肌肤瘀点、瘀斑，舌质暗红或有瘀点，苔黄，脉细数"等症状也体现了毒邪致病的特点。若病情反复不愈，热毒壅遏不解，内伤脏腑，阻碍气血，耗伤津液。病程越久，蕴毒越深。故"毒"邪致病之机需要重视，补肾阴，解瘀毒，标本兼治乃切合病机之良策。

禤国维教授经过临床实践，在辨证基础上构建了"皮肤解毒汤"，由乌梅、莪术、土茯苓、紫草、苏叶、防风、徐长卿及甘草组成。方取乌梅滋阴解毒，莪术祛瘀解毒，土茯苓利湿解毒，紫草凉血透疹解毒，苏叶解鱼虾毒，防风祛风解毒，徐长卿通络解毒，甘草善解药毒。全方关键在于解毒，解除外犯之毒与内蕴之毒。随证可根据各种毒邪之轻重加减药物，如知母配乌梅可加强滋阴解毒之力；石上柏、九节茶配莪术可加强活血解毒之力；川草薢、白鲜皮、绵茵陈配土茯苓可加强利湿解毒之力；生地、重楼、半边莲、鱼腥草配紫草可加强清热凉血解毒之力；蒲公英、葛花配苏叶可加强解食积酒毒和鱼虾毒之力；苦参、地肤子、白蒺藜配防风可加强祛风解毒之力；当归、川芎、地龙干、全虫配徐长卿等可加强活血通络解毒之力。该方不仅适用于红蝴蝶疮，亦广泛适用于难治性皮肤病的治疗，临床根据患者病情变化随症加减即可。

（三）防治结合，中西并举

岭南地区运用中医中药治疗疑难性皮肤疾病极具特色，疗效颇佳，然而系统性红斑狼疮常累及多个脏器系统，病情重、发展快、预后差，有时会出现危急症候，临床应用西药的抢救措施是很有必要的。目前激素和免疫抑制剂等是治疗该病的有效方法，但长期大剂量应用有一定的副作用，有时甚至大于其治疗作用。辨证施治是中医药治疗的一大特点，是中医药治疗的精华，可明显减少激素的副作用，提高患者的生存质量，但并不能完全取代激素等西药。因此禤教授强调，临床实践中应实事求是，重实际疗效，提倡中西结合治疗。值得注意的是，近年在本病中西医结合的治疗领域中，要注意雷公藤的毒性，不可忽视它对肝、肾、骨髓及免疫系统的远期不可逆的毒性损害。且本病不单纯是治疗问题，而应是治中有防，防中有治，必须强调防治结合，尤其强调各内脏损害的早期发现，早期治疗。主张在疾病初期、病情活动期，有高热、关节痛、斑疹等症状者，以激素治疗为主，迅速给药，保护重要脏器，同时采用清热解毒凉血护阴的中药。待病情控制后，由于炎症病变的破坏与消耗，机体抵抗力降低，加之大剂量应用激素，引起机体的代谢和内分泌紊乱、水及电解质平衡失调。从中医角度看是毒热耗伤阴血，体内气血两伤，产生如神倦乏力，心烦不眠，五心烦热，低热缠绵，自汗盗汗，舌红少苔等症状，辨证为肾阴血阴亏耗，气阴两伤，阴阳失调。治宜扶正祛邪，养阴益气，调和阴阳。此时应以中药为主，调节整体阴阳气血及脏腑功能，增强免疫力。在患者早期而症状较轻、病情较稳定时，多单纯应用中药或以中药为主进行治疗，避免或减轻激素的副作用。另外，在病情允许激素减量时，不宜骤然减撤，同时在减激素的过程中重视发挥中医药的作用。岭南皮肤病名家范瑞强教授就常在辨证的基础上选用具有激素及免疫抑制作用的中药，如人参、黄芪、党参、甘草、肉桂、鹿茸、冬虫夏草、杜仲、补骨脂、白花蛇舌草、穿心莲、延胡索、法半夏及火把花根等，在临床实践中取得良好疗效。

三、辨 证 论 治

本病以清热解毒、滋阴补肾为主要治疗大法。根据"急则治其标，缓则治其本"的原则，病情活动期以清热解毒、凉血护阴为主；病情稳定期则以扶正祛邪、滋阴补肾为主。根据岭南人易阴虚内热的体质特点，治疗应以养阴固本贯穿始终。根据红蝴蝶疮的不同阶段及皮损特点，可将本病分为以下五型：

1. 热毒炽盛证

主证：多见于急性活动期。红斑色鲜艳；伴高热，烦躁口渴，神昏谵语，抽搐、关节肌肉疼痛，大便干结，小便短赤；舌红绛，苔黄腻，脉洪数或细数。

治法：清热凉血，化斑解毒。

方药：犀角地黄汤合黄连解毒汤加减。

水牛角 30g（先煎），生地 30g，牡丹皮 15g，黄连 10g，黄芩 15g，黄柏 15g，栀子 15g，青蒿 20g（后下），赤芍 15g，泽泻 15g，知母 15g，白茅根 20g，玄参 15g。

方解：水牛角、生地、玄参清热凉血；黄连、黄芩、黄柏清热解毒；栀子泻火除烦；青蒿清虚热；牡丹皮、赤芍凉血散瘀；泽泻利水泄热；知母清热泻火；白茅根清热生津。

加减：高热神昏，加安宫牛黄丸或紫雪散等；咽喉肿痛，加山豆根 6g，蒲公英 12g，甘草 6g，清热解毒利咽。

2. 阴虚火旺证

主证：多见于缓解期。斑疹暗红；伴有不规则发热或持续性低热，手足心热，心烦，无力，自汗盗汗，面潮红，关节痛，足跟痛，月经量少或闭经；舌红，苔薄，脉细数。

治法：滋阴降火。

方药：知柏地黄汤、大补阴丸、清骨散、二至丸加减。

生地 30g，鱼腥草 15g，益母草 15g，青蒿 15g（后下），紫草 15g，知母 15g，黄柏 15g，女贞子 20g，墨旱莲 20g，茯苓 9g，泽泻 9g，牡丹皮 9g，山茱萸 9g。

方解：生地清热凉血；牡丹皮凉血散瘀；紫草解毒消斑；青蒿清虚热；知母清热泻火；鱼腥草、益母草、黄柏清热解毒；茯苓、泽泻利水泄热；女贞子、墨旱莲、山茱萸滋补肝肾。

加减：自汗明显，加黄芪 15g，党参 10g，麻黄根 10g，以益气敛汗；盗汗明显，加龟甲 15g（先煎），地骨皮 10g，糯稻根 10g，以滋阴清热止汗；咽干，反复发生咽喉肿痛，加玄参 15g，麦冬 9g，北沙参 9g，桔梗 6g，以滋阴润肺，利咽消肿。

3. 脾肾阳虚证

主证：多见于伴肾脏损害患者。面色无华，眼睑、下肢浮肿，胸胁胀满，腰膝酸软，面热肢冷，口干不渴，尿少或尿闭；舌淡胖，苔少，脉沉细。

治法：温肾壮阳，健脾利水。

方药：肾气丸、右归丸或附子理中汤，重者用参附汤加减。

熟地 24g，山萸肉 12g，山药 12g，牡丹皮 9g，白茯苓 9g，泽泻 9g，赤芍 9g，生姜 5g，附子 3g（先煎），肉桂 3g。

方解：附子、肉桂补火助阳；熟地、山萸肉滋阴补肾；牡丹皮、赤芍凉血散瘀；白茯苓、泽泻利水泄热；山药养胃生津；生姜调和脾胃。

加减：水肿明显，加茯苓 12g，车前子 15g（先煎），冬瓜皮 30g 以补益脾肾，利水消肿；腰酸明显，加杜仲 15g，续断 12g，以补肾健腰。

4. 脾虚肝旺证

主证：皮肤紫斑，心烦易怒，胸胁胀满，腹胀纳呆，头昏，耳鸣失眠，月经不调或闭经；舌淡，苔薄白，脉细弦。

治法：疏肝健脾。

方药：四君子汤合丹栀逍遥散加减。

党参 15g，白术 15g，茯苓 15g，牡丹皮 9g，栀子 9g，木香 10g，陈皮 10g。

方解：党参、白术健脾益气；茯苓利水渗湿；牡丹皮凉血散瘀；栀子凉血解毒；木香、陈皮健脾理气。

加减：腹胀明显，加香附 9g，枳壳 6g 以理气消胀。

5. 气滞血瘀证

主证：多见于盘状红斑狼疮。红斑暗滞，角栓形成及皮肤萎缩，伴倦怠乏力；舌暗红，或光面舌，苔白，脉沉细。

治法：疏肝理气，活血化瘀。

方药：逍遥散合血府逐瘀汤加减。

柴胡 10g，白芍 15g，当归 15g，白术 15g，茯苓 15g，炙甘草 6g，桃仁 12g，红花 9g，枳壳 10g，赤芍 6g，川芎 10g，牛膝 10g，益母草 30g，丹参 20g，香附 15g。

方解：柴胡、香附疏肝解郁；白术健脾益气；白芍、当归补血活血；茯苓健脾宁心；桃仁、红花、川芎、丹参、益母草、牛膝活血祛瘀；赤芍凉血散瘀；枳壳行气宽中。

加减：伴心悸失眠，加炒酸枣仁 30g，柏子仁 12g 以养心安神；倦怠乏力，气短懒言，加黄芪 15g，党参 15g 以健脾益气；肝脾大，加炙鳖甲 15g（先煎），三棱 9g，莪术 9g 以活血散结。

中成药：昆明山海棠片、雷公藤片、雷公藤多苷片具有清热解毒、利湿止痛的功效，常用于湿热毒盛实证，而对于虚寒证等宜慎用。

（1）昆明山海棠片：饭后口服，一次 2 片，一日 3 次。

（2）雷公藤片：饭后口服，一次 1～2 片，一日 2～3 次。

（3）雷公藤多苷片：每片 10mg，按每日每千克体重 1～1.5mg，分 2～3 次饭后服。

四、外 治 法

红斑狼疮出现皮损者可选用生肌白玉膏加甘草粉 20% 调匀外涂，或生肌玉红膏外涂；皮疹呈泛发，色泽呈暗红或鲜红，鳞屑较多时，选用清凉膏、20% 青蒿膏、白玉膏外涂，每日 2 次或 3 次。

五、其 他 疗 法

（1）针灸：取穴分为两组。甲组取风池、间使，华佗夹脊之胸 3、胸 7、胸 11、足三里；乙组取大椎、合谷，华佗夹脊之胸 5、胸 9、腰 1，复溜。每周针刺 3 次。上述两组穴位交替使用，10 次为 1 个疗程，一般连续 3 个疗程。

（2）耳针疗法：针刺心、肺、神门、肾上腺、脑穴，留针 1～3 小时，每隔 3 天 1 次，10～15 次为 1 个疗程。

（3）挑治疗法：取大杼（双）、风门（双）、肺俞（双）穴，用 20% 普鲁卡因溶液皮丘局部麻醉，用三棱针刺破皮肤约 0.2cm，继用直圆针挑起肌筋膜，左右摆动，以加强刺激，每次挑 1 对穴位。间隔 30～40 天再挑，1～4 次为 1 个疗程。

（4）保留灌肠：生大黄 12g，熟附片 10g，牡蛎 30g，加水 500～800ml，小火煎至 200ml。每日晚上，用灌肠注射器将药汁 1 次推入直肠内，保留 30～60 分钟后，再排出体外。此法适用于尿毒症早期，有加速体内血液中非蛋白氮排泄的作用。

六、养护调摄

（1）生活要规律化，劳逸结合，可因地制宜进行适当的保健强身锻炼。

（2）消除能引起本病的诱因，避免使用诱发本病的疫苗及药物，如普鲁卡因胺（普鲁卡因酰胺）、肼屈嗪（肼苯达嗪）、异烟肼、口服避孕药、链霉素、灰黄霉素、对氨基水杨酸等，防止受凉、感冒或其他感染。

（3）避免日光暴晒和紫外线照射（尤其是活动期）。外出宜用遮阳伞或戴宽檐草帽，穿长袖衣和长裤，必要时外用遮光剂，如 5%奎宁软膏、5%二氧化钛霜、10%对氨基安息香软膏等。其他如强烈电灯光、X 线亦能引起本病的加剧，应避免接触，尽量避免使用光敏性的中药（如白芷、前胡等）及西药，含有汞成分的中成药在肾病阶段忌用。

（4）活动期需避免妊娠，有肾功能损害或多系统损害的孕妇宜及早做人工流产。肾功能健全或心脏损害轻微的患者在病情稳定时，方可在医师指导下生儿育女。

（5）精神因素对本病的病情发展有一定影响，故应使患者正确认识本病，树立乐观的人生观和与疾病做斗争的信心，消除患者的思想顾虑和恐惧心理，多关心患者，避免精神刺激。

（6）食疗方

1）雪梨贝母膏：雪梨 3 个，川贝母 30g，百合 100g，冰糖适量，熬膏，有润肺止咳作用，用于狼疮性肺炎、肺纤维化等。

2）二母鼋鱼：鼋鱼 500g，贝母、知母、前胡、柴胡、杏仁各 5g，食盐少许，葱姜等调料少许。取出鼋鱼内脏，将鼋鱼洗净切块，加贝母、知母、前胡、柴胡、杏仁，放入调料，加水没肉，置锅中蒸 1 小时，即可食用，用于治疗系统性红斑狼疮长期发热不退，而致阴虚内热者。

3）乌发蜜膏：制何首乌 200g，茯苓 200g，当归 50g，枸杞子 50g，牛膝 50g，补骨脂 50g，菟丝子 50g，黑芝麻 50g，女贞子 50g。将以上制剂加适量水浸泡，发透后加热煎煮，沸后再煎 30 分钟，煎煮 3 次，合并煎汁，先以武火令沸，在改文火缓煎，制成稠膏时加入 1 倍量蜂蜜，调匀后再加热至沸，即可停火，放凉后装瓶备用，每服 1 汤勺，以沸水冲化顿服，每日两次，可滋阴养血，用于治疗系统性红斑狼疮所致的贫血和脱发症状。

4）阳春白雪饼：陈仓米粉 750g，糯米粉 750g，白砂糖 750g，莲子米 750g，芡实 120g，怀山药 120g，茯苓 12g，共为饼备用。该饼具有健脾益肾、益气养血的作用，适用于红斑狼疮的胃肠道损害及血液系统损害，血细胞减少等。

5）芡实薏仁米饭：芡实、鲜山药、莲子肉、薏苡仁各 15g，茯苓 30g，白术 10g，桂枝 3g，泽泻 10g，粳米 150g，红糖、大枣适量。先将茯苓、白术、桂枝、泽泻加水煎煮，取汁去渣备用，再将芡实、鲜山药、莲子肉、薏苡仁、大枣洗净蒸熟，兑入山药汁加粳米和水，再蒸 40～50 分钟即成。其具有补脾益肾、温阳化水的作用，用于治疗狼疮并发肾脏病变日久，肢倦乏力，面色萎黄，肢体浮肿，脘腹痞闷，大便溏泻者。

七、名 家 医 案

案 1　周某，男，41 岁，2003 年 12 月 6 日初诊。

患者面颊部出现红色斑片 5 年。外院确诊为系统性红斑狼疮，每日口服泼尼松 40mg，病情有缓解，但时有低热，心烦乏力，手足心热，视物模糊，脱发，要求中医治疗。

检查：面色暗红，神疲，颜面部可见边界不清的浸润红斑，双侧近、远端关节均肿胀，指尖瘦削，关节处可见火山口样溃疡，舌红，无苔，脉细数。抗核抗体 1∶640，尿蛋白（++），血沉 66mm/h，血红蛋白 63g/L。

中医诊断：红蝴蝶疮（肝肾阴虚）。

西医诊断：系统性红斑狼疮。

治则治法：滋阴补肾。

中药处方：知柏地黄丸加减。

熟地、怀山药、茯苓、黄柏、牡丹皮、崩大碗、旱莲草各 15g，泽泻、知母、徐长卿各 12g，山茱萸 9g，鸡血藤 30g，甘草 10g。

其他治疗：同时服用泼尼松 20mg 和适量火把花根片。

服上方 1 个月，症状明显减轻，低热消退，自觉精神转佳，手指关节溃疡控制，呈愈合趋势，去崩大碗、徐长卿，加女贞子、菟丝子各 15g，白术 10g 继续治疗，并逐渐减激素至 10mg/d。半个月后病情明显好转，抗核抗体 1∶80，血红蛋白 97g/L，血沉 11mm/h，不适症状基本消失。嘱其口服泼尼松 5mg/d，继续服中药 1 个月，随访半年未见复发。

按语： 中医对红斑狼疮无明确记载，根据其临床表现多归属于"红蝴蝶疮""鬼脸疮"等范畴。其发病主要由先天禀赋不足，肝肾亏损而成。对于本病的治疗，禤国维教授主张在急性发作期应以激素为主，迅速控制病情，保护重要脏器，同时辅以清热解毒、凉血护阴之中药。病情控制后，由于病变的破坏和消耗，加之大剂量激素引起的副作用，患者会出现神疲乏力、心烦低热、自汗盗汗、舌红少苔等症状，中医学认为是病邪、药物伤及津液，而致气血两伤、阴阳失调之故。此时运用中药扶正祛邪，益气养阴，调和阴阳，既可减少激素的副作用，又可稳定病情，恢复患者体质。如本例用六味地黄丸滋阴补肾，肾阴得充，上济于心，虚火得降；方中知母、黄柏共助降火；崩大碗清热解毒、止痛宁疮助溃疡愈合；徐长卿祛风解毒、活血止痛，助面部皮疹及四肢关节疼痛消退；旱莲草、女贞子、菟丝子滋肾；白术健脾；鸡血藤活血通络；甘草补脾益气，调和诸药。

案 2 王某，女，42 岁。2001 年 9 月 19 日初诊。

患者 3 年前面颊出现红色斑片，关节肿痛。曾在外院做病检确诊为系统性红斑狼疮，每天口服泼尼松 40mg 等，病情稍有缓解，但时轻时重，要求中医诊治。

诊见：时有低热（37.5℃左右），心烦乏力，手足心热，视物模糊，脱发。

检查：面色暗红，神疲，颜面部可见边界不清的浸润红斑，双侧近、远端指关节均肿胀，舌红、无苔，脉细数。

化验：抗核抗体 1∶640，尿蛋白（++）、有管型，血沉（ESR）56mm/h，血红蛋白（Hb）60g/L。

中医诊断：红蝴蝶疮（肝肾阴虚）。

西医诊断：系统性红斑狼疮。

治则治法：滋阴补肾。

中药处方：知柏地黄丸加味。

熟地、山药、茯苓、牡丹皮、旱莲草各 15g，泽泻、知母、徐长卿各 12g，山茱萸 9g，鸡血藤 30g，甘草 10g。每天 1 剂，水煎服，复渣再煎，分 2 次服。

其他治疗：同时每天服泼尼松 20mg 和适量火把花根片。

服上方 1 个月，症状明显减轻，低热消退，去徐长卿，加女贞子、菟丝子各 15g，白术 10g

继续治疗，并逐渐减激素至 10mg/d。1 个月后患者病情明显好转，复查抗核抗体 1∶80，血红蛋白94g/L，血沉 15mm/h，不适症状基本消失。嘱口服泼尼松 5mg/d，继续服中药 1 个月，随访半年未见复发。治疗期间常服地黄枣仁粥，生地 30g，酸枣仁 30g，大米 10g，将酸枣仁加水研碎，取汁 100ml，生地加水煎取汁 100ml，大米煮粥，待粥将熟时加入酸枣仁汁、生地汁，煮至粥熟即成，每日 1 次。

按语：本例久病不愈，反复发作，耗液伤阴，属肝肾阴虚，故以滋阴补肝肾之法，用知柏地黄丸加减。方中六味地黄丸滋阴补肾，肾阴得充，上济于心，虚火得降；知母、黄柏共助降火；徐长卿祛风解毒、活血止痛，助面部皮疹及四肢关节痛消退；旱莲草、女贞子、菟丝子益肾；白术健脾；鸡血藤活血通络；甘草补脾益气助诸药，恢复一身之功能。地黄枣仁粥有养阴退热的作用。

案 3　患者，女，45 岁。主因"面部蝶形红斑、关节疼痛 3 个月余"于 2018 年 2 月 6 日初诊。

外院确诊为系统性红斑狼疮，现服醋酸泼尼松 35mg，硫酸羟氯喹 0.2g，每日两次。

刻下症：面颊、鼻梁见蝶形红斑，日晒后加重，双上肢指关节及双膝关节酸痛，时有低热，疲倦乏力，口干无口苦，自觉心烦，月经量偏少，纳可，眠差，小便调，大便偏干。舌红，苔薄黄，脉弦细。

西医诊断：系统性红斑狼疮。

中医诊断：红蝴蝶疮（阴虚内热）。

治则治法：滋阴清热补肾。

中药处方：生地 20g，熟地 15g，牡丹皮 15g，茯神 20g，白芍 15g，泽泻 10g，蕤仁肉 15g，薄树芝 15g，秦艽 15g，青蒿 5g（后下），益母草 15g，甘草 5g。共 28 剂，每日 1 剂，分两次饭前温服。嘱避免日晒，注意休息，放松身心，西药同前。

二诊：面部红斑较前变淡，关节疼痛减轻，疲倦乏力好转，无明显口干，无发热，纳可，眠一般，二便调。舌稍红，苔薄微黄，脉弦细。上方加百合 20g，激素减至 20mg，停用硫酸羟氯喹。予以中药 21 剂，水煎服。

三诊：面部淡红斑，关节无明显疼痛不适，睡眠改善，纳可，二便调。上方续服 21 剂，激素减量至 10mg。

按语：禤国维教授认为，红蝴蝶疮总由先天禀赋不足、肾阴亏虚、虚火上炎所致。在"肾阴虚"的基础上，常见毒瘀标实之象。肾阴亏虚，气血阴阳失调，腠理不密，复加日光暴晒，光热之毒侵犯皮肤，发为面部红斑；气血运行不畅，经络瘀滞而致关节疼痛不适；虚热伤阴，出现低热、身倦乏力、口干、大便干等气阴不足之证；虚热干扰心神，出现心烦、眠差。舌红，苔薄黄，脉弦细为阴虚内热之象。中医药治疗可有助于激素逐渐减量，故予滋阴清热补肾治疗。方中生地、熟地、牡丹皮、茯神、泽泻、白芍源自六味地黄汤，取其滋补肾阴之效；蕤仁肉具有滋水涵木之效，功效与山萸肉类似，但味甘不酸，常代替山萸肉组方；薄树芝具有扶正固本、滋补强壮的功效；秦艽与青蒿配伍，可退虚热，秦艽尚能祛风湿除痹，改善关节疼痛；益母草祛瘀泻热调经；甘草调和诸药。二诊时患者睡眠改善不佳，予百合清心安神。上方一则扶正补肾虚，二则祛邪解瘀毒，紧扣狼疮虚实夹杂的证候，然后结合患者具体情况酌情用药，故可收到较好疗效。

（吴元胜）

第十六章　皮肌炎（肌痹）

皮肌炎（dermatomyositis，DM）是一种以红斑、水肿为皮损特点，伴有肌无力和肌肉炎症、变性的疾病，主要累及皮肤和血管，常伴有关节、心肌等多器官损害。典型的皮肤损害是以眼睑为中心的水肿性紫红色斑片，手指关节及肘膝关节伸侧对称性角化性红色斑丘疹，表面有细小鳞屑。肌肉损害以对称性四肢近端肌无力、酸痛、触痛、肿胀、萎缩为特征。食管、咽部、心、肺、肝等亦可累及。全身可有不规则发热、关节疼痛、贫血、消瘦、乏力等症状。本病各年龄层均可发病，儿童皮肌炎多于 10 岁以前发病，常伴钙质沉积，预后相对较好。成人皮肌炎以 40～60 岁多见，女性发病多于男性，女与男之比约为 2：1。

本病属祖国医学"肌痹""痿证"范畴，历代典籍多有描述，早在春秋战国时期《素问·长刺节论》曰："病在肌肤，肌肤尽痛，名曰肌痹，伤于寒湿。"《素问·痹论》曰："肌痹不已，复感于邪，内舍于脾""脾痹者，四肢解堕，发咳呕汁，上为大塞"。其最早记载"肌痹"的病名并描述病因及症状，提出肌痹的发生与脾相关。到了隋朝，逐渐认识到"痿痹"病因为风寒湿邪气外袭，《诸病源候论》中说："夫风寒湿三气合为痹，病在于阴，其人苦筋骨痿枯，身体疼痛，此为痿痹之病。"清代林珮琴认为，痹证外因为风寒湿袭表，内因为正气虚弱，气血凝滞，在《类证治裁》中记载"诸痹……良由营卫先虚，腠理不密，风寒湿乘虚内袭。正气为邪所阻，不能宣行，因而留滞，气血凝涩，久而成痹"。岭南医家在长期的临床实践中，继承前人对此病的认识，又结合岭南地区独特的气候、地理、人文，对皮肌炎的病因病机及治疗有着独特的认识。

一、病 因 病 机

岭南医家认为本病主因为先天禀赋不足，气血亏虚于内，复感风寒湿热邪，邪气交蒸肌肤而成。初起外感湿热毒邪多表现为皮肤红斑、水疱，肌肉疼痛；禀赋不足，加之饮食不节，脾气亏虚，湿浊困脾，脾主四肢肌肉，脾气受损则肌肉无力；久病则及肾，脾肾两虚，阴阳气血失调，气阴两虚而肌肤萎缩，内脏损害。

1. 地域与气候因素

岭南地区所处纬度较低，是我国较接近赤道的地带，日照时间长，太阳辐射量大，属亚热带海洋性气候，四季不分明，长年空气湿度偏大，地表含水分高，所以形成"湿""热"的气候环境特点。长期居住在岭南地区之人大多受风湿热之邪外袭。

2. 风俗习惯与体质因素

岭南人有其特定的生活习惯和体质，受岭南湿热气候的影响，多喜食鱼、虾、蟹各类海鲜及生冷、茶酒五辛之品，易损伤脾胃，脾失于健运，产生内生，导致脾虚湿盛，故受外界之湿和内在之湿的影响而致病，脾又主肌肉，脾气损肌肉无力，湿热流注关节则痛。在外湿热之邪交蒸，伤阴耗气，不良生活饮食习惯损伤脾胃，在内气阴两虚又生虚热，脾气亏虚，又助湿浊，内外合邪，气血虚弱，经络不通，肌肉失养，发为肌痹。

二、治疗特色

皮肌炎是一种慢性难治性的自身免疫性疾病，中医古籍有类似的记载，大部分学者认为本病属于"肌痹""痿证"，以四肢肌肉酸痛为表现则应按痹证论治，以四肢无力为表现则按痿证治疗。岭南医家在继承古代医家对该病的病因病机的认识，结合岭南地区特点，通过多年的临床，认为皮肌炎中医治疗应当分期辨证治疗，治疗应根据病情的轻重、缓急和病程的早期后期不同而采用相应的中医、西医或中西医结合治疗措施。一般早期、急性期中医治疗应以清热解毒祛邪为主；后期、慢性期应以益气健脾补肾扶正为主。

（一）脾肾两虚，湿邪为患

皮肌炎患者多为禀赋不足，气血内虚，病邪侵袭，致湿热交结，气血凝滞，经络痹阻而发病。急性发病者，多见于儿童，儿童为稚阴稚阳之体，形体娇嫩，加之禀赋不足，正气内虚，不足以抗病，致使发病急剧，发生全身中毒症状，很快累及脏腑，数周内危及生命。慢性发病者，病程缠绵难愈，严重者日久内虚，形体受损，活动不能，终至危及生命。因本病多为虚实夹杂证，治疗应时时顾护正气，扶正祛邪，有利于疾病的康复。

中医学认为脾主肌肉，主四肢，脾为后天之本，运化水谷精微以化生气血，滋养四肢百骸、五脏六腑。若脾气虚，运化功能失常，肌肉不得濡养，则致肌肉瘦削，软弱无力，甚至萎废不用。病程缠绵难愈，久病及肾，"肾藏精，主骨"，肾为先天之本，所藏之精可生髓，可转化生成元气。骨的生长发育，依赖于骨髓充盈；元气能促进机体生长发育。若先天不足或后天失养而致肾精肾气亏虚，筋脉骨髓失于濡养，则可致骨软无力，肌肉萎缩。国医大师禤国维家教授认为肾乃先天之本，内藏元阴、元阳，系水火之源，阴阳之根。肾在内，皮肤在外，在生理上，肾阴肾阳通过脏腑经络供给皮肤营养和能量，使皮肤温暖、柔润而富有光泽，发挥其生理功能。在病理上，因肾阴肾阳的虚衰而使皮肤变得冰凉、萎缩、硬化、干燥、色素沉着等。所以对于结缔组织病常用补肾法治疗。

《素问·生气通天论》云："因于湿，首如裹，湿热不攘，大筋软短，小筋弛长，软短为拘，弛长为痿。"说明湿热可致痿，湿邪困阻肢体，日久肌肉失于濡养，故出现四肢乏力、肌肉萎缩、关节疼痛等症状。岭南地区多湿邪为患，皮肌炎的发生与湿热侵袭有关。脾虚内生湿热，或感受外来湿热，耗气伤阴，脾失健运，机体受纳水谷精微不足，气血亏虚，则四肢痿软无力。

所以岭南医家认为本病病因为禀赋不足，脾肾两虚，加之外感湿热邪气，脾失健运，产生内湿，内外合邪，发为本病。脾肾两虚夹湿为本病的主要病机，以健脾补肾祛湿为法，临床根据病变过程灵活加减。

（二）益气健脾法贯穿始终

皮肌炎病变主要在皮肤、肌肉和血管，使皮肤呈弥漫性水肿性红斑，肌肉肿痛无力，至晚期还会出现肌肉萎缩的现象。《素问·痹论》曰："肌痹不已，复感于邪，内舍于脾。"脾主肌肉，又为后天之本，气血化生之源，所以中医补脾法应贯穿皮肌炎的整个治疗过程中，尤其是发病后期病情重者，应温补脾阳，大补气血，可大剂量应用北芪、党参、白术、熟地、当归、川芎等，必要时选用人参（高丽参）。国医大师邓铁涛教授认为本病治疗当以健脾为主，执中央以运四旁，生化气血以充养肌肤，运化水湿以祛湿邪，达到扶正祛邪的目的，中药以四君子合青蒿鳖甲汤为基本方，根据四时气候变化及标本缓急灵活加减。

（三）特色用药

岭南医家在辨治皮肌炎的整个过程中，均注重健脾补气，常用岭南常见药材，如五爪龙、牛大力、千斤拔等益气健脾药。五爪龙在《广东中草药》记载，性味"辛甘微温"，有"益气补虚，行气解郁，壮筋活络，健脾化湿"之效，也有"南芪"之称，但本品益气补虚功同北芪却不温不燥，药性温和，补而不峻，正合"少火生气"之意，尤宜于虚不受补的患者，是岭南中草药中的一味难得佳品。牛大力性味甘平，具有补虚润肺、强筋活络之功，治肺热、肺虚咳嗽、肺结核、风湿性关节炎、腰肌劳损等。千斤拔性味甘涩平，具有祛风利湿、消瘀解毒、舒筋活络之功。治风湿骨痛，腰肌劳损，手足酸软，跌打损伤。俗话说："一方草药治一方病，一方水土养一方人。"由于岭南土卑地湿、气候炎热等地理环境特点和岭南人的体质差异，根据中医学天人相应的理论观点，临证遣药时常在中医辨证的基础上选用一些岭南中草药，每能收到桴鼓之效。

三、辨 证 论 治

皮肌炎的治疗应根据其病情及缓急情况，结合以糖皮质激素为主的综合治疗。急性期及重症患者结合西药糖皮质激素及免疫抑制剂为主的综合治疗，一般慢性期或缓解期，应用中医药辨证治疗及其他有关中医的综合治疗。皮肌炎老年患者应注意排除有无合并内脏恶性肿瘤，因肿瘤得到治愈，往往皮肌炎症状可以缓解。

根据皮肌炎的病因病机，结合岭南人体质及地域气候，本病中医治疗总的法则是清热解毒、健脾祛湿、清热利湿、健脾补肾、补益气血。雷公藤多苷片、昆明山海棠片、火把花根片均可用于糖皮质激素效果不佳或毒副作用过大的皮肌炎患者。

1. 热毒炽盛

主证：多见于急性期，皮疹紫红肿胀，肌肉关节疼痛，无力，伴胸闷口渴，舌质红或绛，苔黄厚，脉弦数。

治法：清热解毒，凉血活血。

方药：普济消毒饮合清瘟败毒饮加减。

生石膏 30g，黄芩 15g，黄连 10g，连翘 15g，板蓝根 15g，生地 30g，赤芍 12g，牡丹皮 10g，柴胡 12g，甘草 5g。

方解：生石膏、黄连、黄芩，通泄三焦火热；生地、赤芍、牡丹皮清热凉血，活血散瘀；板蓝根、连翘，用以解散"浮游之火"；柴胡疏肝清热，调和气机；甘草调和诸药而解毒。

加减：肌肉关节疼甚者加秦艽 15g，防己 12g，以祛风止痛；乏力者加黄芪 30g，以补气托毒；咽肿音哑者加桔梗 12g，牛蒡子 15g，木蝴蝶 10g，以利咽开音。

中成药：羚羊角胶囊、梅花点舌丸、防风通圣丸、雷公藤多苷片、昆明山海棠片、火把花根片等。

2. 脾虚寒湿

主证：多见于缓解期，纳呆便溏，皮疹为暗红斑块，肌肉酸痛乏力，舌淡苔白，脉沉缓。

治法：健脾除湿，活血止痛。

方药：理中丸合薏苡仁汤加减。

党参 15g，白术 12g，炙甘草 10g，制附子 10g，干姜 10g，当归 30g，薏苡仁 30g，炒白芍 10g，苍术 10g，黄芪 20g。

方解：干姜、制附子大辛大热，温中散寒；黄芪补气升阳，尤善补肌表之气；党参甘温入脾，补中益气，培补后天之本；白术、苍术健脾燥湿，健运中州；薏苡仁健脾渗湿；炙甘草补脾益气，调和诸药。当归、炒白芍养血活血，柔肝止痛。

加减：肌肉酸痛重者加鸡血藤 15g，三七末（冲服）3g，以活血通络止痛，四肢困重不仁者加羌活 10g，川木瓜 10g 以祛风胜湿，通络止痛。

中成药：附桂理中丸、雷公藤多苷片、昆明山海棠片、火把花根片等。

3. 脾虚湿热困阻

主证：多见于缓解期，不规则发热，皮损红肿，四肢困重疼痛，乏力，便溏，舌红，苔黄白腻，脉滑数。

治法：健脾渗湿，清热消肿。

方药：四妙丸合萆薢渗湿汤加减。

黄柏 15g，生薏仁 30g，苍术 15g，怀牛膝 10g，栀子 15g，萆薢 15g，益智仁 10g，石菖蒲 6g，车前子 15g，泽泻 15g，甘草 6g。

方解：黄柏、栀子、萆薢清热泻火燥湿；益智仁温脾以散寒湿；苍术健脾燥湿；薏苡仁健脾渗湿；石菖蒲芳化胃中湿浊；车前子、泽泻利湿消肿；怀牛膝引药下行，祛风湿，活血消肿；甘草清热解毒，调和诸药。

加减：肌肉疼痛者加忍冬藤 20g，防己 10g 以清热通络，祛风除湿，消肿止痛；乏力纳呆重者加茯苓 15g，白术 10g 以健脾渗湿。

中成药：甘露消毒丹。

4. 脾肾阳虚

主证：肤色暗红带紫，肌肉萎缩，关节疼痛，肢端发绀发凉，自汗怕冷，腹胀不适，夜尿多，面色㿠白，舌淡苔薄白，脉沉细，多见于慢性期。

治法：补肾温阳，健脾通滞。

方药：右归丸加减。

制附子 12g，肉桂 2g（焗服），菟丝子 15g，山萸肉 10g，鹿角胶 10g（烊化），党参 10g，杜仲 15g，当归 15g，巴戟天 10g，山药 15g。

方解：制附子、肉桂加鹿角胶温补肾阳，填精补血，为"益火之源，以培右肾之元阳"；山萸肉、山药滋阴益肾，养肝补脾乃"善补阳者，必阴中求阳"；菟丝子、杜仲、巴戟天补肾壮阳；党参补中益气，行气通滞；当归养血活血通滞。

加减：血虚者加阿胶 10g（烊化），何首乌 15g 以滋阴补血，阳虚水湿不化者加茯苓 15g，泽泻 12g 以化湿利水；痛甚者，加制川乌 6g，细辛 2g 以祛风除湿、散寒止痛，肢软无力者，加续断 15g，狗脊 12g 以补肝肾、强筋骨。

中成药：桂附地黄丸、肾气丸、雷公藤多苷片、昆明山海棠片、火把花根片等。

5. 气血亏虚

主证：肌肉萎缩，消瘦乏力，自汗，面色㿠白，舌淡苔薄白，脉细弱，多见于慢性期。

治法：益气养血。

方药：十全大补汤加减。

党参 20g，茯苓 15g，白术 15g，当归 10g，熟地 20g，川芎 10g，白芍 15g，黄芪 15g，鸡

血藤 15g, 甘草 6g。

方解：党参、黄芪大补元气；白术健脾燥湿；茯苓甘淡渗湿，健脾和胃；熟地养血滋阴；当归、川芎、鸡血藤补血活血行气；白芍柔肝养血敛阴；甘草益气调和诸药。

加减：食欲低下者加山药 15g, 炒扁豆 15g, 麦芽 30g 以健脾化湿；肌肉酸痛明显者加豨莶草 10g, 威灵仙 10g 以通经活络，除痹止痛。

中成药：十全大补丸、人参养荣丸、雷公藤多苷片、昆明山海棠片、火把花根片等。

四、外 治 法

（1）生侧柏叶 30g, 钩藤 15g, 当归 30g, 槐花 10g, 水煎熏蒸药浴外洗，每日 1 次。

（2）透骨草 50g, 海桐皮 30g, 桂枝 15g, 红花 15g, 水煎熏蒸药浴外洗，每日 1～2 次。

（3）生马钱子片 30g, 虎杖片 50g, 生甘草 18g, 单煎 1 小时，加陈醋 100g, 分用 3 天。以纱布外浸关节，每日 3～5 次，适用于关节疼痛者。

（4）透骨草、桂枝、吴茱萸、威灵仙煎水外洗。或用毛巾蘸温热药液敷于疼痛之处，取其温寒止痛，适用于关节疼痛者。

（5）寒湿僵硬，皮损紫暗，皮痹肌萎者，用千年健、千斤拔、山奈、川芎、当归各 15～30g, 煎水温浴。或以虎骨酒等外搽，液体干燥后，外搽马勃膏。

（6）热物温烫疗法：适用于寒湿型皮肌炎，症见肌肉僵硬、萎缩、关节与肌肉疼痛者。蚕沙散 150g 加食盐 50g 同炒热，加食醋 60ml 拌匀，布包，热熨患部。每日 1～2 次。热熨后外搽马勃膏。

五、其 他 疗 法

（1）针灸治疗：喻文球应用毫针刺。①主穴取足三里、三阴交、曲池，配穴取阳陵泉、肩髃。②尺泽、照海、委中、太溪、肾俞。双组交替使用，每日 1 次，平补平泻法，得气后，留针 30 分钟，10～65 天为 1 个疗程。对肌肉肿胀、疼痛、肌无力有一定的帮助。

（2）穴位注射疗法：王育英采用穴位注射疗法治疗皮肌炎发现对改善肌肉挛缩和运动功能障碍明显，主穴上肢取肩三针，下肢取环跳、风市、伏兔，配穴取合谷、曲池、血海、足三里。每次选穴 3～4 个。每穴位注射 0.25%醋酸泼尼松龙混悬液 0.1ml 并普鲁卡因溶液 0.2ml。

（3）推拿按摩：可以活络油、红花油、金粟兰酊外擦患处，推拿按摩。使用超声波、频谱仪等透热的物理治疗法，以防肌肉萎缩和挛缩。

六、养 护 调 摄

（1）急性期应卧床休息，避免日晒和受凉感冒。局部可用物理治疗，加强功能锻炼和局部按摩，防止肌肉萎缩和关节僵硬。

（2）防止感染，发现感染症状应及时处理。检查有无并发恶性肿瘤。

（3）调畅情志，避免过度抑郁紧张。情志失调是诱发或加重皮肌炎的病因之一，因此患者应避免精神过度紧张或恶性精神刺激和过度劳累，保持乐观心境，树立战胜疾病的信念，适度参加一些有益心身健康的文体活动以促进病情缓解。

（4）饮食调理：注意从饮食中摄取足够的营养，如维生素和蛋白质；忌食肥甘厚味、生冷、辛辣之品，以免伤脾化湿。药膳通常以健脾补肾为主，有山药、薏苡仁、土茯苓、冬虫夏草、当归、枸杞子、阿胶、灵芝、紫河车等。可选用：党参、山药、瘦肉煲汤或熬粥；紫河车、当归煮鸡蛋或乌鸡；黄芪、冬虫夏草炖鸡或瘦肉；燕窝炖鳖甲。

七、名家医案

案1　患者，男，61岁，2012年4月26日初诊。

数月前，患者全身反复出现红斑、瘙痒，伴肌肉酸痛，夜间加重，皮肤干燥，肌肉萎缩，乏力，口腔溃疡，在外院行皮肤活检术确诊为皮肌炎。刻下症：全身多处红斑、瘙痒，皮肤干燥，肌肉酸痛、萎缩，乏力，口腔溃疡，额部和上眼睑水肿性红斑及皮肤异色样变，纳眠可，二便调，舌淡红，苔薄白，脉细。辅助检查未见明显异常。

中医诊断：肌痹（证属脾肾不足）。治以补肾健脾。方以六味地黄丸加减：生地30g，熟地15g，山萸肉20g，山药20g，牡丹皮15g，茯苓20g，防风15g，灵芝15g，薏苡仁20g，木棉花15g，五加皮15g，黄芪60g，鸡血藤15g，甘草5g。14剂，每日1剂，水煎服。另服滋阴狼疮胶囊（广东省中医院院内制剂）及修疮口服液（广东省中医院院内制剂）。

二诊（2012年5月10日）：皮损好转，肌肉酸痛减轻，仍肌肉萎缩，下蹲稍困难，口干，舌淡红，苔微黄，脉弦。近期查血常规、尿常规、自身免疫性疾病检测项目、补体、肌红蛋白未见异常，肌酸激酶190U/L。守方易木棉花为白术15g补气健脾以营养肌肉，改鸡血藤为20g以养血活血，加石斛10g以养阴生津。继服14剂。

三诊（2012年5月25日）：皮损明显好转，红斑基本消退，颜色变淡，可半蹲，舌淡红，苔白，脉弦。守方改白术20g，石斛15g，加杜仲15g以加强健脾、补肾、养阴之力，继服14剂善后（禤国维医案）。

按语：本案患者初期因湿热交阻，气血凝滞，经络闭阻而发为水肿红斑、肌痛，后期脾肾不足、气阴两虚而肌肉萎缩。脾肾亏虚，卫阳不固，风湿热邪侵袭皮肤，阻滞经络，气血运行不畅则发为肌痹；脾主肌肉，主四肢，脾虚则肌肉无力，四肢不举；脉细为脾肾不足之征，治以补肾健脾。方用六味地黄丸加五加皮补肾强筋骨，芡实健脾益肾，木棉花清热利湿，黄芪、鸡血藤补气养血活血。《神农本草经》载灵芝有"利关节，保神，益精气，坚筋骨"之功，故禤教授临证常用此药。

案2　梁某，男，14岁，1993年2月12日初诊。

患者5岁时因发热后，左侧脸部近颧骨皮肤出现一小红斑，无痒痛，未系统治疗。后渐向鼻梁两侧颜面扩展，7岁时红斑已形成蝴蝶状。外院检查排除红斑狼疮。1993年确诊为皮肌炎，以激素治疗（泼尼松15mg，每日3次），症状未改善，兼见颈肌疼痛。证见：颜面对称性红斑，四肢肌力减弱，下蹲、起立、上楼等动作困难，伴大腿肌肉疼痛。查体：四肢肌肉压痛、颈肌疼痛，低热，舌嫩红，苔白厚，脉细稍数无力。实验室检查：抗核抗体阳性，补体C_4 0.7g/L，血沉34mm/h。肌电图：肌源性损害。辨证：气阴两虚，湿热瘀阻。治法：养阴益气，健脾祛湿，活络透邪。方药：青蒿10g，牡丹皮10g，知母10g，鳖甲20g（先煎），地骨皮20g，太子参24g，茯苓15g，白术15g，甘草6g。每日1剂，水煎服。

二诊（1993年2月19日）：自觉下蹲活动时腿部肌肉疼痛减轻，体力增加，能独自登上六楼，但感气促，大便每天1次，颜面部皮肤红斑色变浅。舌边嫩红，苔白稍厚，脉细重按无力。

效不更方，守方，太子参、地骨皮、鳖甲用量增至30g，白术减为12g。

三诊（1993年3月12日）：经1个月治疗，面部红斑逐渐缩小、色变淡，双上肢肌力增强，肌痛减少。守一诊方加苦杏仁10g，桔梗6g，橘络6g。服用1个月，面部红斑消失，肌力增强，动作灵活，但半夜易醒，口干多饮，痤疮反复发作，舌略红，苔白，脉细弱。处方：青蒿10g，牡丹皮10g，鳖甲20g（先煎），地骨皮30g，五爪龙30g，太子参30g，知母12g，生地12g，白术12g，茯苓12g，怀山药18g，甘草6g。

复诊（1993年6月19日）：肌肉疼痛、面部红斑消失，四肢肌力恢复。1994年1月1日停用激素，症状消失无复发。

按语：本案患者5岁因发热出现面部红斑，此为风邪搏于皮肤，血气不和之故，加上失治，患者正气虚弱不足以御邪，故使病邪留恋，经久不愈，日渐加重，渐成阴虚火旺。一诊见患者面部红斑，肌肉痿软无力，舌质嫩红，脉细数无力，此乃气阴亏损、阴虚内热之候。病邪日久，肌肉萎缩无力，直接影响患者发育和活动，所以治疗肌肉病成了关键，治以健脾为主，执中央以运四旁，生化气血以充养肌肤，运化水湿以祛湿邪，达到扶正祛邪目的。方选四君子汤加减。因邪热深伏，日久伤阴，故选青蒿鳖甲汤养阴透热。整个治疗过程以四君子汤合青蒿鳖甲汤为基础方，针对患者气阴变化，虚热湿邪孰多孰少，四时气候变化，标本缓急不同而灵活加减。因药证相合，故获效。

（甄庆育 李红毅）

参 考 文 献

陈达灿，李红毅，欧阳卫权.2013.禤国维临床经验集.广州：广东科技出版社：294-300
陈达灿，禤国维.2000.皮肤性病科专病.北京：人民卫生出版社：208-229
陈银环，钟嘉熙.2005.钟嘉熙运用伏气温病理论辨治杂病经验.辽宁中医学院学报，6：565-566
邓中光.2001.邓铁涛教授治疗皮肌炎验案1则.新中医，34（12）：15
范瑞强，邓丙戌，杨志波.2008.中医皮肤性病学.北京：科学技术文献出版社：374-384
冯崇廉.2005.邓铁涛教授应用岭南中草药经验萃谈.中华中医药杂志，11：33-34
刘爱民，陈达灿.2004.禤国维教授运用补肾法治疗疑难皮肤病经验举隅.上海中医药杂志，2：39-40
刘友章，姬爱冬，杨以琳，等，2006.多发性肌炎、皮肌炎中医辨治临床研究.新中医，10：57-58
王育英.2001.穴位注射在皮肤科的应用.山西预防医学杂志，10（3）：304-305
熊佳，朱培成，李红毅，等.2019.国医大师禤国维论治皮肌炎经验.中国中医药信息杂志，26（1）：116-118
喻文球.2000.中医皮肤病性病学.北京：中国医药科技出版社：263

第十七章　硬皮病（皮痹）

硬皮病属于中医学"皮痹"的范畴，是一种以皮肤及各系统发生纤维硬化的结缔组织病。本病多见于30～50岁的妇女，据文献报道，女性发病率为男性的3～5倍。本病分为局限性硬皮病和系统性硬皮病两种类型，全身性的硬皮病患者更可能有内部器官组织受累。系统性硬皮病的患病率国外文献报道为（50～300）人/百万人，国内目前尚无报道。

硬皮病属于中医学的"皮痹""皮痹疽""痹证"范畴。历代医家对本病早有认识和记载。早在《素问·痹论》中就提出："以秋遇此者，为皮痹。"《类经》中记载："痹者，闭也，风寒湿三气杂至，则壅闭经络，气血不行而为痹。"《素问·五脏生成》就有痹证、皮痹的描述："故人卧血归于肝，肝受血而能视，足受血而能步，掌受血而能握，指受血而能摄。卧出而风吹之，血凝于肤者为痹……""风寒湿三气杂至，合而为痹也……以秋遇此者为皮痹……皮痹不已，复感于邪，内舍于肺。肺痹者，烦满喘而呕……诸痹不已，亦益内也……其不痛不仁者，病久入深，故为不仁……在于皮则寒。"说明了皮痹发生的外界条件，皮痹多因感受外界风寒湿之邪所致。隋朝《诸病源候论》指出："风湿痹状，或皮中顽厚，或肌肉酸痛……由气血虚外受风湿而成此病，久不瘥，入于经络，搏于阳经，亦变全身手足不遂""皮肤无所不知，皮痹不已，又遇邪，则移入于肺。"《诸病源候论》曰："秋遇痹者为皮痹，则皮肤无所知。皮痹不已又遇邪者，则移入于肺，其状气奔痛。"北宋《圣济总录》曰："感于三气则为皮痹。"《景岳全书》载："盖痹者，闭也，以气血为邪所闭，不得通行而为病也。"《类证治裁》曰："诸痹……良由营卫先虚，腠理不密，风寒湿乘虚内袭，正气为邪气所阻，不能宣行，因而留滞，气血凝滞，久而成痹。"清代《张氏医通》曰："皮痹者，即寒痹也。邪在皮毛，瘾疹风疮，搔之不痛，初起皮中，如虫行状。"清代《医宗金鉴·杂病心法要诀》曰："久病皮痹，复感于邪，见胸满而烦，喘咳之证，是邪传内于肺，则为肺痹也。"

一、病因病机

岭南医家认为，本病为内外合邪、本虚标实之病。主要由于脾肾虚损，卫外不固，腠理疏松，外界寒邪乘虚而入，阳虚不能化寒，寒凝于肌肤脏腑血脉之间，导致营卫不和，气血凝滞，痹塞不通而致。

（一）风、寒、湿三气杂至，合而为痹

岭南介于山海之间，北枕五岭，南临大海，属于亚热带季风气候，风邪较甚。由于较接近赤道的地带，日照时间长，太阳辐射量大，且长年空气湿度偏大，地表含水分高，正如《太平圣惠方》曰："岭南土地卑湿，气候不同，夏则炎热郁蒸，冬则温暖无雪，风湿之气易伤人。"加上人在这种炎热的环境下劳作起居，终年"腠理汗出"，反复汗出，形成这种腠理疏松的体质。岭南地区湿热明显，故岭南人常年反复使用空调，容易感受寒邪。腠理疏松，大气之寒可外袭，加之室内之冷更可入侵，故虽说岭南湿热，但岭南人却容易形成外感寒邪的岭南地区独特的病

理生理机制。由于风、湿、寒三邪凝滞于肌肤而发病。

（二）脾主运化，主肌肉、四肢

《黄帝内经素问集注》云："脾主中央土，乃仓廪之官，主运化水谷之精，以生养肌肉。"食物经过消化后，其中水谷精微，经由脾胃吸收，上输心脉至肺，转输到全身，以营养五脏六腑、四肢百骸，以及皮毛、筋肉各个器官组织。如脾气不健运，则消化吸收运输功能失调，就会出现腹胀、腹泻或便溏，面色萎黄，皮毛枯槁，四肢挛缩、萎黄、冰凉、硬化等。《素问·至真要大论》曰："诸湿肿满，皆属于脾。"岭南人喜食鱼虾螺蚝等多湿阴柔之品，尤喜生食，贪饮生冷冻物，故易损脾胃。如果脾运化水湿的功能失常，就可以导致水湿潴留的各种病变，从而引起面部、四肢等皮肤肿胀、蜡样萎黄光泽。

（三）肾为先天之本，主命门真火

"肾为脏腑之本，十二脉之根，呼吸之本，三焦之源"。肾为各脏器功能活动的动力所在，调节的中心。肾阳亏虚，导致气血寒凝而发生血瘀，使经络受阻，肌肤不得营养而出现发硬、萎缩及色素改变，致使受累的皮肤发紧，肌肉活动困难，甚至内脏受累。《素问·阴阳应象大论》曰："肾生骨髓……在体为骨。"《灵素节注类编》曰："液生髓以滋筋骨，故液脱则骨属强急，屈伸不利，色夭无华，髓消胫酸。"肾阳不足，肾精亏虚，不能温化濡养经脉肉皮骨，故见筋骨屈伸不利。

总之，外感风寒湿邪是本病主要病因，先天禀赋不足、脏腑气血亏虚是发病的内在因素。外邪侵袭、痰浊瘀血及气血阴阳不足，皮肤之经络瘀阻，皮肤失养是皮痹的基本病机。

二、治 疗 特 色

（一）注重寒邪，温而不燥

本病的病机重点在于寒凝腠理，经络痹阻和脏腑失调，治疗则着眼于寒凝。寒凝既成，解其病损绝非一日之功，用药也难短期见效。因此，本病的治疗疗程较长。岭南代表性医家褟国维教授主张以阳和汤为主方进行治疗，基础方如下：黄芪 15g，当归 10g，熟地 15g，鹿角胶 10g（烊），芥子 5g，鸡血藤 20g，丹参 20g，甘草 10g，川芎 10g（酒制），白芍 15g，徐长卿 15g，炙麻黄 5g，积雪草 20g。在治疗过程中常在辨证的基础上，加一些辛温之品，如炮姜炭、巴戟天、淫羊藿等，以助肾阳、补命门之火。

（二）皮肤顽疾，治肾为本

国医大师褟国维教授提出"皮肤顽疾，久必及肾"的理论，认为硬皮病属久治难愈的皮肤顽疾，久病耗伤肾之元阳，致肾阳亏虚，皮肤开阖功能失常，抗邪无力，外邪易侵。肾阳不足，无法激发正气祛邪，使疾病缠绵难愈，治当以温肾补阳之法为主。又阴阳互根互用，阳虚日久，必致肾阴不足，遵《景岳全书》"善补阳者，必于阴中求阳，则阳得阴助而生化无穷"的理论，褟教授在温补肾阳时又配滋阴药，以阴中求阳，使少火缓缓生长。肾阳不足，脾土、肺金失于温养，必致脾、肺、肾三脏阳虚，风寒湿邪外袭，邪气痹阻肌表经络。据此，褟教授方选六味地黄丸加菟丝子、鹿角胶、巴戟天、淫羊藿、肉桂、白芥子助肾阳、补命门。如血虚寒瘀明显者，合用当归四逆汤以补血散寒、活血通络。在温阳药物选择上，褟教授喜用温而不燥之品，很少使用附子等温燥伤阴药物，这也正反映其"平调阴阳"思想。

（三）用药特点

在以上辨证论治方中，褟老常加入一味积雪草，积雪草又名崩大碗、落得打。味苦、辛，性寒。归肝、脾、肾经。功能清热利湿，解毒消肿，主治跌打损伤、湿热黄疸、中暑腹泻、尿频涩痛、热疖疮毒、咽喉肿痛、湿疹肤痒等病症。南方地区盛夏至立秋，气候炎热潮湿，民间常选用此类药煲汤服用，有很好的清热下火作用。但现代药理研究发现，此药中含一种成分积雪草苷，能抑制胶原纤维，具有抑制纤维组织增生的作用；可促进皮肤生长，并有抑制皮肤溃疡的作用；有镇静安定作用。此药常用于治疗肺病、肝病、肾病等的纤维化；黄疸型肝炎；肾炎蛋白尿；以及硬皮病和皮肌炎。褟老衷中参西，指出积雪草能促进真皮层中胶原蛋白形成，又能防止皮肤水肿，使皮肤变得柔软、光滑、有弹性。故常用于治疗硬皮病肿胀期，有比较好的效果。但需要注意的是，若一次服用剂量过大，会引起眩晕，一般以 15～30g 为宜，大剂量一般不超过 60g。

三、辨 证 论 治

此病中医认为其发病机制是内因肺、脾、肾不足，气血不和，卫外不固；外因为风、寒、湿之邪侵袭，如正虚邪恋，痹于机体则发为皮痹。如风、寒、湿外袭之初，应以调和营卫、祛风除湿、温经散寒为主；如疾病出现肺脾两虚，应补肺脾之气、温肺脾之寒；如疾病出现脾肾阳虚，应温补肾阳、健运脾阳；如疾病出现寒凝瘀阻，应温经散寒、和阳通滞。

1. 风寒湿阻

主证：皮肤肿胀，似蜡状紧张而发硬，皱纹消失，皮温降低。可有瘙痒刺痛、麻木、蚁行感，关节疼痛，活动不利，舌质淡红，苔薄白，脉弦紧。

治法：调和营卫，祛风除湿，温经散寒。

方药：蠲痹汤加味。

羌活 15g，桂枝、防风、姜黄、白芍、当归、威灵仙各 10g，大枣 4 枚，炙黄芪 15g，炙甘草 6，生姜 5 片。

方解：方中羌活、桂枝、防风性温善走，祛风除湿，宣痹止痛；炙黄芪、炙甘草益气固表，既助羌活、防风之祛风，又可固表以防风之再至；当归、白芍养血活血；威灵仙温经散寒，祛风活络止痛；姜黄理血中之气；生姜助羌、防祛风胜湿；大枣补脾益气，调和营卫。

加减：若风寒之证较重，加紫苏 15g，细辛 3g 以助防风、桂枝、生姜祛散顽固之风寒邪气；风湿之证较重者加秦艽 15g，五加皮 15g 以助威灵仙、羌活祛风、活络、行水、止痛。

中成药：蠲痹丸。

2. 肺脾两虚

主证：皮肤变硬、干枯，毛发脱落，伴有面色萎黄、倦怠乏力、进食困难、胃脘满闷、腹胀便溏，舌质淡红，苔白，脉濡弱。

治法：补肺扶脾，培土生金。

方药：参苓白术散加减。

人参 15g（另炖），白术、怀山药、茯苓、薏苡仁各 15g，砂仁 5g（后下），桔梗、艾叶、甘草各 10g，陈皮、麻黄各 6g。

方解：参苓术甘为四君子汤，是补脾益气的代表方。山药补益脾胃，培土生金。砂仁、艾叶温中散寒，化气燥湿；桔梗载药上行；麻黄、陈皮温化寒痰解肌表。

加减：肺气阴不足之证，加蛤蚧 1 对，紫河车 10g，以血肉有情之品峻补肺之气阴；脾阳不足之证，重加白豆蔻 5g，黄芪 3g，以温补中气、温运脾阳。

中成药：归脾丸、十全大补丸。

3. 肾阳不足

主证：皮肤变薄，紧贴于骨，眼睑不合，鼻尖如削，口唇变薄，张口困难，面色㿠白，表情丧失，状如假面，手如鸟爪。伴有畏寒，肢冷，气短倦怠，腰酸肢软，大便溏泻或五更泄泻，夜尿清长，月经不调，阳痿遗精。舌质淡胖，苔白，脉细弱。

治法：温肾壮阳。

方药：金匮肾气丸合右归丸加减。

肉桂 2g（焗服），熟附子 10g，鹿角胶 10g（烊服），熟地 20g，怀山药 15g，茯苓 15g，山茱萸 10g，泽泻 12g，牡丹皮 10g。

方解：方中以肉桂、熟附子加血肉之情的鹿角胶为主药，温补肾阳，填精益髓，"益火之源，以培右肾之元阳"；熟地、怀山药、山茱萸滋阴益肾、养肝补脾，乃"善补阳者，必阴中求阳"；泽泻、牡丹皮利水渗湿，清肝泻火，与温补肾阳之药合用，意在补中寓泻，使补而不腻。

加减：大便溏泄或五更泄泻者加干姜 10g，人参 10g，以温中回阳，补脾益气；肾阳虚甚者加杜仲 15g，巴戟天 15g，壮肾阳，益肾阴。

中成药：桂附地黄丸、全鹿丸。

4. 寒凝阻络

主证：肢端冷紫，四肢皮肤浮肿色白，麻木板硬，面色㿠白，小便清利，舌质紫暗瘀斑，苔白，脉沉细涩。

治法：温经散寒，活血逐瘀。

方药：黄芪桂枝五物汤合桃红四物汤加减。

黄芪 30g，当归 15g，芍药 10g，桂枝 10g，鹿角胶 10g（蒸兑），桃仁 10g，红花 6g，熟地 15g，大枣 4 枚，炙甘草 10g。

方解：方中以甘温之当归温补肝血，通络祛瘀，黄芪益气通阳共为君药；桂枝温通经脉，芍药养血和营，鹿角胶温阳补血共为臣药；桃仁、红花活血祛瘀，熟地养血和血共为佐药；大枣、炙甘草补脾气、调和诸药为使药。

加减：血虚者加黄精 20g，鸡血藤 30g，以助熟地之补血；气虚者加人参 10g，以补气行血；血瘀者加牡丹皮 20g，赤芍 15g，以活血行瘀；寒凝肢端冷紫者加熟附子 9g，制南星 6g，以助温化寒痰。

中成药：阳和丸。

四、外 治 法

1. 熏洗

透骨草、艾叶各 15g，川乌、草乌各 10g，伸筋草、徐长卿各 30g，水煎熏洗患处，每日 1～2 次，每次 15～20 分钟。

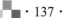

2. 热熨

川楝子 60g，椒目 30g，食盐炒后布包，趁热熨患处，每日 2 次，每次 15 分钟。

五、其 他 疗 法

1. 针灸

（1）体针疗法

取穴：地仓、颊车、迎香、合谷、曲池、列缺、足三里、三阴交、阳陵泉、委中、中脘、大椎、气海、肺俞、脾俞等穴位。

操作：用补法，根据病情选用地仓、颊车、迎香、合谷、曲池、列缺、足三里、三阴交、阳陵泉、委中、中脘、大椎、气海、肺俞、脾俞等穴位。留针时间：30 分钟，疗程：7～10 天为 1 个疗程。

（2）耳针疗法

取穴：肺、内分泌、肾上腺、肝、肾、脾、胃等穴位。

操作：肺、内分泌、肾上腺、肝、肾、脾、胃等穴位用补法，留针时间：30 分钟，2 日 1 次，7～10 天为 1 个疗程。

（3）梅花针疗法

取穴：取头皮脱发、皮肤变硬处。

操作：局部轻轻叩击，每周 2～3 次，4 周为 1 个疗程。

（4）灸法

取穴：根据病情选用针刺疗法穴位，采用直接灸（点燃艾条，于穴位上灸之，以病者感到灼热能耐受为度，每日 1 次，每次 15～30 分钟）或间接灸（艾炷置于生姜片或药饼上，每日 1 次，每次 3～7 壮），7～10 天为 1 个疗程。

针灸合用一般于针后加灸。

2. 穴位注射

（1）丹参穴位注射

适应证：硬皮病。

方法：2ml，取双侧足三里或手三里穴位注射，每穴 1ml。

疗程：每周 1～2 次，10 次为 1 个疗程。

（2）当归穴位注射

适应证：硬皮病。

方法：2ml，取双侧足三里或手三里穴位注射，每穴 1ml。

疗程：每周 1～2 次，10 次为 1 个疗程。

3. 按摩

红花 60g，白酒 250ml 浸泡 1 周后，倒药酒于患处按摩。

六、养 护 调 摄

1. 生活调理

（1）注意保暖，避免受寒。特别秋冬季节，气温变化剧烈，及时增添保暖设施。

（2）防止外伤，注意保护受损皮肤，即使较小的外伤，都要引起足够的重视。

（3）戒烟。

2. 饮食调理

高蛋白、高纤维化饮食，忌刺激性强的食物。如有吞咽困难时，应给予流质饮食，且注意慢咽。

（1）独活乌豆汤：独活 9～12g，乌豆 60g，米酒适量。将乌豆泡软，与独活同置瓦锅中，加水约 2000ml，文火煎至 500ml，去渣，取汁，兑入米酒，1 日内分 2 次温服。此汤用于风寒湿阻之患者。

（2）虫草鸡汤：冬虫夏草 15～20g，龙眼肉 10g，大枣 15g，鸡 1 只。将鸡宰好洗净，除内脏，大枣去核与冬虫夏草和龙眼肉，一起放进瓦锅内，加水适量，文火煮约 3 小时，调味后食用。此汤用于肺脾肾虚之患者。

3. 精神调理

（1）注意生活规律性，保证睡眠时间。

（2）防止精神刺激和精神过度紧张，保持愉快乐观的情绪。

4. 其他方面

（1）注意早期诊断，及早治疗，治疗体内慢性病灶。

（2）稳定期患者应适当活动，防止关节僵硬、变形及肌萎缩，适当参加太极拳、气功等健身活动。

七、名家医案

案 1 患儿，男，9 岁。2018 年 3 月 8 日。

主诉：自感全身性皮肤发紧 7 年余。

病史：前额、左眼睑、右鼻、后背、前胸局部、右手自感皮肤发紧，伴前额部、右面颊萎缩凹陷，脸颊不对称，后背部可见片状白色萎缩斑，无坚硬感、皮肤肿胀、瘙痒不适等。2012年 3 月 12 日曾在当地医院行病变部位皮肤活检而被诊断为"硬皮病"，予口服泼尼松、烟酰胺及脾多肽等，效果不佳。

四诊摘要：前额、左眼睑、右鼻、后背、前胸局部、右手自感皮肤发紧，前额部、右面颊萎缩凹陷，脸颊不对称，后背部片状白色萎缩斑，无坚硬感、皮肤肿胀、瘙痒不适等；无口干口苦，手脚自感发凉，平素怕冷，纳眠可，二便调，舌淡红，苔薄白，脉沉细紧。

西医诊断：硬皮病。

中医诊断：皮痹（脾肺肾阳虚、寒瘀阻络）。

治则：温肾健脾益肺，散寒化瘀通络。

处方：薏仁 15g，熟地 15g，鹿角胶 5g（烊），炙麻黄 3g，甘草 5g，鸡血藤 15g，积雪草15g，茯苓 15g，北沙参 20g，黄芪 15g，白芍 10g，布渣叶 15g，葛根 15g，丹参 10g，薄盖灵芝 15g。15 剂，每日 1 剂，水煎服，分早晚 2 次服用。另服滋阴狼疮胶囊、金水宝胶囊，外用消炎止痒霜（广东省中医院院内制剂）。

二诊（2018 年 3 月 23 日）：皮肤发紧、萎缩未见加重，后背部片状白色萎缩斑未见扩大，其他部位未见新发萎缩斑，仍手脚发凉，怕冷不减，纳差，眠可，二便调，舌淡红，苔薄白，脉沉而无力。守方去熟地、炙麻黄，加黄精 15g，紫苏叶 10g，改鹿角胶 15g，黄芪 20g。继服18 剂。另服开胃健脾饮、复方甘草酸苷，外用金粟兰酊（广东省中医院院内制剂）。

三诊（2018年4月10日）：前胸及后背部肌肉发紧感减轻，弹性稍增加，后背部片状白色萎缩斑范围减小，运动后右面颊可见潮红，仍手脚发凉，怕冷减轻，纳增，小便可，大便偏黏，近期感冒后自感咽喉不适，舌淡红，苔薄黄，脉沉略数。二诊方去鹿角胶，加五指毛桃 15g，改黄芪为30g。继服17剂，余同前。

四诊（2018年4月27日）：前额部及右面颊萎缩减轻，局部皮肤变平整光滑，肌肉弹性增加，后背部白色萎缩斑持续减小，怕冷好转，咽喉不适消失，仍手脚发凉，纳稍欠佳，眠可，小便尚调，大便偏烂、每日1次，舌淡红，苔薄白微腻，脉沉濡细。三诊方去黄精、布渣叶、加熟地10g，鸡内金10g、鹿角胶15g（烊），改黄芪为50g。继服28剂善后，余同前。

按语：《素问·痹论》云："风寒湿三气杂至，合而为痹也……以秋遇此者为皮痹……痹在于骨则重；在于脉则血凝不流；在于筋则屈不伸；在于肉则不仁；在于皮则寒。"《类证治裁·痹证》曰："诸痹……良由营卫先虚，腠理不密，风寒湿乘虚内袭。正气为邪所阻，不能宣行，因而留滞，气血凝涩，久而成痹。"脾、肺、肾三脏阳气不足，营卫亏虚，风寒湿邪侵袭肌表，寒湿阻滞，气血不通，经络瘀阻，故成皮痹。本案患儿因先天元阳不足，又因此病达7年之久，久病及肾，耗伤肾阳。以致肾阳亏虚，火不生土，脾阳亦虚，土不生金，肺卫阳气不足，终致脾、肺、肾阳气亏虚，肌表失于温煦，故自感手脚发凉、怕冷；寒湿阻滞，经络瘀阻不通，且寒主收引、凝滞，故自感皮肤发紧；阳虚气血不生，肌肤失于濡养，故皮肤萎缩凹陷；舌淡红、苔薄白、脉沉细紧俱为脾肺肾阳虚、寒瘀阻滞之象。四诊合参，辨为脾肺肾阳虚、寒瘀阻络证，以温肾健脾益肺、散寒化瘀通络为治法，方予阳和汤加减治之。遵张景岳"阴中求阳"思想，故以蕤仁、熟地伍鹿角胶阴中求阳，补肾温阳；薄盖灵芝、茯苓、黄芪健脾益肺气；炙麻黄、鸡血藤、丹参化瘀散寒通络；北沙参、白芍、葛根、积雪草、布渣叶佐制温药，以防温阳太过；甘草调和寒热诸药。二诊时，患儿病情已初步得到控制，方证合拍。其纳差食少，考虑为方中中药物过于滋腻碍胃，脾虚失于运化所致，故去滋腻之熟地及伤气之麻黄，加黄精健脾益气，紫苏叶疏理中焦气机；手脚发凉、怕冷不减，乃阳虚较重，故加重鹿角胶、黄芪药量，增强温阳益气之力。三诊时，患儿近期感受外邪，出现咽喉不适，苔薄黄，脉沉略数，乃热邪留滞，遂去温热之鹿角胶，加五指毛桃，加重黄芪药量，以增强益气活血通络之效，兼以祛外邪。四诊时，病情继续好转，但纳食稍欠佳，大便偏烂，舌淡红，苔薄白微腻，脉沉濡细，考虑为脾虚湿盛，运化不健所致，故去滋阴之黄精及清热之布渣叶，加鸡内金、鹿角胶，并加重黄芪药量，以益气健脾消食，温化寒湿。在本案辨证论治过程中，禤教授紧紧抓住脾肺肾阳虚、寒瘀阻络之基本病机，以温补脾肺肾、散寒化瘀通络治法贯穿始终，结合临床辨察病机新变化，合理加减方药，终获显效。

案2　陈某，女，50岁。2006年2月26日。

主诉：患者全身皮肤变色、硬化3年余。

病史：患者于2002年6月开始出现皮肤瘙痒，时有皮肤硬结、晨起手指肿胀。2004年手指晨起肿胀逐渐加重至全天肿胀不能缓解，指端出现红色瘀斑，遇冷则僵硬变灰。至2005年逐步出现手脚、面部皮肤硬化伴瘙痒，表面蜡样光泽，无汗出，腰部出现半圆形硬斑，背部皮肤干燥，右腿出现紫红色硬斑伴疼痛，转颈、咀嚼、张嘴困难，伸舌不过齿，四肢关节僵硬，双手指尖关节、肘关节难以伸直，动作迟滞，行走困难，全身乏力，体质量下降，经针灸治疗后略有改善。

四诊摘要：面部、颈部、胸部、腹部、双上肢、踝关节皮肤有白色及紫红色硬斑，皮肤僵硬，不能用手指捏起，表面有蜡样光泽，周身无汗出，双侧手指关节、肘关节屈伸不利，面部表情呆滞，消瘦，咀嚼困难，伸舌不过齿，气短，心悸，便溏，大便每天 4～5 次，纳眠差，舌淡胖有齿印，苔薄白，脉细弱。

西医诊断：系统性硬皮病。

中医诊断：皮痹（肺脾肾虚损）。

治则：补肾填精，健脾养肺。

处方：予邓铁涛教授自拟软皮汤加减。处方：怀山药、鸡血藤、百合、仙鹤草、黄芪各 30g，茯苓、党参、白芍各 15g，牡丹皮、泽泻、山萸肉、生地、熟地、扁豆花各 10g，五爪龙 60g。7 剂，每天 1 剂，水煎 2 次，早晚各服 1 次。

二诊（2006 年 3 月 3 日）：患者诉服药后气短、睡眠均有改善，自觉呼吸时腹部皮肤较前松弛，大便成形，每天 4～5 次，纳差，舌淡红边有齿印、苔薄白，脉沉细。病有起色，守法不变。处方：黄芪、鸡血藤、怀山药、百合、太子参各 30g，五爪龙 60g，茯苓、生地、黄精各 15g，泽泻、牡丹皮、山萸肉、升麻、鹿角胶（烊化）各 10g，甘草 5g。7 剂，每天 1 剂，水煎 2 次，早晚各服 1 次。另予外洗方：川芎、当归、赤芍各 15g，生地 25g，桃仁、红花、桂枝、细辛、防风各 10g，络石藤、豨莶草、老桑枝各 30g，自加生姜 5 片，生葱连须 5 条，煮好后加米酒、米醋各 50g。5 剂，外洗，嘱注意温度适中，不要烫伤。

三诊（2006 年 4 月 28 日）：患者手指肿胀，活动受限，皮肤蜡样改变，自觉额部皮肤较硬，腹部皮肤斑状损害颜色变浅，肤质较前变软，双肘关节疼痛，背部皮肤变红，大便成形，每天 3 次，无畏寒，舌淡红，苔薄白，脉沉细。守法不变，加强活血。处方：怀山药、太子参、百合各 30g，茯苓、宽筋藤、白术各 15g，牡丹皮、泽泻、熟地、生地、山萸肉、扁豆、阿胶（烊化）、桂枝各 10g，红花 5g。7 剂，每天 1 剂，水煎 2 次，早晚各服 1 次。

二十六诊（2007 年 11 月 30 日）：近日咳嗽，咯痰，咽干、咽痒，晨起流涕，腹部皮肤肤色、弹性均已接近正常，舌淡红，苔薄白，脉沉细。处方一：五爪龙、仙鹤草、沙参、百合各 30g，豨莶草、玄参、白芍各 15g，桑叶、苦杏仁、桔梗、桂枝各 10g，甘草 5g。3 剂。处方二：怀山药、鸡血藤、百合、党参、黄芪各 30g，熟地 20g，茯苓、牡丹皮、泽泻、山萸肉、桂枝、鹿角胶（烊化）各 10g，白芍 15g，红花 5g，五爪龙 60g。7 剂。先服处方一，继服处方二，每天 1 剂，水煎 2 次，早晚各服 1 次。

二十七诊（2008 年 6 月 20 日）：双上肢远端皮肤及关节活动改善明显，面部有汗出，体重 42kg，二便调，舌淡红，苔薄白，脉细。处方：怀山药、黄芪、鸡血藤、百合各 30g，茯苓、牛膝、熟地、党参各 15g，鹿角胶（烊化）、牡丹皮、泽泻、山萸肉、桂枝各 10g，五爪龙 60g，红花 5g。7 剂，每天 1 剂，水煎 2 次，早晚各服 1 次。

四十三诊（2012 年 2 月 15 日）：双上肢远端皮肤改善明显，近来耳鸣，右耳明显，纳眠可，二便调，舌淡红，苔薄白，脉细。处方：怀山药、党参、百合、黄芪、鸡血藤、五爪龙各 30g，茯苓 15g，熟地 20g，牡丹皮、山萸肉、泽泻、桃仁、桂枝各 10g，红花 5g。14 剂。每天 1 剂，水煎 2 次，早晚各服 1 次。

四十四诊（2013 年 1 月 9 日）：手指关节僵直明显改善，腹泻，便溏，腰痛，纳眠可，舌淡红、苔薄白，脉细。处方：怀山药、党参、百合、黄芪各 30g，熟地 20g，茯苓、桂枝、菟丝子、白芍各 15g，牡丹皮、泽泻、山萸肉、桃仁、川芎各 10g，红花 5g。7 剂，每天 1 剂，水煎 2 次，早晚各服 1 次。

四十五诊（2014 年 8 月 6 日）：皮硬如革、关节僵直基本消失，皮肤仍有红斑，面部表情较前明显改善，耳鸣，闭经一年，舌淡红，苔薄白，脉细尺弱。处方：怀山药、百合、黄芪、太子参各 30g，熟地 20g，茯苓、黄精、桑椹各 15g，牡丹皮、泽泻、山萸肉、巴戟天、肉苁蓉、桂枝各 10g。7 剂，每天 1 剂，水煎 2 次，早晚各服 1 次。

四十六诊（2014 年 9 月 10 日）：症如前述，舌淡红苔薄白，脉细。处方：怀山药、黄芪、百合、太子参各 30g，熟地 20g，茯苓、黄精、桑椹各 15g，牡丹皮、泽泻、山萸肉、巴戟天、桂枝、阿胶（烊化）各 10g。7 剂，每天 1 剂，水煎 2 次，早晚各服 1 次。

四十七诊（2014 年 11 月 12 日）：双上肢远端皮肤皮皱增多，面部皮肤红斑变浅，手指关节活动基本自如，纳眠可，舌淡红苔薄白，脉细。处方：太子参、鸡血藤、五爪龙、黄芪、怀山药、百合各 30g，熟地 20g，白术、茯苓各 15g，牡丹皮、泽泻、山萸肉、鹿角胶（烊化）、桂枝、桃仁各 10g，甘草 5g。7 剂，每天 1 剂，水煎 2 次，早晚各服 1 次。

按语：邱教授运用邓铁涛教授五脏相关学说指导系统性硬皮病治疗，认为该患者应肺脾肾同治，以补肾填精为主，兼以健脾养肺，法同《理虚元鉴》所言："清金保肺，无犯中州之土……培土调中，不损至高之气……金行清化，不觉水自流长，乃合金水于一致也。"治疗基本方选用邓铁涛教授治疗硬皮病自拟经验方——软皮汤。软皮汤组成：熟地、山萸肉、山药、泽泻、牡丹皮、茯苓、阿胶、百合、黄芪、太子参。该方以六味地黄丸为底方，取"金水相生"之义；加阿胶血肉有情之品，入肺、肾二经，益肺养阴，以皮补皮；加百合入肺、脾二经，温润肺气，通调水道；加黄芪、太子参健脾益气实表，正如《黄帝内经灵枢集注》所言："津液随气上行，熏肤泽毛而注于空窍也。"本例患者与以往所治硬皮病患者相比，均责之于肺脾肾虚损，以软皮汤为主治疗，然诊治两个多月后疗效并不显著。邱教授请教邓教授后，邓教授认为该患者患病数年，皮毛、血脉、肌肉、筋、骨五损俱见，久病必瘀，邓教授指导在原方基础上选加桂枝、红花以温通血脉，活血祛瘀。本案历时 8 年余，共四十七诊，邱教授坚持以上方加减治疗，患者症状明显改善，患者自诉无任何副作用。

（何梓阳 李红毅）

参 考 文 献

陈冬冬，屠文震，张凌.2009. 益气活血方熏蒸法与口服法治疗系统性硬皮病疗效比较. 中国中西医结合皮肤性病学杂志，8（2）：79-80

黄子天，龙文醒，邱仕君.2019. 邱仕君治疗系统性硬皮病医案 1 则. 新中医，51（2）：309-311

刘钦玲，王丹.2019. 活血散瘀膏走罐联合封包疗法治疗硬皮病临床观察. 世界最新医学信息文摘，19（46）：191-192

宋勇起，李红毅，禤国维.2020. 国医大师禤国维辨证论治硬皮病 1 例. 中国中医药信息杂志，1-3

第十八章 瘙痒症（风瘙痒）

瘙痒症属于中医学"风瘙痒"范畴。瘙痒是一种能引起搔抓欲望的不愉快的感觉。瘙痒症是一种无原发性皮肤损害而以瘙痒为主要表现的一种皮肤病，其特点是皮肤瘙痒剧烈，搔抓后引起抓痕、血痂、皮肤肥厚、苔藓样变等继发皮损。根据皮肤瘙痒的范围及部位的不同，可分为全身性和局限性两种类型。全身性瘙痒症常为许多全身性疾病的伴发（或首发）症状，如尿毒症、肝胆系统疾病、血液病、淋巴网状系统疾病、恶性肿瘤、内分泌疾病等。局限性瘙痒症多局限于某些部位，可数处同时发生，以外阴、肛门、头皮、掌跖、外耳道等处多见。

中医文献中对于"痒"的记载较早，如战国时期的医家在《灵枢·刺节真邪》说："搏于皮肤之间，其气外发，腠理开，毫毛摇，气往来行，则为痒。"但并未提及具体的病名，只有对瘙痒症状的描述。到了隋代巢元方在《诸病源候论》一书中同时提出了风瘙痒和风痒的病名。《诸病源候论》曰："风瘙痒，此由游风在于皮肤，逢寒则身体疼痛，遇热则瘙痒。风瘙痒者，是体虚受风，风入腠理与血气相搏而俱，往来于皮肤之间，邪气微不能冲击为痛，故但瘙痒也。"《诸病源候论》记载："邪气客于肌肉，则令肌肉虚，真气散去，又被寒搏皮肤，外发腠理，闭毫毛。淫邪与卫气相搏，阳胜则热，阴胜则寒；寒则表虚，虚则邪气往来，故肉痒也。凡痹之类，逢热则痒，逢寒则痛。"

此后历代医籍对本病论述颇丰，根据发病病因、皮损和部位不同而有风痒、痒风、爪风痒、血风疮之称。《外科证治全书》曰："痒风，遍身瘙痒，并无疮疥，搔之不止。肝家血虚，燥热生风，不可妄投风药，养血定风汤主之。外用地肤子，苍耳叶，浮萍煎汤暖浴。"

一、病 因 病 机

中医学认为风瘙痒病因复杂，与禀赋不耐有关，六淫侵袭，情志内伤、饮食不节，或肝肾亏虚等各种因素引起气血虚弱，或气滞血瘀，或血热内蕴，均可导致本病的发生，衣物接触、摩擦等可加重本病。

岭南独特的条件所形成的人群体质以气阴两虚质和湿热质居多，岭南人喜食鲜美肥甘之物，食物油膏厚腻，易致秽腐，湿邪内留，脾土受困，脾气不运，湿热蕴中。故而岭南医家认为在风瘙痒的病因病机中除阴虚外多夹有湿热。

1. 肝肾阴亏

古人云"生于南者物多燥"，岭南地区暑热时间长，为"四时放花，冬无霜雪"之地，消耗偏大，终年"腠理汗出"，人群多形体瘦小，阴精不足，而易形成阴虚体质，肝肾阴亏，生风生燥，肌肤失于濡养而发为瘙痒。金元时期朱震亨的《丹溪心法》也提出虚风可导致瘙痒的症状，"诸痒为虚。血不荣肌腠，所以痒也"。岭南范瑞强教授认为该病主要是由于年老体弱，肝肾不足，阴精亏虚，精血无以充养肌肤，阴虚血燥风动而致痒；而以内风为主，常与肝气郁结，或肝阴不足相关。

2. 风邪夹湿热

风为六淫之首，百病之长，善行数变，有隙必乘，当风邪客于腠理，往来于肌肤，导致经气不宣，故瘙痒不已。而岭南地区属于热带亚热带、季风海洋性气候，北枕五岭、南濒大海，日照时间长，平均气温高，降雨量充沛，形成炎热多潮湿、多瘴气的气候地理环境。《岭南卫生方》提到："岭南既号炎方，而又濒海，地卑而土薄，炎方土薄，故阳燠之气常泄；濒海地卑，故阴湿之气常盛。"因此，岭南人长期处于这种气候环境之下易被湿热所伤。

3. 饮食不节

岭南人喜食鲜美肥甘之物，沿海盛产鱼腥海味、杧果、菠萝、荔枝、龙眼等发物，饮食不节易使湿邪内留，脾土受困，脾胃失运，湿热内蕴，湿热熏蒸肌肤，内不得疏泄，外不得透达，郁于皮肤腠理，而发为瘙痒。《素问·奇病论》说："肥者令人内热。"王冰注释曰："膏粱之人，内多滞热，外湿既侵，中热相感。"

4. 情志内伤

情志抑郁，烦恼焦虑，神经紧张，使脏腑气机失调，阴阳偏颇，五志化火，血热内蕴，化热动风，淫于肌肤而致瘙痒。岭南人生活节奏快，工作压力大，且喜饮凉茶、冰冻制品，久居空调房，多有脾虚，而脾胃属土，肝属木，脾虚往往肝气乘之，多伴有肝气不舒，继而化热动风淫于肌肤而致瘙痒。

二、治 疗 特 色

岭南医家在长期的临床实践中，遵循"天人相应"的中医理论结合岭南地区的地理环境、气候及人群体质特点，在风瘙痒治疗上形成了独有的岭南特色。

1. 养阴息风不忘重视祛湿健脾之岭南药

风瘙痒多由于肝肾不足，阴精亏虚，精血无以充养肌肤，阴虚血燥风动而致痒。但受湿热地理气候的影响，岭南居民多为湿邪疾病所困，诚如岭南名医何梦瑶《医碥》中提出的岭南凡病多湿、多火。故而岭南医家治瘙痒症，治则强调补而不燥、滋而不腻、消而不伐，多在养阴息风中不忘祛湿，用药多选用花、叶类药物和岭南草药，如取金银花、木棉花、鸡蛋花、南扁豆花、素馨花、清水豆卷等岭南特有花皮类药，以其芳香轻清，芳香辛散可宣透湿气，轻灵之药多轻清入肺，无论外湿内湿，用之皆宜。对于脾气虚患者，常用特色岭南药五指毛桃，盖其药性温和，辛而不峻，不温不燥，补气不作火，可健脾补肺、益气利湿，益气补虚功同北黄芪，且非常适合岭南多湿的环境气候特点，并与《黄帝内经》中少火生气之意相合，实属岭南特色草药中难得的一味佳品，被美誉为"南芪"。小儿脾气虚、纳差，常用独脚金配茯苓、薏苡仁、山药；若兼湿热，常用鸡骨草、鸡蛋花、木棉花、新鲜番石榴叶清利湿热。

2. 善用引经药及风药

古人云："引经之药，方剂中用为向导，则能接引众药，直入本经，用力寡而获效捷也"。岭南范瑞强教授深谙其中的奥妙，在临证中尤其注重引经药的运用。他把用好引经药比为射击找准靶子；没有引经药，整个方剂的疗药会打个折扣。范教授提出"以皮走皮、以皮治皮"的观点，认为人法天、人法地、万物同理，皮类药物可迅速达皮而起效，故临床常用白鲜皮、地骨皮、合欢皮、桑白皮、茯苓皮、丹皮、乌豆衣等。他常用多皮饮（地骨皮、五加皮、桑白皮、白鲜皮、丹皮、大腹皮、干姜皮、茯苓皮、冬瓜皮、木槿皮、扁豆皮）治疗皮肤瘙痒症等皮肤疾病，达到清热除湿、健脾和血的功效。范教授对瘙痒症的辨治认为以风为重，无论是何原因生风，凡瘙痒甚者，常喜用蔓荆子、白蒺藜、荆芥、防风、钩藤等祛风药物止痒；夜间瘙痒剧烈影响睡眠者加龙骨、珍珠母重镇安神，息风止痒。

3. 重视外治法

中医外治法源远流长，元时医家齐德之著书《外科精义》中提及："夫溻法者，宣通行表发散邪气使疮内消也。盖汤水有药涤之功……此谓疏导腠理，通调血脉，使无凝滞也，如药二两用水二升，为则煎取一升半，以净帛或新棉蘸药水稍热溻其患处，渐渐洗溻沐浴之"，然而"深浅不同，用药有忌，是以不可不辨也"。其中皮肤科的中医外治法繁多而独具特色，有药物的不同制剂及使用，有针刺艾灸的不同操作，还有各种手法、外治法的复合使用。岭南皮肤医家素来重视中医外治法的应用，且岭南气候炎热，岭南人对外治法的接受度高。国医大师禤国维教授善于将各家之长与自己的临床经验相结合，在传统挑刺疗法的基础上创立了截根疗法，对顽固性瘙痒效果颇佳。岭南朱其杰教授治疗皮肤瘙痒症常用外洗处方：马缨丹 30g，大飞扬 30g，地肤子 30g，苍耳子 30g 煎水洗患处。方解：马缨丹、大飞扬、苍耳子祛风止痒，地肤子清热止痒。大飞扬，又名天泡草、大飞羊，味微苦微酸，性偏凉，《常用中草药手册》记载其治"皮炎，湿疹，皮肤瘙痒，脚癣"，具有解热毒、祛湿气、止瘙痒、通经络之功效。

三、辨 证 论 治

岭南医家治疗风瘙痒一般分为血热生风、湿热蕴结、血虚生风、瘀血阻滞四个证型进行论治。

1. 血热生风

主证：多见于青壮年，好发于夏季，皮肤瘙痒，色鲜红，触之灼热，抓破处呈条状血痕，遇热逢暖则剧，近寒得冷则愈，每随心绪烦躁或食入辛辣而瘙痒加甚，伴心烦口渴，舌红，苔薄黄，脉弦数。

治法：凉血清热，消风止痒。

方药：凉血消风散加减。生地 30g，当归 9g，荆芥 9g，蝉衣 6g，苦参 9g，白蒺藜 9g，知母 9g，生石膏 30g，生甘草 6g。

方解：方中生地凉血润燥，当归养血润燥，且能活血协助祛风，合"治风先治血，血行风自灭"之旨；荆芥、蝉衣疏散风热之邪；生石膏、知母、生地清解热邪，苦参燥渗湿邪；白蒺藜祛风止痒，生甘草润燥。

加减：血热甚者，加地榆、紫草；风盛者，加全蝎、防风；夜间痒甚者，加牡蛎；口渴便秘者，加生大黄。

2. 湿热蕴结

主证：多见于肛周、女阴、阴囊等部位。瘙痒为阵发性，夜间尤甚，因搔抓局部可出现浮肿、水疱、脓疱、丘疹、丘疱疹、糜烂等皮疹，女性常伴有带下色黄、腥臭；或伴口干口苦，胸胁闷胀，小便黄赤，大便秘结；舌红，苔黄腻，脉弦滑数。

治法：清热利湿止痒。

方药：龙胆泻肝汤加减。龙胆草 10g，黄芩 10g，栀子 10g，车前子 10g，木通 6g，泽泻 10g，生地 15g，当归 10g，生甘草 6g。

方解：生地、当归凉血活血清热；龙胆草、黄芩、栀子苦寒利湿清热；车前子、木通、泽泻导湿下行。

加减：女阴瘙痒，带下腥臭黄浊者，加土茯苓、蛇床子；肛门瘙痒者，加苦参、地肤子；阴囊瘙痒者，加浮萍、蝉衣、柴胡。

3. 血虚生风

主证：多见于老年或体虚之人，好发于秋冬季节，夏季多减轻或自愈。症见皮肤干燥，遍布抓痕，夜间痒甚，经常搔抓处皮肤肥厚，上覆细薄鳞屑，或遍布血痕，病程迁延数月至数年；瘙痒每遇劳累而加剧，常伴心悸失眠，神情倦怠，面色苍白，食欲不振；舌淡红或红，苔薄白，脉弦细。

治法：养血润肤，祛风止痒。

方药：四物消风散合当归饮子加减。生地15g，当归10g，荆芥10g，防风10g，赤芍10g，川芎5g，白鲜皮15g，蝉蜕10g，白蒺藜10g，何首乌10g，黄芪15g，炙甘草5g。

方解：方中生地清热凉血滋阴；当归、川芎、赤芍养血活血并和营；荆芥、防风祛风胜湿行于表；白鲜皮、蝉蜕疏风透疹而止痒；白蒺藜祛风止痒；何首乌滋补肝肾，益精血；黄芪益气实卫固表；甘草益气和中，调和诸药。诸药合用，共奏养血润肤、祛风止痒之功。

加减：心悸失眠者，加枣仁、柏子仁；神疲乏力者，加人参；血虚便秘者，倍用当归身，加肉苁蓉；瘙痒甚者，加皂刺；皮肤肥厚脱屑者，加阿胶、丹参。

中成药：养血止痒片（广东省中医院院内制剂），5片，日3次；当归片，3片，日3次；阿胶补血颗粒，5g，日2次。

润肤丸：每服6～9g，日2～3次。

4. 瘀血阻滞

主证：可发于任何年龄，不分季节。瘙痒多限于腰围、足背、手腕部等受挤压部位，症见抓痕累累，伴有紫色条痕，面色晦暗，口唇色紫，口干不欲饮；舌质暗或有瘀点或瘀斑，不欲饮，脉涩滞。

治法：活血化瘀，消风止痒。

方药：活血祛风汤。丹参30g，川芎10g，白芷10g，威灵仙10g，荆芥10g，当归10g，白蒺藜15g，桃仁10g，红花10g，赤芍10g，蝉衣6g，甘草6g。

方解：丹参、当归、川芎、桃仁、红花、赤芍活血化瘀，蝉衣、白芷、威灵仙、荆芥、白蒺藜祛风止痒，甘草调和诸药。

加减：病程日久者，加苏木、炒三棱；瘙痒甚者，加皂刺、炙山甲；皮肤肥厚者，加姜黄、莪术。失眠、多梦者，加炒柏子仁、炒酸枣仁、夜交藤、合欢皮各15g。

中成药：大黄䗪虫丸6g，日3次。

四、外 治 法

因皮肤瘙痒症无原发性皮损，多为患者因自觉瘙痒，搔抓后出现的抓痕、结痂等继发性皮损，部分患者皮损处因长时间反复搔抓出现湿疹化改变。岭南范瑞强教授在外治方面主张对症止痒治疗为主，以镇静、清凉、止痒为原则，勿过度或滥用激素类药膏。

（1）瘙痒症初期，患者患处无明显原发性皮损或仅表现为皮肤干燥，以润肤止痒为原则，可选用消炎止痒霜、复方蛇脂软膏等中成药，暂不可使用激素类药膏，以避免出现局部副作用。

（2）若患者经过搔抓后出现皮肤抓痕、破溃等，以保护皮损、避免刺激为原则，可选用甘草油或黄连油或紫草油，外涂患处，同时需注意局部抗感染治疗。

（3）经过长期反复搔抓后，局部皮肤出现湿疹化或苔藓化后，以润肤、软化、止痒为原则，常选用冰黄肤乐软膏、蛇脂软膏、青鹏软膏，可予酌情使用糖皮质激素以抗炎。

（4）外洗或泡浴或熏洗疗法，常选用广东省中医院院内制剂消炎止痒洗剂（苦参、地榆、大黄、大飞扬、地肤子、蛇床子、荆芥、枯矾、甘草）或飞扬洗剂（大飞扬、地肤子、苦参、蛇床子、黑面神、香薷）水煎外洗或制成颗粒剂热水溶后外洗。范教授认为消炎止痒洗剂偏重于祛风止痒，用途广泛、普遍。飞扬洗剂偏重于杀虫止痒，可用于外阴部瘙痒性皮肤病。

五、其 他 疗 法

1. 截根疗法

截根疗法指在患者一定部位的皮肤上，用三棱针或弯的三角皮肤缝合针挑断皮下白色纤维样物，以疏通经络，使气血调和的一种外治法。

（1）常用穴位：可根据辨证选用有关穴位，一般以背部穴位为主。或在上起第七颈椎棘突平面，下至第五腰椎，两侧至腋后线的范围内，找明显压痛点或找针头大，略带光泽的丘疹 2 个作挑治点，亦可靠近皮肤损害部位选 2～3 个点作挑治点。

（2）操作方法：取卧位，充分暴露挑刺部位，常规消毒，用三棱针把挑刺部位表皮纵行挑破 0.3～0.5cm，然后自表皮下刺入，挑出白色纤维样物，并把其挑断 5～10 根即可，消毒后，用消毒纱布覆盖，胶布固定，每周 1 次。或常规消毒后，以 0.5%～1% 普鲁卡因 0.5ml，于挑治部位注射一皮丘，然后用手术刀治皮纹，切开皮丘表皮约 0.5cm，用持针器夹好弯三角皮肤缝合针，刺入表皮下，挑起白色纤维样物，适当牵拉后，把其拉断，一般拉断 5～10 根即可。消毒后，用消毒纱布覆盖，胶布固定，每周 1 次。

（3）注意事项：注意无菌操作。普鲁卡因过敏者，不宜用普鲁卡因局部麻醉。孕妇、严重心脏病和身体过度虚弱者慎用。瘢痕体质者不宜用。

2. 耳针疗法

耳针疗法指通过针刺耳穴达到防治疾病目的的一种方法。中医学认为十二经脉皆上通于耳，全身各脏器皆联系于耳。现代医学证明耳郭有比较丰富的神经、血管和淋巴等组织分布，因而当人体某一脏腑或组织器官有异常或病变时，可以通过经络和神经体液反映到耳郭的相应穴位上。这些就是利用耳穴诊治疾病的原理。

（1）常用穴位：皮肤瘙痒症，肺、枕、神门、下肢、肾上腺、内分泌、上中下背；外阴瘙痒症，神门、内分泌、外生殖器。

（2）操作方法：选准穴位后，严密消毒。左手固定耳郭，食指托住耳穴部位的耳背，采用捻转进针法，避免刺穿软骨。留针时间的长短，视病情而定。出针后宜用消毒干棉球压迫片刻。

（3）注意事项：穴位的皮肤区域一定要严密消毒；不要刺伤骨膜；有习惯性流产的孕妇应禁针；发生晕针应及时处理。

3. 刮痧疗法

刮痧疗法指通过某种器械在人体皮肤表面刮拭，使之出现红色瘀血（痧）的现象，以达到治疗目的的一种方法。

（1）操作方法：先将所用器械（压舌板、银圆、瓷碗边口等）蘸食用油或盐水在后背正中线及其两旁，或胸腹部，或颈项至肘窝等部位自上而下，自内而外，由轻到重地刮拭，至局部皮肤泛红、隆起或显示紫红色或黑青色血斑为止。一般刮拭的速度在每分钟 40 次左右，每一部位可刮 5～10 分钟。

（2）刮拭时局部疼痛较明显，故应用此法时必须得到患者同意；第二次刮拭时应在患处疼痛消失后（3～7 天，因人而异）再实施。

4. 穴位注射疗法

穴位注射疗法是把一定的药液注入一定的穴位内，既有针刺穴位的功效，又有药物本身作用的一种治疗方法。

（1）常用穴位：合谷、足三里、曲池、内关、外关、血海、膻中、大肠俞、长强。

（2）操作方法：根据病情辨证选择穴位和药物（常用药物普鲁卡因、抗组胺制剂、维生素、中草药注射液、泼尼松龙等）用一般注射器配细长针头，吸入药液（每穴位常用量为一般注射量的 1/10～1/2，每穴以 0.5～1ml 为宜），皮肤按常规消毒，对准穴位快速刺入皮下，然后慢慢进针达适当深度，小幅度提插，至有明显酸麻、胀痛感时，回抽无血时把药液缓慢注入，每日或隔日 1 次，5～10 次为 1 个疗程。

（3）注意事项：严格无菌操作。使用普鲁卡因等致敏药物要先做皮试。选用穴位尽量轮换。

5. 穴位埋线疗法

穴位埋线疗法是用医用羊肠线埋植于有关的穴位中，以持续的刺激发挥该经络穴位的治疗作用的一种外治法。

（1）常用穴位：肺俞、大肠俞、足三里、阿是穴等。

（2）操作方法：有两种常用方法。一种是辨证选穴。常规消毒，把消毒过或药液浸泡过的羊肠线，按需要长短剪一段，放于穿刺针管内的前端，后接针芯。然后用左手大指、次指绷紧进针部位皮肤，右手持针快速穿入皮肤，把针送到所需深度，出现酸麻胀痛感后，边推针芯边退针管，把羊肠线留于穴位内，消毒针孔后，盖消毒纱块，胶布固定。另一种是用直或弯的三角皮肤缝针，穿好消毒或药液浸泡过的羊肠线，距穴位 1cm 处进针，穿过皮下组织，到穴位另一端 1cm 处出针，剪去露在皮肤外两端的线，提起皮肤，使线头完全埋入皮下，消毒针孔，盖消毒纱块，胶布固定。每次 1～3 穴，每 3～4 个月 1 次，2～3 次为 1 个疗程。

（3）注意事项：术中注意无菌操作，术后注意防止感染。埋线深度，以皮下组织与肌肉之间为宜。羊肠线不能暴露在皮肤外面；肺结核活动期、严重心脏病及妊娠期患者不宜应用此法。

六、养护调摄

（一）注意事项

（1）去除病因，忌食辛辣刺激性食物如饮酒、喝浓茶咖啡等。调适寒温，避免暑热。

（2）瘙痒处应避免搔抓、摩擦、热水烫洗，或用碱性强的肥皂洗涤。亦不要用刺激性强的外涂药物。

（3）生活要规律化，加强营养，保证充足睡眠。

（4）调情志，保持心情舒畅。

（5）内衣要柔软宽松，宜穿棉织品或丝织品而不宜穿毛织品。

（二）食疗

食疗又称食治，是指在中医理论的指导下，利用食物本身的特性调节机体功能，使体健或愈疾的一种方法。食疗既区别于一般的中药方剂，又有别于普通的饮食，是中医学与饮食文化有机结合的成果，不仅能取其药性，还能食借药力，以达到营养滋补、强身健体和防病治病的目的。岭南食疗文化是祖国养生文化的重要组成部分，岭南药膳形式上则多为汤饮和粥食、凉茶等，能够补充水分且容易吸收。岭南人善于制汤，以老火汤闻名，常以汤佐餐，饭前喝汤，带有浓郁的地方特色。

（1）国医大师禤国维教授推荐一款秋冬季节养生润肤方：沙参玉竹猪皮汤。

该方从《伤寒论》猪肤汤"化裁"而来，有清心润肺和胃护肤的功效。做法：北沙参 20g，玉竹 20g，麦冬 15g，陈皮 10g，猪皮 60g，以清水 1000ml，先煮猪皮 30 分钟，再加入前四味药，煎至 300ml，调味即可食用。常喝此汤有清心润肺、和胃护肤的作用，吃起来清补又不腻，尤其适合皮肤干燥的人食用。

（2）范瑞强教授在中医理论指导下结合民间饮食文化，推荐滋阴润燥的食疗配方。

1）冬虫夏草炖鸡：冬虫夏草 5g，枸杞子 9g，生姜 3 片，红枣 5 枚，竹丝鸡半只，加盐适量，加水文火炖 2 小时，饮汤食肉。此方适用于以肺肾阴虚为表现的皮肤病。

2）甲龟龙眼粥：龙眼肉 20g，甲鱼肉 30g，糯米 50g，将龙眼肉、甲鱼肉、糯米，同煮成粥，食前加调料适量。可作为早餐或晚餐，常食。此方适用于阴虚血燥类皮肤病，以皮肤干燥、脱屑为主要表现者。

3）雪梨银耳排骨汤：干银耳 10g，雪梨 2 个，排骨 500g。功效：润肺养肤降火。

七、名 家 医 案

刘某，女，22 岁。2010 年 7 月。

主诉：全身反复瘙痒 3 年余，加重 2 个月。

病史：患者于 2007 年 6 月开始出现面颈部瘙痒，随即于躯干、四肢均自觉瘙痒，无明显皮疹，瘙痒逐渐加重，遂就诊于广州某西医院皮肤科门诊，诊断为皮肤瘙痒症，给予氯雷他定、西替利嗪等抗组胺药，外用类固醇激素药膏等治疗，病情可暂时性好转。停药后又反复发作，经本市多家医院治疗，疗效欠佳，病情反复，夏重冬轻，2 个月前，于外出游玩后感面部、躯干、四肢瘙痒，反复搔抓，难以入睡，自行口服抗组胺药物，瘙痒未见缓解。2 个月来，患者患处瘙痒逐渐加重，遂求治于范瑞强教授门诊。

四诊摘要：患者青年，面部、躯干、四肢见抓痕、结痂，自觉瘙痒较甚，遇热加重。身材中等，面部色红，心烦口渴，纳眠可，大便偏干，舌红，苔薄黄，脉弦。

西医诊断：皮肤瘙痒症。

中医诊断：风瘙痒（血热生风）。

治则：清热祛风止痒。

处方：①凉血消风散加减：生地 30g，荆芥 15g，蝉衣 10g，苦参 10g，白蒺藜 15g，知母 10g，生石膏 30g（先煎），生甘草 6g。每日 1 剂，煎至 200ml 温服，每日 2 次。②搜风止痒片 5 片，每日 3 次，口服。③消炎止痒洗剂每次 2 小包，热沸水充分溶解，然后加温水至 2000ml，外洗患处，每日 1 次。④消炎止痒霜外涂瘙痒处，一日 3～4 次。

二诊：用上药 7 天后，瘙痒减轻，抓痕、结痂消退，二便调，仍觉阵发性瘙痒，舌淡红，苔薄黄，脉弦。

处方：①上方去生石膏、知母，加防风 15g，钩藤 10g，水煎内服。②中成药改为祛风止痒片，每次 5 片，每天 3 次，口服；③外洗、外涂同前。

三诊：用上药 7 天后，瘙痒减轻，无新起皮疹，散在色素沉着斑，胃纳可，睡眠好转，二便调，舌淡红，苔薄黄，脉弦细。

处方：①上方加丹参 20g，当归 10g，玄参 20g。②肤必润、消炎止痒霜混合外搽。

后用上方加减用药约 1 月余，患者皮疹消退、无瘙痒，纳、眠均正常。

按语：此案例，范教授初诊根据患者皮损辨证，予清热凉血、祛风止痒为法，以攻邪为主；二诊根据患者痒甚的症状，酌减清热之品，加强祛风之药以缓解瘙痒；三诊之后，血热伤津，加入养血润燥止痒之品，以养血祛风止痒为主。

由于痒症病因病机复杂，以上只是常见类型，临床上痒症分型很多，有时常常几种病因病机同时存在，相互影响又互为因果，给治疗增加了难度。"无风不作痒"，治疗不离治风，但除疏风止痒外，亦有"治风先治血，血行风自灭"之说，指出血分在风证的发生、发展和转归中都起着至关重要的作用；亦有"木摇则风起，抑木则风平"之说。

（韩珊珊）

第十九章　银屑病（白疕）

银屑病，中医名之"白疕"，是一种慢性炎症性皮肤病，因表现为覆盖多层银白色鳞屑红色斑疹或丘疹，故得称。其受遗传和环境共同诱导，与免疫反应相关，虽无传染性，但治愈困难，且容易复发。银屑病皮损可发生于全身各处，以头皮、躯干、四肢处多见。皮损的大小体积、分布情况等不绝对，其病情发展相对缓慢，但多为持续反复发作，极少数人可完全治愈。银屑病可以合并其他系统疾病，如伴内脏及关节损害，中、重度银屑病患者罹患代谢综合征和动脉粥样硬化性心血管疾病的风险增加。

古时，医家或"肤如疹疥，色白而痒，搔起白皮"称为白疕；或"状如苍松之皮，红白斑点相连"称为松皮癣。一直到《证治准绳》述"蛇风"，把白疕作为一个症状来阐述。《外科大成》中"白疕，肤如疹疥，色白而痒，搔起白疕，俗呼蛇风"，始成病名。后《医宗金鉴》记载："此证俗名蛇风。生于皮肤，形如疹疥，色白而痒，搔起白皮。"《外科证治全书》述："白疕，一名疕风。皮肤燥痒，起如疹疥而色白，搔之屑起，渐至肢体枯燥坼裂，血出痛楚，十指间皮厚而莫能搔痒。"现代医家多认为"白疕"即指银屑病，并提出"疕"取其字形结构，为病字头加一匕首，形容疾病顽固性如匕首扎入皮肤。

随着发病率的升高，银屑病带着迁延难愈的特点逐渐走入更多人的视线。因自然气候、地理环境、民风民俗等综合影响，岭南医家对银屑病的病因病机、证候诊治、辨证用药等皆有其特色，不仅拓宽了银屑病的治疗道路，也为临床辨证提供了一定的指导意义。

一、病因病机

岭南地区气候以湿热见长，其民腠理疏松，常易外感而气郁化火。受生活习惯、人文风情、个人因素等综合影响，岭南医家多认为银屑病病机与风、寒两邪相关，其特点涵盖热、毒、瘀、风。病位在血分，或因素体血虚，又感风邪侵袭，致肌表气血壅滞；或因风寒袭表，营卫不调，气郁而化火，肌腠失养；或情志失调，气滞成瘀；或因体质，感外邪而化热，火炎肌表所致。

（一）地域影响

岭南归属五岭之南，虽未有明确地理定位，但今多定于广东省、广西壮族自治区、海南省、江西省和湖南省。其气候多属中亚热带季风气候，降雨充沛，年太阳总辐射量大，故而洪涝、干旱时作。象形取比，以其热邪、湿邪两者为甚。《素问·阴阳应象大论》中述："……东方生风，风生木……南方生热，热生火……其在天为热，在低为火……"从五行上可论之，南地多风多热；而人生于自然，长于自然，其气候、季节、地理地貌等都会直接间接地作用于人体。当人体自身的平衡被打破，即患疾。热邪侵袭，湿邪性重浊黏滞，风热之邪易开腠理，三者相搏而伤阴化燥，气滞血瘀，伤于内而显于外。故岭南皮肤科代表名家禤国维教授认为，银屑病是素体阳热盛者感外邪，机体郁而化热，热蕴日久化毒，以致热毒壅滞，灼伤营阴，津液不行，日久血瘀。《素问·四气调神大论》说："……逆春气则少阳不生，肝气内变。逆夏气则太阳不长，心气内洞。逆秋气则太阴不收，肺气焦满。逆冬气则少阴不藏，肾气独沉。夫四时阴阳者，万物之根本也。所以圣人春夏养阳，秋冬养阴，以从其根；故与万物沉浮于生长之门。逆其根则伐其本，坏其真矣。故阴阳四时者，万物之终始也；生死之本也；逆之则灾害生，从之则苛疾不起，是谓得道。"所以应注重地理环境的影响。

（二）生活习惯和情志内伤

岭南环境炎热，空气湿润，长期在此生活的人本就脾虚湿重。又因现代经、商、政等方面百花齐放、百家争鸣，当代人生活节奏快、压力大，嗜食肥甘厚味，素有神劳形倦而不节制，进一步影响了脾胃的运化升清，更助热邪湿邪的滋长。又岭南人调养不当，以广东省为代表而有饮凉茶的习惯，然凉茶性味苦寒，虽可解脾虚潮热一时，却有伤阴助邪之功。《素问·上古天真论》说："……上古之人，其知道者，法于阴阳，和于术数，食饮有节，起居有常，不妄作劳，故能形与神俱，而尽终其天年，度百岁乃去。今时之人不然也，以酒为浆，以妄为常，醉以入房，以欲竭其精，以耗散其真，不知持满，不时御神，务快齐心，逆于生乐，起居无节，故半百而衰也……"因此，岭南地区人群体质受生活习惯的影响，以气阴两虚和湿热夹杂为主。同时，岭南地区人口密集，更易加剧情绪波动幅度，五志失调，久而气郁化火，致血瘀成，血热生，而银屑病缠绵难去，上医当治未病为主。

二、治疗特色

（一）审证求因，标本兼治

岭南湿邪为重，其性黏滞，与银屑病难以治愈、容易复发的特性相吻合。因历代医家单独阐述较少，由今人总结大量临床数据，判银屑病病因病机当"从血论治"。可将银屑病综合划分为九种：血热证、血燥证、血瘀证、风热证、湿证、血虚证、热证、风湿证、脏腑亏虚证，临床上各证型常多兼杂而辨证不一，本章主要以褟老的辨证分型来论述。银屑病因外邪侵袭人体，致气机壅滞，久郁化火，热毒伏于营血，日久灼伤气血，使血虚风燥、肌肤失养；或为营血不足，气血运行不畅，而有瘀停肌表。故虽证型有偏向，但治疗上着重于调畅气机，循病机如"诸痛痒疮，皆属于心"，结合体质，在临床上针对个体化症状，以求标本兼治。

（二）衷中参西，岭药成方

因银屑病引起的皮肤瘙痒，或误治误用膏药而使皮疹症状加重，在一定程度上影响患者正常生活质量，甚者难以入睡、时需抓搔。有研究指出，在内服用中药，在外使用复方软膏，能明显改善患者皮疹症状，缓解患者焦虑。中西药联合应用，能加强其西药功效。结合多年来岭南医家关于治疗银屑病的辨证用药，分析方药重复率，最常出现的药对为土茯苓-甘草、紫草-甘草、土茯苓-紫草、生地-莪术、赤芍-甘草、莪术-甘草、土茯苓-莪术，上药主要属清热解毒、补气凉血类中药。土茯苓为岭南妙药，出现频次最高，其性味甘、淡、平，归肝、胃经，能解毒、除湿、通利关节。再有，以组织细胞等层面对银屑病的形成做研究探讨，为指导中医思考疾病的发生、转归、预后有着良好意义。故需中西医相结合，在以中药为主的基础上，不能偏废西医。

三、辨 证 论 治

根据白疕的病因病机，岭南医家对本病中医治疗总的法则是解毒化瘀，养血活血，清热祛湿。在治疗方法上应内治和外治相结合，内外合治，标本兼顾，才能达到较好的治疗效果。

内治法

白疕可分为血热毒瘀、血虚毒瘀、脾虚毒瘀 3 个证型进行治疗。其病机不外乎湿、热、毒、瘀四个方面，患者或因起居不慎，外感热邪，或因饮食失节，过食肥甘厚味，以致湿热内生，或七情悖逆，五志化火，火热之邪入血，遂成血热血燥之势，久不解而生瘀生毒。病久便有血虚风燥之变。素有脾虚或曾经中西医治疗损伤脾胃者，则成脾虚毒瘀型。

1. 血热毒瘀

主证：多见于银屑病进行期，表现为皮损鲜红，浸润明显，皮疹不断增多，瘙痒较剧，露滴现象明显，有同形反应，常伴有口干渴，大便干结，小便短赤，舌红苔黄，脉滑数。

治法：解毒凉血活血，佐以养阴。

方药：皮肤病解毒汤合犀角地黄汤加减。

乌梅 20g，土茯苓 20g，紫草 15g，莪术 10g，水牛角 30g（先煎），生地 15g，牡丹皮 15g，赤芍 15g，泽兰 15g，九节茶 15g，白花蛇舌草 15g，石上柏 15g，甘草 10g。

方解：方中紫草凉血、透解血分热毒，土茯苓祛湿、专祛肌肤筋骨间湿毒，莪术破血化瘀、专祛瘀毒，乌梅润燥生津，"利筋脉，去痹"，亦善"消酒毒""解鱼毒"，四者合用具有解毒化瘀、利湿清热之功，故为君药；生地滋阴凉血，水牛角、牡丹皮、赤芍凉血活血，共为臣药；泽兰、白花蛇舌草、石上柏、九节茶加强乌紫解毒汤解毒化瘀、利湿清热之力，共为佐药；甘草调和诸药，为使药。

加减：瘙痒重加鱼腥草、白鲜皮利湿止痒；红皮病型加沙参、玄参养血活血；关节炎型加入地金牛、威灵仙祛风湿，通经络。

2. 血虚毒瘀

主证：表现为皮疹淡红或暗红，鳞屑较多，无或仅有少许新发皮疹，自觉瘙痒。常伴皮肤干燥，口干舌燥，月经不调，舌淡红，苔少，脉弦细。

治法：养血调经，解毒化瘀。

方药：皮肤病解毒汤合四物汤加减。

乌梅 20g，土茯苓 20g，紫草 15g，莪术 10g，当归 10g，川芎 6g，生地 15g，熟地 15g，白芍 15g，赤芍 15g，泽兰 15g，九节茶 15g，甘草 10g。

方解：方中生地滋阴凉血填精为主药，当归补血养阴、和营养血，赤芍清热凉血，川芎活血行滞，四物相合，加上熟地滋阴补血，补中有通，补而不滞，养血润燥，且能活血通络，故为君药，使营血恢复而周流无阻，肌肤得养而病自愈。紫草凉血解毒，莪术破血散结，共为臣药；泽兰、九节茶、土茯苓解毒消肿，乌梅生津润燥，共为佐药；甘草补虚，调和诸药，为使药。

加减：风甚时加入防风、桑叶、银花等祛风止痒；热象明显时，去川芎或当归，加水牛角、丹皮等凉血活血；女性冲任不调者加女贞子、益母草、菟丝子等调和冲任。

3. 脾虚毒瘀

主证：多见于银屑病静止期，体质较差者。表现为皮疹淡红，鳞屑不多，偶有新发皮疹，常伴有面色无华，乏力，纳差，便溏，舌淡苔白而润，边有齿痕，脉缓。

治法：健脾燥湿，解毒化瘀。

方药：皮肤病解毒汤合参苓白术散加减。

乌梅 15g，土茯苓 20g，紫草 10g，莪术 10g，太子参 20g，茯苓 15g，白术 15g，山药 15g，薏苡仁 20g，白扁豆 20g，泽兰 15g，九节茶 15g，甘草 10g。

方解：方中太子参、茯苓、白术益气健脾渗湿，为君药；土茯苓祛湿毒，紫草凉血、解热毒，莪术破血化瘀、祛瘀毒，乌梅润燥生津，四者合用具有解毒化瘀、利湿清热之功，共为臣药；配伍山药佐君药以健脾益气，兼能止泻，白扁豆、薏苡仁则助以健脾渗湿，加泽兰、九节茶加强解毒消肿之功，共为佐药；甘草健脾和中，调和诸药，为使药。

加减：血瘀偏甚，常加桃仁、红花、三棱等活血化瘀，或配合成药脉络舒通颗粒以清热活血通络。若兼夹湿热时，加入苦参、白鲜皮、徐长卿等清热利湿止痒。

四、外治法

（1）10%金粟兰酊，并配合其自制的具有祛风止痒之效的消炎止痒霜等外用。

（2）5%硫黄霜或恩肤霜，头皮多外搽乐肤液或用颠倒散外洗。

（3）复方青黛膏，适用于点滴状、斑块状银屑病，日 2 次外用，疗程 4 周。

（4）复方青黛油膏，日 1 次外用，适用于斑块状银屑病，疗程 12 周。不良反应：可能会出现瘙痒。

五、其他疗法

（1）火罐疗法：留罐法适用于点滴状、斑块状银屑病及关节病型银屑病；闪罐法适用于斑块状银屑病；走罐法适用于点滴状及斑块状银屑病静止期、退行期；刺络拔罐适用点滴状、斑块状银屑病静止期及退行期和关节病型银屑病。

（2）针刺疗法：补益气血、祛风散寒、除湿止痒、活血化瘀，适用于点滴状、斑块状银屑病静止期及退行期，关节病型银屑病。常用穴位：主穴，合谷、曲池、血海、三阴交；配穴，瘙痒且皮损多发生在四肢加风市，瘙痒且皮损多发于头皮加风池，瘙痒且皮损多发于躯干加风门，病情反复难愈加肺俞、膈俞、足三里等。

（3）穴位埋线疗法：清热解毒、健脾祛湿、活血通络、调和气血，适用各种类型的银屑病。常用穴位：肺俞、心俞、肝俞、脾俞、肾俞、足三里、血海等穴，每次以 2～4 个穴位为宜。

（4）火针疗法：适用于点滴状、斑块状银屑病静止期及退行期和关节病型银屑病。长期口服阿司匹林等抗凝药者、血液系统疾病及凝血机制障碍者禁用。常用穴位：阿是穴。

（5）三棱针疗法：适用于点滴状、斑块状银屑病进行期及静止期，脓疱型银屑病，红皮病型银屑病。常用穴位：耳尖、大椎、陶道、肝俞、脾俞，每日选 1～2 个穴。斑块状银屑病，可选局部皮损阿是穴点刺。

（6）耳针疗法：适用各种类型的银屑病。常用穴位：肺、大肠、脾、胃、肾、内分泌、肝、神门或敏感点。常用穴位：指、腕、肘、锁骨、踝、膝等穴（根据疼痛部位选穴）。耳贴常用穴位：肺、心、肾上腺、内渗出、神门、耳穴、交感、皮质下、内分泌、肾、肝、脾等。

六、养护调摄

（1）保持皮肤清洁，忌热水及肥皂等刺激性因素。

（2）尽量避免穿纤维类衣物。

（3）忌食辛辣刺激发物及易引起过敏的食物如公鸡肉、鲤鱼肉、鲮鱼肉、虾、蟹、牛肉、羊肉、鹅肉、鸭肉、榴梿、杧果、菠萝、竹笋等。

（4）食疗方

1）凉血调理汤：适用于银屑病血热证患者，新发皮疹较多，皮疹颜色鲜红，鳞屑较多。

功效：凉血养阴。

组成：土茯苓 15g，生地 15g，白茅根 15g，薄盖灵芝 15g，陈皮 5g，薏苡仁 30g，兔肉 200g。

方解：土茯苓清热解毒；生地解毒养阴；白茅根清热凉血，滋阴生津；薄盖灵芝养心安神；陈皮、薏苡仁健脾和胃；兔肉气味甘寒，健脾养阴。

2）润燥调理汤：适用于银屑病血燥证患者，病程较久，原有皮疹部分消退，皮疹颜色淡。

功效：滋阴润燥。

组成：北沙参 30g，干山药 15g，干百合 30g，石斛 15g，薄盖灵芝 15g，生姜 10g，白鸽肉 200g。

方解：北沙参滋阴润燥，治疗恶疮疥癣；干山药、干百合健脾润肺；石斛滋阴补肾；薄盖灵芝养心安神；生姜和胃去腥；白鸽肉气味咸平，解诸药毒。

3）活血调理汤：适用于银屑病血瘀证患者，皮损肥厚，颜色暗红，经久不退。

功效：活血化瘀。

组成：三七 5g，丹参 15g，红景天 10g，干粉葛 30g，薄盖灵芝 15g，干海参 30g。

方解：三七、丹参、红景天活血化瘀；干粉葛解肌发表；薄盖灵芝养心安神；干海参气味甘咸平，补肾益髓，养血润燥。

七、名家医案

案 1 龙某，男，14 岁。初诊时间：2013 年 7 月 4 日。

因头部红斑，鳞屑伴瘙痒 3 月余，泛发全身 2 个月来诊。患者 3 个月前头部突然出现红斑，上覆多层白色鳞屑，大小不等，境界清晰，伴瘙痒，未予诊治。一个月后皮疹渐发展至躯干、四肢，对称分布，遂就诊于当地医院，给予药物（不详），病情稍为缓和。部分红斑颜色变暗，上覆鳞屑脱落。为求进一步诊治，今来诊。现头皮躯干四肢散发红斑、鳞屑，瘙痒时甚。纳差，眠可，大便稍干，小便调，舌淡，苔薄白，脉细。

专科检查：头皮、躯干、四肢散发红斑、鳞屑，刮屑试验阳性。

中医诊断：白疕。

证候诊断：血虚风燥夹瘀。

西医诊断：银屑病。

治则治法：养血润燥，解毒化瘀。

中药处方：皮肤解毒汤加减。赤芍 15g，紫草 10g，肿节风 20g，土茯苓 20g，乌梅 15g，莪术 15g，甘草 10g，石上柏 15g，白花蛇舌草 15g，徐长卿 15g，泽兰 15g，北沙参 15g，生地黄15g。水煎内服，共14剂。

其他治疗：银屑灵片口服以活血解毒、润肤止痒；茶菊脂溢性洗液外洗以祛脂消炎止痒；金粟兰搽剂、消炎止痒霜、复方丙酸氯倍他索软膏外擦以消炎止痒。

二诊（2013年7月24日）：病史同前。头面躯干四肢仍见散在红斑鳞屑，伴瘙痒，纳差，睡眠欠佳，二便调，舌淡，苔薄白，脉细。前方加五味子以安神助眠；加茜草以活血凉血。

中药处方：赤芍15g，紫草10g，肿节风20g，土茯苓20g，乌梅15g，莪术15g，甘草10g，石上柏15g，白花蛇舌草15g，徐长卿15g，泽兰15g，北沙参15g，生地15g，五味子10g，茜草15g。水煎内服，共14剂。

其他治疗同前。

三诊（2013年8月7日）：病史同前。皮疹稍有改善。部分红斑颜色变淡，鳞屑减少，仍时瘙痒，纳眠可，二便调，舌红，苔黄，脉弦。二诊方去泽兰，加牡丹皮以加强凉血活血力度。

中药处方：赤芍15g，紫草10g，肿节风20g，土茯苓20g，乌梅15g，莪术15g，甘草10g，石上柏15g，白花蛇舌草15g，徐长卿15g，牡丹皮15g，北沙参15g，生地15g，五味子10g，茜草15g。水煎内服，共14剂。

其他治疗：外用药加吡硫翁锌气雾剂外喷以控制皮疹。

四诊（2013年8月19日）：病史同前。复诊，较前好转，躯干四肢皮疹明显变淡，鳞屑减少，头面部仍见散在红斑鳞屑，伴瘙痒，纳眠可，二便调，舌红，苔黄，脉弦。三诊方去五味子，加茵陈以清热利湿。

中药处方：赤芍15g，紫草15g，肿节风20g，土茯苓20g，乌梅15g，莪术15g，甘草10g，石上柏15g，白花蛇舌草15g，徐长卿15g，泽兰15g，北沙参15g，生地15g，茵陈10g，茜草15g。水煎内服，共21剂。

其他治疗同前。

五诊（2013年9月18日）：病史同前，较前好转明显，躯干四肢皮疹明显变淡，鳞屑减少，头面部仍见散在红斑鳞屑，伴瘙痒，纳眠可，二便调，舌红，苔黄，脉弦。

其他治疗：加服丹参酮胶囊以活血养血。余同前。

六诊（2013年11月9日）：病史同前。复诊，较前好转，躯干四肢皮疹部分消失，余皮疹亦明显变淡变薄，鳞屑减少，面部红斑鳞屑明显消退，瘙痒不甚，纳眠可，二便调，舌红，苔黄，脉弦。治疗同前。

七诊（2013年11月30日）：复诊，较前好转，躯干四肢皮疹部分消失，余皮疹亦明显变淡变薄，鳞屑减少，面部红斑鳞屑明显消退，瘙痒不甚，纳眠可，二便调，舌红，苔黄，脉弦。六诊方去泽兰，加丹参以活血养血治疗。

中药处方：赤芍15g，紫草15g，肿节风20g，土茯苓20g，乌梅15g，莪术15g，甘草10g，石上柏15g，白花蛇舌草15g，徐长卿15g，丹参15g（后下），北沙参15g，生地15g，茵陈10g，茜草15g。水煎内服，共7剂。

其他治疗同前。

按语：禤老强调本病从燥毒瘀立论。其多因内外合邪而导致，血燥为本，瘀毒为标。但禤老曾再三强调，"从血论治"是治疗银屑病的关键。目前银屑病的具体发病原因不明确，但细菌和病毒感染可诱发或加重该病。禤老在辨证的基础上应用一些现代医学已经证实，应用具有改善微循环，降低血液黏度，消炎杀菌止痒，抑制细胞有丝分裂及调节机体免疫力的中药治疗本病，以取一箭双雕之效果。现代药理学已经证实如生地、当归、赤芍、川芎、丹参、紫草、莪虻等对患者微血管形态、血流动态及血管周围状态均有明显改善；徐长卿、土茯苓、莪虻和紫草也有杀菌消炎止痒的作用。

案 2 黄某，女，47 岁。初诊时间：2012 年 4 月 11 日。

因头部、躯干、四肢散在红斑鳞屑伴瘙痒 10 年来诊。患者 10 年前无明显诱因出现头部、躯干、四肢散发红斑鳞屑，伴瘙痒。当地医院诊断为银屑病。给予激素药膏外擦，当时病情渐控制。但仍反复发作，冬重夏轻，一直未愈。现慕名前来求治。头部、躯干、四肢散发红斑、鳞屑，头皮呈束状发。纳眠可，大便秘结，月经周期紊乱，时提前或推后，夹血块色暗，无痛经。舌红苔黄腻，脉弦。

专科检查：头部、躯干、四肢散发红斑、鳞屑，头皮呈束状发。

中医诊断：白疕。

证候诊断：血热瘀滞。

西医诊断：银屑病。

治则治法：清热凉血，祛瘀解毒。

中药处方：自拟皮肤解毒汤加减。赤芍 15g，紫草 15g，肿节风 20g，土茯苓 20g，莪术 15g，甘草 10g，石上柏 15g，白花蛇舌草 15g，徐长卿 15g，泽兰 15g，北沙参 15g，生地 15g，延胡索 15g，当归 10g，川芎 10g。共 7 剂。

其他治疗：同时配合内服银屑灵片活血解毒消疹；头皮外洗茶菊脂溢性洗液以润肤止痒；其他皮疹外擦消炎止痒霜、艾洛松软膏以解毒、润肤、消炎治疗。

二诊（2012 年 4 月 18 日）：患者病史如前，皮疹暂时无变化，纳眠可，稍便秘，舌红，苔黄腻，脉弦。

故守前方，紫草和生地各加至 20g，以清热凉血通便，再服 14 剂。

三诊（2012 年 5 月 2 日）：病史同前，复诊，病情好转，鳞屑减少，红斑颜色变淡变薄，纳一般，眠差，二便调，舌淡，红苔黄腻，脉弦。前方继续治疗。14 剂。

四诊（2012 年 5 月 16 日）：银屑病复诊，原皮疹明显减退。但最近感冒后右下肢可见少许新发红斑，指甲边缘少许鳞屑，纳一般，眠改善，大便干，舌淡红，苔黄厚腻，脉弦。

前方加牛蒡子 15g 以疏散风热，清热解毒。14 剂。

后又继续复诊数次，连服中药，至 2012 年 9 月 26 日，红斑鳞屑亦基本消退，瘙痒不明显。精神食纳可，二便调，舌淡红苔白，脉弦。前方再调整巩固治疗。

中药处方：赤芍 15g，紫草 20g，肿节风 20g，土茯苓 20g，莪术 15g，甘草 10g，石上柏 15g，白花蛇舌草 15g，徐长卿 15g，泽兰 15g，北沙参 20g，生地 20g，延胡索 15g。

按语：中医学认为白疕多由素体肌肤燥热，复为外邪所袭，致局部气血运行失畅，或风寒所伤，营卫失调，郁久化燥，肌肤失养，或七情所伤，气机受阻，气血壅滞成瘀，或热蕴日久，化火炎肤所致。本案患者头部、躯干、四肢散在红斑鳞屑伴瘙痒，呈束状发，纳眠可，大便秘结，舌红苔黄腻，脉弦及月经周期紊乱等俱是血热瘀滞之象。故辨证为"血热瘀滞"，治以"凉血清热，祛瘀解毒"。禤老常以自拟皮肤解毒汤加味。方中以红条紫草、土茯苓、生地清热凉血解毒，赤芍、莪术、九节茶、当归、川芎活血化瘀，配合石上柏、白花蛇舌草等有抗癌抗增生作用的中药，并以延胡索、当归、川芎活血散瘀理气治疗月经周期紊乱。药对病机，故效果明显。

（闫玉红）

第二十章　天疱疮（蜘蛛疮）

天疱疮是一种由免疫功能紊乱引起的严重的大疱性皮肤病。其特征为皮肤上有松弛性水疱或大疱，尼氏征（+），可伴有黏膜损害，全身症状严重，甚至危及生命。此病可发生于任何年龄，但常以中老年患者居多。临床一般分为四个类型，即寻常型、增殖型、落叶型、红斑型。天疱疮属于祖国医学"蜘蛛疮""火赤疮""天疱疮"等范畴。《外科大成》中记载："天疱疮者，初起白色燎浆水疱，小如芡实，大如棋子，延及遍身，疼痛难忍。"《医宗金鉴·外科心法要诀》记载："初起小如芡实，大如棋子，燎浆水疱，色赤者为火赤疮；若顶白根赤，名天疱疮。"受自然环境、气候条件、民族习俗等地域差异的影响，岭南医家对天疱疮的病因、病机、证候分型、辨证论治等有自己独到之处，在治疗天疱疮方面积累了丰富的诊治经验，对临床具有重要的指导价值。

一、病因病机

岭南以五岭为要，主要包含五岭以南的广东、广西、海南及港澳等地区。《太平圣惠方》曰："岭南土地卑湿，气候不同，夏则炎热郁蒸，冬则温暖无雪，风湿之气易伤人。"岭南独特的地域特征，导致人体易外感湿热之邪，人们长居此气候下生活，不仅易内生湿热之邪，且终年"腠理汗出"，易损伤人体津气，又易形成气阴两虚体质。且岭南地区居民喜饮凉茶、喜食冷饮冰冻饮食的习惯具有明显的地域特征，造就了岭南人独特的人群体质及疾病。

结合岭南独特的人文地域特点，岭南医家对天疱疮的认识进行了不断的分析探索。认为本病的发生总由心火脾湿内蕴，外感风热毒邪，阻于皮肤而成。心火旺盛者，热邪燔灼营血，则以热毒炽盛为主；脾虚不运者，则心火内蕴与脾经湿热交阻，阴水盛，阳火衰，而以湿邪蕴积为甚。日久湿火化燥，灼津耗气，胃液亏损，故病之后期，多致气阴两虚，阴伤胃败。如《证治准绳》曰："天疱疮即丹毒之类，而有疱者，由天行少阳相火为病，故名天疱。为风热客于皮肤间，外不得泄，怫热血液结而成疱。"《外科正宗》曰："天疱者，乃心火妄动，脾湿随之，有身体上下不同，寒热天时微异。上体者风热多于湿热，宜凉血散风，下体者湿热多于风热，宜渗湿为先。"

二、治疗特色

（一）分期辨证治疗

岭南医家治疗本病多采用分期辨证的治疗方法。岭南地区地处我国最南端，接近赤道，属于亚热带海洋性气候，四季不分明，雨水丰富，空气潮湿，终年炎热，易外感湿热邪气。加之现代社会生活节奏紧张，工作压力大、长期熬夜、生活不规律、饮食不节，湿热之邪易内生，故而本病急性期多以热毒炽盛或湿热交阻多见，其中若症见水疱焮红糜烂，伴有口渴欲饮、烦躁不安者多属于热毒炽盛，若症见糜烂流汁较多，伴有胸闷纳呆，腹部胀满者多属于湿热交阻，治以祛邪为主，重在清热除湿解毒。疾病后期，因湿热之邪灼津耗气，则湿热之邪渐去，气阴两虚之象渐显，故而多以阴伤胃败为主，其证可见神疲乏力，口渴欲饮，故而急性期以热毒炽盛多见，治以标本兼治，故宜益气养阴扶正。

岭南医家在分期辨证治疗本病的基础上，巧妙运用岭南道地药材治疗本病，如肿节风，又称为九节茶，性味苦、辛、平，归心、肝经，具有清热凉血解毒、通络止痛的功效，现代药理研究表明其具有抑制细菌生长、调节机体免疫力、清除自由基的作用。毛冬青，味微苦甘，性平，无毒，归肺、肝、大肠经，具有清热解毒、活血祛瘀的功效，现代药理研究表明其具有抗炎、调节免疫等作用。白花蛇舌草，又名羊须草，具有清热解毒散结等功效，现代研究表明本药具有抑制肿瘤细胞增殖、抑菌或杀菌、提高机体免疫等作用。广陈皮，味苦辛，性温，归肺、脾经，具有理气健脾、燥湿化痰功效，实验表明具有抗氧化、调节免疫等作用。国医大师禤国维治疗天疱疮急性期热毒炽盛证，在清热解毒的基础上配合肿节风、毛冬青、白花蛇舌草等以清热解毒。疾病后期，益气养阴的基础上配合广陈皮等以理气健脾、燥湿。

（二）健脾除湿，贯穿疾病始终

岭南地区临海而地势低平，加之雨季长，雨量大，造就了"湿"的环境特点。加之久居岭南之人，多喜食各类海鲜、生冷、凉茶，有喝"下午茶""夜茶"的习惯，易损伤脾胃，故而脾虚湿盛为本病发病的基础，同时激素是西医治疗的首选药物，长期使用必会加重脾胃损伤，水湿内停，故在治疗过程中健脾除湿必不可少。急性期虽热炽湿盛，气血两燔，在重用清热除湿、解毒凉血之苦寒药时，应兼以健脾除湿，适当加用茯苓、薏苡仁、芡实、枳壳等药物；慢性期热退湿去，气阴两伤，应着重健脾养阴，兼以清热除湿，重用黄芪、党参、太子参、莲子、百合、茯苓、山药、白术等药物。

（三）内外结合、中西医并重治疗

西医认为天疱疮是一种与人体自身免疫相关的大疱性皮肤病，大多具有病程长、预后差、易复发的特点。岭南医家认为本病病情较重，对于本病的治疗，临床应根据病情，灵活机变，多采用中西医结合的治疗方案。急性期治疗，以西医为主、中医为辅，一方面，应用足量糖皮质激素，必要时联合免疫抑制剂以控制病情；另一方面，配合中医辨证治疗以保驾护航，缓解期应以中医为主、西医为辅治疗，辨证使用中药以扶正祛邪，促进患者恢复。

在中药辨证内服的基础上，根据天疱疮不同时期的病情特点，选择不同的外治法。如根据皮疹特点，选择相应的外用药，具体如下：渗液和结痂时，可用中药湿敷或浸泡法除之；糜烂面渗液明显者，可使用清热解毒中药外洗，配合紫草油外擦；皮疹糜烂面已无渗液者使用糠酸莫米松配合中药膏外擦；脓疱者用剪刀剪除疱壁，大疱者可用针管抽吸或针刺放液，注意尽量保持疱壁完整，外涂紫草油。同时可选用中医特色疗法治疗本病，如针刺疗法、穴位注射、耳针。

三、辨 证 论 治

岭南医家对本病的治疗，根据其病因病机，确定了总的治疗原则为清热利湿、益气养阴。在治疗方法上内治法和外治法相结合，内外合治，标本兼顾，才能达到较好的治疗效果。

中医学认为本病的发生多因心火、脾湿蕴蒸，复感风热暑湿之邪，致使火邪犯肺不得疏泄，熏蒸不解，外越皮肤而发；湿热内蕴，日久化燥，耗气伤津，气阴两伤而成。治疗上结合患者的具体情况辨证施治。

1. 热毒炽盛

主证：起病急骤，水疱成批出现，嫩红糜烂，灼热，或有血疱，或有渗血，红肿疼痛。伴有寒战高热、口渴欲饮、烦躁不安、大便干结、小便黄赤，舌质红绛，苔黄躁，脉弦细而数。

治法：凉血清热，利湿解毒。

方药：犀角地黄汤加减。

生地 30g，赤芍、丹皮、金银花、连翘、山栀、黄芩、黄柏各 15g，生石膏 20g，白鲜皮、地肤子、土茯苓各 10g，甘草 6g。每日 1 剂，水煎服。

方解：方中生地凉血清热，赤芍、丹皮既能凉血，又能散瘀；金银花、连翘、山栀清热解毒；黄芩、黄柏、土茯苓、地肤子清热利湿，生石膏凉血解毒，甘草调和诸药。诸药合用共奏清热凉血、利湿解毒之功。

加减：神志不清加安宫牛黄丸或紫雪丹以醒神开窍；腹胀呕吐者，加陈皮 10g，厚朴 10g 以行气消胀；大便溏泻者，加怀山药 20g，银花炭 15g 以健脾止泻，去金银花。

中成药：蟾酥丸。

2. 湿热交阻

主证：红斑水疱散在，成批发作偏少，糜烂流汁较多，或已结痂，病情稳定，或有增殖，稍有蔓延，或伴有胸闷纳呆，腹部胀满，大便溏薄，舌质红，苔薄黄而腻，脉濡滑数。

治法：清火健脾，利湿解毒。

方药：除湿胃苓汤加减。

黄连、苍术、白术、猪苓、茯苓、赤小豆、茵陈、芡实各 10g，蒲公英、车前子各 15g，怀山药 20g，生甘草 6g。每日 1 剂，水煎服。

方解：方中黄连苦寒，利湿解毒；苍术、白术、猪苓、茯苓、芡实健脾化湿；茵陈、赤小豆清热利湿；怀山药健脾，蒲公英、车前子清热解毒；生甘草调和诸药，诸药合用共奏健脾除湿、清火解毒之效。

加减：胸闷纳呆者，加陈皮 15g，鸡内金 20g 以健脾除滞；渗液多者加滑石 10g，泽泻 10g 以清热利湿，红斑明显者，加丹皮 15g，生山栀 15g 以凉血消斑；继发感染者加重楼 15g，半枝莲 15g 以清热解毒。

中成药：龙胆泻肝颗粒。

3. 阴伤胃败

主证：病后期，水疱已结痂，或仍有少量水疱发出，神疲乏力，口渴欲饮，腹饥饮食不多，咽干口燥，舌质红绛，苔光剥，脉沉细无力。

治法：益气养阴，和胃解毒。

方药：益胃汤加减。

生黄芪 25g，太子参、生地、玄参、玉竹、沙参各 15g，赤芍、金银花、地骨皮各 10g，生甘草 6g。

方解：方中生黄芪、太子参益气养阴，为气阴双补之品；玄参、玉竹、沙参养阴和胃；生地、赤芍滋阴凉血解毒；金银花、地骨皮清热解毒；生甘草调和诸药，全方共奏益气养阴、和胃解毒之功。

加减：倦怠乏力，气短懒言者，用西洋参 6～9g，另炖服。

中成药：参脉注射液。

四、外 治 法

（1）青黛散麻油调搽。

（2）滑石粉 30g，绿豆粉 15g，研末混匀外扑，每日 2 次。

（3）绿豆粉 50g，氧化锌 5g，樟脑 1g，滑石粉加至 100g，混匀外扑，每日 3 次。

（4）消炎止痒洗剂（苦参、地榆、大黄、大飞扬、地肤子、蛇床子、荆芥、枯矾、甘草等组成）外洗。

（5）飞扬洗剂（大飞扬、地肤子、苦参、蛇床子、黑面神、香薷等组成）外洗。

五、其 他 疗 法

1. 针刺疗法

选穴：① 大椎、身柱、灵台、曲池、外关、太溪、太白；② 风池、风门、肺俞、膈俞、脾俞、委中；③ 印堂、承浆、中脘、气海、天枢、足三里、三阴交、中冲、隐白。方法：选穴 1 组，每日 1 次，留针 30 分钟，20 次为 1 个疗程。

2. 穴位注射

选取主穴：① 曲池、三阴交、太溪；② 手三里、支沟、血海。方法：选 1 组处方，用维生素 B_{12} 注射液或双黄连注射液，每穴注 1ml 药液，隔日 1 次，15 次为 1 个疗程。

3. 耳针

选皮损分布之所属区之穴，刺入后，捻转 1 分钟，留针 30 分钟，每日 1 次，10 次为 1 个疗程。

4. 照射疗法

取消毒纱块浸入 10%的金粟兰酊或入地金牛酊，取出后置于皮损上，再用高效电磁波治疗机（神灯）或频谱治疗仪对准皮损照射 15～30 分钟，每日一次，10 次为 1 个疗程。

六、养 护 调 摄

（1）锻炼身体，增强体质。

（2）饮食中应及时给予高蛋白、高热量、低盐或无盐饮食，以维持正常的抗病能力。

（3）注意皮肤清洁，注意眼睛、口腔、外阴清洁，预防继发感染。

（4）重症卧床患者，宜常翻动身体，防止压疮发生。

（5）防止皮肤的受压和摩擦。

（6）本病病程长，易反复发作，故应关心患者，解除患者的恐惧心理，避免精神刺激。患者应正确认识本病，树立乐观的人生观，增强战胜疾病的信心。

（7）食疗：山药莲苡汤，山药、莲子、薏苡仁各 30g。将莲子去皮、心，与另两者放锅加水 500ml，用文火煮熟。每日 2 次，连用 5～7 天。此法适用于脾虚湿盛为主的天疱疮患者。

七、名家医案

案 1 梁某，女，46 岁。初诊时间：2012 年 1 月 30 日。

主诉：全身红斑、水疱伴瘙痒 2 个月余。

现病史：患者 2 个月前全身出现散在红斑、水疱，当地医院行皮肤病理活检，诊断为"天疱疮"，予以激素口服（具体用量不详），治疗后仍有较多新发皮疹，自行停药 3 天，新发皮疹明显增多，特来我院门诊寻求中医治疗。

刻下症：躯干、四肢、面部可见大片状红斑，部分上覆厚层蛎壳状痂皮，局部可见少许红色糜烂面，周围可见散在松弛性水疱，疼痛明显；伴有寒战、烦躁不安、大便干结、小便黄赤，纳差，舌质红绛，苔黄躁，脉弦细。

专科检查：躯干、四肢、面部可见大片状红斑，部分上覆厚层蛎壳状痂皮，局部可见少许红色糜烂面，周围可见散在水疱，疱壁松弛，疱液部分混浊，部分澄清，尼氏征（+）。口腔、外阴未见皮疹。

中医诊断：蜘蛛疮（热毒炽盛）。

西医诊断：天疱疮。

治则治法：凉血清热，利湿解毒。

中药处方：犀角地黄汤合银地土茯苓汤加减。

水牛角 25g（先煎），生地 20g，牡丹皮 15g，赤芍 15g，金银花 15g，泽泻 10g，土茯苓 20g，鱼腥草 15g，毛冬青 10g，紫草 15g，茵陈 15g，甘草 5g，栀子 15g。

其他治疗：醋酸泼尼松片，40mg，口服，每日 1 次；高锰酸钾片，1∶8000 稀释后外洗，每日 1 次；紫草油，外用，每日 3 次；黄连液，湿敷，每日 2 次。

二诊（2012 年 2 月 7 日）：躯干皮疹颜色仍偏红，部分水疱干涸，部分痂皮脱落。新发皮疹减少。已无明显寒战、烦躁不安，大便干结改善，小便黄赤，纳差改善，舌质红绛，苔黄躁，脉弦细。

中药处方：水牛角 25g（先煎），生地 20g，牡丹皮 15g，赤芍 15g，金银花 15g，泽泻 10g，土茯苓 20g，鱼腥草 15g，紫草 15g，茵陈 15g，甘草 5g，栀子 15g，蒲公英 15g，肿节风 10g。

其他治疗同前。

三诊（2012 年 2 月 14 日）：躯干皮疹颜色较前变淡，水疱基本干涸，部分痂皮脱落。已无新发皮疹。仍烦躁不安，已无大便干结改善、小便黄赤，纳一般，舌质红绛，苔黄躁，脉弦细。

中药处方：水牛角 25g（先煎），生地 20g，牡丹皮 15g，赤芍 15g，金银花 15g，泽泻 10g，土茯苓 20g，鱼腥草 15g，紫草 15g，茵陈 15g，甘草 5g，栀子 15g，蒲公英 15g，菊花 15g，柴胡 15g。

其他疗法：醋酸泼尼松片，40mg，口服，每日 1 次；消炎止痒洗剂，外洗，每日 1 次；紫草油，外用，每日 3 次；卤米松乳膏，外用，每日 2 次。

四诊（2012 年 2 月 21 日）：躯干皮疹颜色较前继续变淡，水疱基本干涸，大部分痂皮脱落。烦躁不安改善，少许神疲乏力、小便黄赤，大便调，纳一般，舌质红绛，苔黄躁，脉弦细。

中药处方：生地 20g，牡丹皮 15g，赤芍 15g，泽泻 10g，土茯苓 20g，鱼腥草 15g，紫草 15g，茵陈 15g，甘草 5g，栀子 15g，蒲公英 15g，菊花 15g，柴胡 15g，山药 20g，薏苡仁 15g。

其他疗法：醋酸泼尼松片，32mg，口服，每日 1 次；余药同前。

此后，以中药健脾养阴法配合逐渐减激素治疗，持续2年后，患者无新出皮损后停药。

按语：本例患者为热毒炽盛型天疱疮，曾用过激素，自行停药后病情加重，目前激素治疗为主，配合中药辨证内服。犀角地黄汤首载于唐代孙思邈的《备急千金要方》，"犀角地黄汤治伤寒及温病应发汗而不发汗者，为有蓄血者，又证见鼻衄、吐血不尽，内有瘀血，黑便，面黄，应当消瘀血者用本方"。方中水牛角苦寒，归心、肝经，清热凉血，泻火解毒定惊，治温热病入血分，现代药理研究表明，水牛角所含有效成分对离体蛙心有加强收缩作用，对大鼠有明显的镇静作用，为水牛角代替犀角提供了理论依据；生地味甘苦性寒，清热凉血，养阴生津；赤芍、牡丹皮清热凉血、活血散瘀，其中《本草崇原》曰："白芍、赤芍各为一种，白补赤泻，白收赤散，白寒赤温，白入气分，赤入血分。"金银花疏风清热解毒；薏苡仁、泽泻利水渗湿、健脾；茵陈、土茯苓、鱼腥草、毛冬青、白花蛇舌草清热利湿解毒；紫草凉血活血解毒；栀子泻火除烦，清热利湿，凉血解毒；甘草调和诸药，现代药理研究，甘草含甘草酸，是甘草次酸的二葡萄糖醛酸苷，有类似肾上腺皮质激素样作用。全方共奏凉血清热、利湿解毒之功。动物实验表明，犀角地黄汤能调节小鼠磷酸化信号通路，抑制白三烯、组胺等多种变态反应及炎症介质的释放，提高血管内皮细胞功能，改善微循环，并可改善细胞免疫功能，促进表皮细胞的分化及增殖。因此将常规西药及犀角地黄汤联合应用，可获得协同的作用，缩短恢复时间，提高治疗效果。但应注意寒凉药物的使用，久用易损伤脾胃。中病即止。

案2 林某，女，30岁。初诊时间：2016年10月26日。

主诉：全身红斑、水疱1年。

现病史：患者1年前全身出现散在红斑、水疱，于当地医院行皮肤病理活检，诊断为"天疱疮"，予以激素冲击治疗，治疗后皮疹改善，目前口服醋酸泼尼松片（10mg/d），但仍时有新发皮疹，特来我院门诊寻求中医治疗。

刻下症：躯干散在暗红斑、水疱，破壁松弛，部分水疱破裂、结痂，神疲乏力，咽干口燥，胃纳可，眠尚可，二便调。舌尖红，苔白，脉弦细。

专科检查：躯干散在暗红斑、水疱，破壁松弛，部分水疱破裂、结痂。尼氏征（+）。

中医诊断：蜘蛛疮（气阴两虚）。

西医诊断：天疱疮。

治则治法：益气养阴，和胃解毒。

中药处方：六味地黄丸加减。

山萸肉15g，熟地15g，牡丹皮15g，山药15g，茯苓20g，泽泻10g，青蒿15g（后下），鸡血藤15g，地骨皮15g，薄树芝15g，甘草5g，薏苡仁20g。

其他治疗：醋酸泼尼松片，10mg，口服，每日1次；消炎止痒洗剂，外洗，每日1次；紫草油，外用，每日3次。

二诊（2016年11月7日）：躯干皮疹颜色变淡，水疱干涸，部分痂皮脱落。已无新发皮疹。神疲乏力明显改善，少许咽干口燥，胃纳可，眠差，二便调。舌尖红，苔白，脉弦细。

中药处方：山萸肉15g，熟地15g，牡丹皮15g，山药15g，茯苓20g，泽泻10g，青蒿15g（后下），鸡血藤15g，地骨皮15g，薄树芝15g，甘草5g，薏苡仁20g，珍珠母30g（先煎），白芍15g。

其他治疗：醋酸泼尼松片，10mg，口服，每日1次；消炎止痒洗剂，外洗，每日1次。

三诊（2016年11月14日）：躯干已无水疱，痂皮基本脱落，局部可见淡红斑，部分遗留少许色素沉着。未见新起，神疲乏力明显改善，稍咽干口燥，胃纳可，眠尚可，二便调。舌尖红，苔白，脉弦细。

中药处方：山萸肉 15g，熟地 15g，牡丹皮 15g，山药 15g，茯苓 20g，泽泻 10g，青蒿 15g（后下），鸡血藤 15g，地骨皮 15g，薄树芝 15g，甘草 5g，薏苡仁 20g，防风 15g，白芍 15g，广陈皮 20g。

其他疗法：醋酸泼尼松片，10mg，口服，每日 1 次。

按语：本病的治疗，糖皮质激素为首选药物，配合中药辨证内服可协助疾病治疗，并可降低糖皮质激素使用量。本例患者病程日久，加之长期服用糖皮质激素，致气阴两虚。禤老运用六味地黄丸加减辨证治疗。本方为宋代钱乙所创，初期专为小儿所创，适用范围窄，其后，易水学派将之发挥，如张元素在《医学启源》指出："肾，水也，若补其肾，熟地黄、黄柏是也。如无他证，钱氏地黄丸主之。"《证治准绳》《景岳全书》均称其为"天一生水之剂，无有不可用者"。方中熟地，入肝肾经，滋阴补肾，填精益髓，为壮水滋阴之要药。山萸肉，酸涩性微温，补养肝肾，并能涩精，使肾气得充，精气得秘，肝肾得养；山药，性甘平，补益脾阴，亦能固精，使土旺生金，金旺生水。薄树芝，补肺益肾健脾，安神定志，扶正培本。泽泻利湿泄浊，并防熟地之滋腻恋邪；牡丹皮清泄相火，并制山萸肉之温涩；茯苓淡渗脾湿，并助山药之健运。薏苡仁利水消肿，健脾渗湿；青蒿清透虚热，凉血除蒸，鸡血藤活血补血；陈皮理气健脾、燥湿；地骨皮清热凉血，活血止痛；防风祛风除湿；白芍平肝养血止痛；珍珠母疏肝解郁，平肝潜阳；甘草调和诸药。全方补中有泻，泻中寓补，补不留邪，泻不伤正，补泻兼施，共奏益气养阴、和胃解毒之效。现代药理研究表明，六味地黄丸可对中枢神经系统的多种神经递质、生长因子、神经肽、细胞膜上的受体及各种酶、激素等产生影响，且可增强机体免疫力、抗疲劳、抗衰老、调节大脑中枢神经、促进新陈代谢、促进神经干细胞的增殖等作用。同时叮嘱患者改变生活方式，穿着宽松衣物，避免熬夜，避免食用辛辣刺激性食物，保持心情愉悦以减少疾病反复。

（杨琳琳　黄咏菁）

第二十一章　过敏性紫癜（葡萄疫）

过敏性紫癜是一种过敏性毛细血管和细小血管的血管炎，引起血液和血浆外渗至皮下、黏膜下和浆膜下而出现皮肤或黏膜损害。过敏性紫癜好发于下肢，临床上以皮肤或黏膜发生紫红色瘀斑、瘀点，伴关节疼痛、腹部症状及肾脏损害为特征。本病多发于儿童及青年，以男性多见。发病前多有发热、头痛、咽痛、乏力等症状。病程4～6周，但易复发。临床常分为四型：单纯型紫癜、胃肠型紫癜、关节型紫癜、肾型紫癜。中医称为"葡萄疫"，《外科正宗》有"葡萄疫"的描述，"葡萄疫，其患多生于小儿，感受四时不正之气，郁于皮肤不散，结成大小青紫斑点，色若葡萄"。《医宗金鉴·外科心法要诀》云："此证多因婴儿感受疫疬之气，郁于皮肤，凝结而成。大小青紫斑点，色状若葡萄，发于遍身，惟腿胫居多。"《外科证治全书》曰："葡萄疫，此证多生小儿。盖四时不正之气，郁于肌肤而发，发成大小青紫色斑点，色如葡萄，头面遍身随处可发，身热口渴者，羚羊角化斑汤主之；不渴倦怠者，补中益气汤加生地主之，有邪毒传胃、牙根腐烂出血者，内用羚羊角化斑汤去苍术加升麻、葛根服之，外搽珍珠散。"

一、病　因　病　机

（一）地域因素，外感湿热毒邪

从地域上讲，岭南位于中国南方，属热带与亚热带季风气候，其日照长、气温高、每年的降雨量很多，岚雾重、湿度大。季节上，春夏淫雨，冬无严寒，夏季偏长，常年温度较高，没有明显的季节变化，所谓"四时皆是夏"。炎热之气下逼，地表之水上蒸成湿。正如清代名医何梦瑶在《医碥》中所论："岭南地卑土薄，土薄则阳气易泄，人居其地，腠理汗出，气多上壅。地卑则潮湿特盛，晨夕昏雾，春夏淫雨，人多中湿。"岭南温病学家陈任枚、刘赤选编著的《温病学讲义》述曰："东南濒海之区，土地低洼，雨露时降，一至春夏二令，赤帝司权，热力蒸动水湿，其潮气上腾，则空气中常含有多量之水蒸气，人在其中，吸入为病，即成湿热、湿温。"各大医家皆从地理、气候方面阐明了岭南地区易发生湿热病的原因。长年有夏无冬，气候温热潮湿，温热则易伤阴，湿热则易蕴毒，久居岭南湿热之地，感染湿热毒邪，热盛肉腐，气血凝滞，血络损伤，发为本病，日久成瘀、成毒。

（二）饮食不节，生湿助热伤脾

岭南医家认为岭南濒临广阔海域，海鲜种类丰富多样，且盛产瓜果，岭南人喜食生冷冻物、鱼虾蟹螺蚝等阴湿、滋腻之品，致使脾胃运化功能失调。或嗜食肥甘厚腻，食物过于油腻，脾胃运化吸收不及则内蕴成湿热。阴湿之品易损伤脾胃之阳，脾胃伤、津液运化不利即成湿。

（三）素体脾虚，内外合邪致病

俗语说"一方水土养一方人"，岭南地区特有的自然地理环境、气候特点、饮食文化及生活习惯，形成了岭南人群体质特征以湿热、阳热、阴虚、脾虚为主，具有明显的地域特点。外感湿热之邪，机体内部又呈脾虚状态，脾胃失运，内生湿邪，与外邪结合，蕴结肌肤，郁而化热，故本病致病关键在于湿、热、瘀、毒。湿邪为病，其性重浊、黏滞、趋下，故本病多发于下肢。湿邪郁久化热，或兼夹热邪，生风动血，故见瘙痒、皮肤发斑。风热相搏或热毒炽盛，扰动血络，导致血液运行不畅，迫血妄行，离经之血外溢肌肤而发斑，内渗于里，损伤肾络而尿血，内迫肠胃则便血。热邪伤阴耗气，病至后期易出现气阴两虚。此外，瘀血阻络、血络损伤是本病发生的根本原因，瘀血致病，可出现疼痛、肿块、瘀斑等。久则耗伤气血而成气虚血瘀证。

二、治 疗 特 色

（一）三因制宜

"三因制宜"是地域性医学流派防治疾病的重要指导思想，即根据不同时间季节、不同地域及不同体质等来制定适宜的治疗方法的原则。《素问·五常政大论》曰："地有高下，气有温凉，高者气寒，下者气热，故适寒凉者胀，之温热者疮。"其指出了地理差异对人体质和发病倾向的影响。岭南医家重视气候、地域和人群"多湿热"的特点，各科临证治法常合以清热、祛湿、利湿、化湿和渗湿等法，这与岭南医学的外部特征密不可分。对于岭南地区而言，"因地制宜"在过敏性紫癜的治疗中极为关键。

由于岭南人独特的体质因素，因此岭南医家强调"因人制宜"，在运用治湿之法时注重治疗尺度的把握，用药既不过于温燥，也不过于苦寒，同时还要兼顾气机的升降，多使用一些药性平和之品。此外岭南人治病应重视调理脾胃。国医大师邓铁涛认为"脾胃的健旺，使五脏六腑四肢百骸都强健，身体没有弱点给疾病以可乘之机，则不易成病；既成病之后，调理其脾胃则病易愈"。

国医大师禤国维教授治疗过敏性紫癜，常用四妙勇安汤加减治疗。而针对岭南患者常见湿邪内蕴与气阴不足的特点，禤教授在四妙勇安汤基础上常采用滋阴除湿法，选用沙参、太子参、葛根、玄参、石斛等，配伍茯苓、泽泻、薏苡仁等达到滋阴不助湿、除湿不伤阴的目的。对于素体虚弱、表虚不固者，常加用黄芪、白术等健脾益气药，配以蝉蜕、防风、紫苏叶等祛风散邪药，共奏益气固表之能，寓祛邪于扶正中。对于瘀血阻络者，常加用活血化瘀药，偏热者，与丹参、牡丹皮、赤芍、毛冬青等同用；偏寒者，与莪术、鸡血藤、三七、红花等合用，以达活血化瘀、通络止痛之效，亦有"治风先治血，血行风自灭"之意。对于久病入络，瘀阻甚者，善用全虫、乌梢蛇、地龙等虫类药，以活血破瘀通络。对于湿热甚者，加黄柏、苍术、萆薢、泽泻等以清热燥湿。亦可根据临床症状进行加减，咽干、咽痛者加牛蒡子、桔梗；关节痛者加徐长卿、怀牛膝；多汗、盗汗者加太子参、五味子。其用药充分体现了"因人制宜"的治疗原则。

（二）分期论治

岭南医家多采用分期辨证论治的方法治疗本病。全国老中医药专家学术继承工作指导老师、广东省名中医陈达灿教授认为本病初期以实证表现为多，临床发病急，紫癜颜色鲜红或者紫红，皮疹泛发，常伴有发热、咽痛、大便干结，舌红苔黄，脉浮数，辨证属血热妄行，治以清热凉血解毒之法，方用犀角地黄汤加减，常用药物水牛角、生地、赤芍、丹皮、紫草、茜草、仙鹤草等；后期热邪伤阴，紫癜反复发作，色泽不鲜，分布稀疏，伴有五心烦热、盗汗，舌质红，苔少，脉细数，属阴虚火旺者，治以滋阴清热，凉血消斑，方用二至丸滋阴清热止血，加生地、黄柏加强养阴清热之功，加地榆加强凉血止血之效；或以四妙勇安汤加减，清热养阴，解毒活血；日久耗伤正气，见紫癜色紫暗或暗淡，反复发作；伴纳呆，食欲不振，倦怠乏力，面色萎黄；或间见心悸、头晕，舌淡脉细，表现为气虚不摄，则以健脾益气，活血化瘀，方选参苓白术散或归脾丸加减，常用药物：党参、黄芪、白术、茯苓、陈皮、大枣、茜草、乌梅、当归、白芍、炙甘草等。另外，离经之血即为瘀，活血化瘀贯穿治疗中各个阶段，可适当加入活血化瘀之品，如初期血热妄行，化瘀之品量不宜过大，否则更易动血，到病之后期可适当加大化瘀之力。

（三）善用岭南道地药材

早在晋代葛洪的《肘后备急方》已载有 120 多种岭南的常用草药。随后的《岭南脚气论》《脚气方》《霉疮秘录》等对岭南皮肤科进行完善和补充。近代岭南医家整理编著了大量当地本草应用论著，如何谏《生草药性备要》、萧步丹《岭南采药录》、赵其光《本草求原》、赵思兢《岭南草药志》等更是详尽明了地记载道地药材在治湿方面的优势与应用。岭南医家治湿善从花入药，取金银花、木棉花、鸡蛋花、南扁豆花、素馨花、清水豆卷等岭南特有花皮类药，以其芳香轻清，芳香辛散可宣透湿气，且药多轻清入肺，无论外湿内湿，用之皆宜。绵茵陈、布渣叶、陈皮、苍术、荷叶、蒲公英等辛淡甘苦药，既可调畅气机分解湿火，使之外透内化，又可护津存阴。传统十大广药中藿香、砂仁、陈皮长于芳香化湿，运脾和胃，既可防中焦气机呆滞，内湿未除又添食滞之变，又能芳香醒胃，防滋腻壅滞助湿生痰，闭涩气机，此于祛湿化浊之中寓以调畅气机之意，是岭南医家常用治疗过敏性紫癜属中焦湿证之常用岭南道地药材，在辨证治疗中亦常加减用之。又如禤国维教授喜用岭南特色草药肿节风，又名九节茶、草珊瑚，有清热凉血、活血消斑、祛风通络之效，药理研究证实有抗炎、抗肿瘤、抑制免疫等作用，对于风热、血热兼风者，禤教授常配合此药以加强凉血、祛风、通络的功效。又如毛冬青，有活血通脉、消肿止痛、清热解毒之效，现代研究证实有抗炎、抗凝、改善血循环等作用，亦常用于治疗过敏性紫癜。

三、辨证论治

临床常将本病分以下六型论治：

1. 风热伤营

主证：皮疹突然发生，初起颜色鲜红，后渐变紫，分布较密，甚则皮损融合成片，发生与消退均较快，部位游走不定；伴有微痒、发热、咽痛、全身不适，或有关节疼痛；苔薄黄，脉浮数。

治法：疏风清热，凉血活血。

方药：消风散合凉血五根汤加减。

荆芥 10g，防风 10g，紫草根 15g，板蓝根 30g，白茅根 15g，茜草根 15g，瓜蒌根 15g，牛膝 15g，蝉蜕 10g。

方解：荆芥、防风、蝉蜕疏风止痒；紫草根、板蓝根、白茅根、茜草根、瓜蒌根凉血清热；牛膝引药下行；蝉蜕疏风止痒。

加减：大便秘结者，加大黄 10g，枳实 12g 通腑泻热；口干口苦明显者，加地骨皮 15g，生石膏 10g 泻火解毒；关节肿痛者，加羌活、独活各 10g；咽痛较甚者，加牛蒡子 10g，黄芩 10g，丹皮 10g，玄参 15g。

中成药：血塞通片。

2. 湿热蕴阻

主证：皮疹多发于下肢，间见黑紫色血疱，疱破糜烂；常伴腿踝肿痛，多见腹痛较甚，甚则便血或柏油样便，轻者腹微胀痛、纳呆、恶心、呕吐；舌红或带紫，苔白腻或黄腻，脉濡数。

治法：清利湿热，活血化瘀。

方药：三仁汤、芍药甘草汤合方化裁。

桃仁 10g，杏仁 10g，薏苡仁 30g，白芍 15g，虎杖 15g，黄柏 10g，苍术 10g，甘草 6g。

方解：桃仁活血化瘀；虎杖、黄柏、苍术清热化湿；薏苡仁健脾化湿；杏仁宣利上焦肺气，气化则湿化；白芍柔肝止痛；甘草调和诸药。

加减：便血明显者，加槐花炭 15g，地榆炭 15g。

中成药：三七片。

3. 阴虚火旺

主证：病程较长反复发作，皮疹紫红其色不鲜，分布不密；伴低热、颧红、盗汗、腰酸膝软；舌质红，无苔或光苔，脉细数。

治法：滋阴清热，凉血化斑。

方药：知柏地黄汤加减。

生地 15g，怀山药 30g，茯苓 15g，泽泻 10g，牡丹皮 10g，知母 10g，黄柏 6g，紫草 10g。

方解：知母、黄柏养阴清热；六味地黄汤滋养肝肾；紫草凉血活血。

加减：失眠多梦者，加合欢皮 15g，茯苓 20g 以宁心安神。

中成药：知柏地黄丸。

4. 脾不统血

主证：起病缓慢，迁延日久，皮疹淡紫斑，分布稀疏；伴腹胀、便溏、恶心、纳呆、倦怠无力、面色萎黄；或间见心悸、头晕、目眩、面色无华、唇淡；舌质淡，少苔，脉沉细或弱。

治法：健脾益气，活血化瘀。

方药：归脾汤加减。

党参 15g，茯神 15g，白术 10g，黄芪 30g，当归 10g，枣仁 15g，桂圆肉 15g，远志 10g，丹参 15g，玄参 15g，甘草 6g。

方解：党参、黄芪、白术、甘草甘温补脾益气；当归辛温养肝而生心血；茯神、枣仁、桂圆肉甘平养心安神；远志交通心肾而定志宁心；丹参活血化瘀；玄参清热养阴。

加减：便血者加地榆、槐花清热止血。

中成药：归脾丸。

5. 脾肾阳虚

主证：病程日久，斑色淡紫，触之不温，遇寒加重；并见面色苍白，或紫暗，头晕、耳鸣、形寒肢冷，腰膝酸软，纳少便溏，腹痛喜按；舌质淡或带紫色，脉细弱或沉迟。

治法：补肾健脾，温阳摄血。

方药：黄土汤加减。

灶中黄土 30g，白术 10g，干地黄 15g，阿胶 10g，附子 10g，黄芩 10g，甘草 6g。

方解：灶中黄土温中止血；白术、附子温脾阳而补中气，助君药以复统摄之权；干地黄、阿胶滋阴养血，并能止血，更配苦寒之黄芩与甘寒滋润之干地黄、阿胶共同制约术、附过于温燥之性，干地黄、阿胶得术、附又不虑其滋腻呆滞；甘草调和诸药为使。

加减：兼有阴虚症状者加菟丝子 12g，墨旱莲 12g 滋养肝肾。

6. 气滞血瘀

主证：多见于腹部紫癜，皮疹色紫暗，脐周及下腹部绞痛；伴有恶心呕吐，便血或肠套叠；舌紫或有瘀斑，脉涩。

治法：行气解瘀。

方药：桃红四物汤加减。

熟地 15g，川芎 8g，白芍 10g，当归 12g，桃仁 6g，红花 4g。

方解：桃仁、红花入血分而行血逐瘀；当归补血活血；熟地补血为主；川芎入血分行血中之气；白芍敛阴养血。

加减：血瘀而有郁热者加黄芩 12g，丹皮 10g；气虚而不摄血者，可加党参 15g，黄芪 15g，白术 12g。

中成药：复方丹参片。

四、外治法

（1）透骨草、仙鹤草、板蓝根、茜草、紫草各 60g，红花、赤芍、黄柏、大黄各 30g，冰片 15g，煎水外洗，每日 1 次。

（2）红灵酒外涂患部，每日 1 次。

（3）紫草油膏外敷，每日 1 次。

（4）金粟兰酊外搽，每日 2 次。

五、其他疗法

（1）针刺疗法：取曲池、足三里、气海、内关、天枢、合谷、膝眼、三阴交等穴位。

（2）穴位注射：取足三里、三阴交，选定后，每次穴位注射盐酸异丙嗪 12.5mg，维生素 C 1ml，隔日一次。

（3）耳穴压豆法：取肾上腺、脾、内分泌及肺等穴。

（4）耳穴埋针法：取肾上腺、神门、脾、内分泌、皮质下、肺等穴，可用强刺激手法，两耳交替，每日 1～2 次。

六、养护调摄

（1）避免服用可致敏的药物和食物，如鱼、虾等腥发动风之品加以注意，以免因食用这些食物加重病情。腥发动风之品指的就是发物，即指一些含有激素样物质的动物性食品，其可能会导致体内的某些生理功能紊乱，又指一些含有异种蛋白的食物，有诱发过敏原引起变态反应性疾病再次发生的可能性，还指一些具有较强刺激性的食物。在过敏原性食物中最为常见的有牛奶、鸡蛋、虾蟹、花生等，而牛奶、小麦、蛋、花生是绝大多数儿童患者的食物过敏原。

（2）防止上呼吸道感染，如有感染病灶，应加以去除。

（3）注意适当休息，加强皮肤护理，防止外伤。

（4）饮食要有节度，过分的肥甘厚味，或过饥过饱，食无定时，都会易伤脾胃，脾胃一伤，则诸病丛生。而岭南气候炎热，其人多喜冰冻食物，过贪寒凉，导致脾胃损伤，故饮食宜温不宜贪寒凉，方可养好脾胃。岭南国医大师邓铁涛认为"脾胃的健旺，使五脏六腑四肢百骸都强健，身体没有弱点给疾病以可乘之机，则不易成病；既成病之后，调理其脾胃则病易愈"。

（5）针对岭南患者体质，突出饮食养生观，粥食、凉茶、糖水、草药入膳等特色食疗可供选用。

1）白茅根茶：白茅根鲜品适量煎汤代茶饮，功效清热凉血止血，可用于过敏性紫癜证属风热、血热轻症者；重者可配鲜石斛、芦根煎汤代茶饮，以增强清热凉血止血之功。脾胃虚寒、溲多便溏者禁服。

2）五花茶：金银花、木棉花、鸡蛋花、南扁豆花、槐花适量煎汤代茶饮，可加入少许红糖，功效清热利湿止血，可用于过敏性紫癜证属湿热蕴阻者。脾胃虚寒、溲多便溏者禁服。

3）芡实薏仁淮山瘦肉粥：芡实、薏仁、怀山药适量与瘦肉一同煲粥，广东人爱喝粥，粥水顾护脾胃，本品具有健脾补肾、益气渗湿之效，可用于过敏性紫癜证属脾不统血、脾肾阳虚者。湿热、风热等热证患者慎服。

4）田七五指毛桃瘦肉汤：田七、五指毛桃适量与瘦肉煲汤，五指毛桃乃岭南道地药材，又称"南芪"，有益气健脾化湿之效，且味甘，乃食疗常用草药，配合田七、瘦肉一同煲汤，可健脾益气，活血利湿，可用于治疗过敏性紫癜证属气滞血瘀或脾虚湿重夹瘀者，湿热、风热等热证患者慎服。

七、名家医案

案1 杨某，男，3岁。2017年8月9日初诊。

主诉：双下肢暗红色斑点1月余。

现症见：双下肢密集性紫红色点状斑疹，压之不褪色，无明显疼痛，伴轻度瘙痒，纳眠可，二便调。舌质红，苔薄黄，脉滑。

西医诊断：过敏性紫癜。

中医诊断：葡萄疫（风湿热结，气血瘀滞）。

治法：清热祛湿，祛风活血。

方药：四妙勇安汤加减。

金银花10g，玄参10g，牡丹皮10g，防风10g，紫苏叶10g，甘草5g，徐长卿5g，鸡血藤10g，白芍5g，赤芍5g，布渣叶10g，白鲜皮10g，生地10g。14剂，每日1剂，水煎分服。同时予赛庚啶片每次1mg，每日2次，口服，院内制剂消炎止痒乳膏、金粟兰搽剂外擦。

二诊（2017年8月23日）：双下肢皮疹同前，未见新起皮疹，大便干，舌脉同前。予前方加牛蒡子15g以清热通便。

三诊（2017年9月6日）：双下肢皮疹较前变暗，部分皮疹消退，无瘙痒，大便稀烂。予前方去牛蒡子、白鲜皮，加薏苡仁20g，白术15g以健脾祛湿。

四诊（2017年9月20日）：双下肢皮疹已消退，无瘙痒，大便调，予前方加北沙参20g扶正补虚，巩固疗效。

按语：过敏性紫癜是侵犯皮肤或器官的毛细血管及毛细血管后静脉的一种过敏性小血管炎。中医学称为"葡萄疫"，好发于儿童。本例患儿因感受外邪，风热与湿热相搏，壅盛聚毒，迫血妄行，血溢于肌肤，瘀滞凝聚而发为本病。治以四妙勇安汤加减，加生地、牡丹皮以加强清热凉血、滋阴解毒；赤芍、白芍同用，前者凉血散瘀，后者养阴补血；鸡血藤活血又补血；徐长卿、紫苏叶、防风、白鲜皮祛风止痒，除湿通络。全方共奏清热祛湿、祛风活血之效。禤教授认为小儿脾胃易虚，应注重顾护脾胃，后期可加布渣叶、北沙参、太子参等扶正固本。

案 2　李某，男，19 岁。2014 年 12 月 2 日初诊。

主诉：双小腿出现瘀点、瘀斑 1 周。

现症见双小腿泛发鲜红瘀点、瘀斑。关节、腹部无疼痛不适感。轻微瘙痒，纳可，眠可，小便黄，大便秘。舌红，苔黄，脉数。

西医诊断：过敏性紫癜。

中医诊断：葡萄疫（血热证）。

治法：清热凉血，活血解毒。

方药：犀角地黄汤加减。

水牛角 25g（先煎），生地 15g，赤芍 15g，牡丹皮 15g，桃仁 15g，茜根 15g，玄参 15g，白茅根 10g，大黄 10g（后下），紫草 15g，连翘 15g，甘草 5g。7 剂，水煎内服，每日 1 剂。

二诊（2014 年 12 月 9 日）：双小腿鲜红色瘀点、瘀斑变暗红，未见新发皮疹，无发热，轻微瘙痒，纳可，眠可，小便黄，大便调。舌红，苔黄，脉数。原方去大黄，续服 7 剂。

三诊（2014 年 12 月 16 日）：双小腿瘀点、瘀斑大部分消退，其余皮疹颜色变淡。无新起皮疹，瘙痒减轻。纳眠可，二便调。舌红，苔黄，脉弦。在二诊方基础上去水牛角、连翘，加太子参 15g，白术 15g，茯苓 15g，续服 7 剂。

按语：患者双小腿泛发鲜红瘀点、瘀斑，伴有小便黄，大便秘，舌红，苔黄，脉数，辨证当属于血热证，治以清热凉血，活血解毒，犀角地黄汤加减，方中水牛角、生地、赤芍、牡丹皮清热解毒，凉血散瘀；玄参、连翘清热解毒，桃仁活血化瘀，紫草、茜根凉血止血；大黄泻热通便，甘草清热解毒，调和诸药。病至后期，热毒之邪渐去，皮疹渐消，原方去水牛角、连翘防苦寒太过，加太子参、白术、茯苓健脾益气，补气摄血，巩固治疗，防止复发。

（黄楚君）

参 考 文 献

陈达灿，李红毅，欧阳卫权. 2016. 国医大师禤国维. 北京：中国医药科技出版社：256

董丽萍，李春丽. 2015. 小儿过敏性紫癜的饮食辨证调护. 中西医结合心血管病杂志，5（15）：5-6

靳士英. 2004. 邓铁涛教授学术成就管窥. 现代医学，4（9）：1-6

刘焕兰，曲卫玲. 2010. 邓铁涛教授养生学术思想探讨. 新中医，42（5）：5-6

马骥，彭康. 2009. 浅析岭南中草药在祖国传统医药文化中的地位和作用. 海峡药学，21（2）：58-60

梅全喜，胡莹. 2011. 肿节风的药理作用及临床应用研究进展. 时珍国医国药，22（1）：230-232

莫秀梅，刘俊峰，等. 2019. 当代中医皮肤科临床家丛书——陈达灿. 北京：中国医药科技出版社：159

欧阳卫权，范瑞强，李红毅. 2014. 禤国维论治皮肤血管炎经验. 广州中医药大学学报，31（5）：821-822

温晓文，赵巍，莫秀梅，等. 2016. 岭南道地药材在皮肤湿病中的应用. 中华中医药杂志（原中国医药学报），31（9）：3464-3466

熊友香，李昶，罗宪堂.2002. 毛冬青的化学成分、药理作用研究进展. 中药材，25（5）：371-374

徐志伟，吴皓萌，刘小斌.2015. 岭南医学特色述要. 中国中医基础医学杂志，21（9）：1083-1084，1104

张如青，黄瑛.1982. 近代国医名家珍藏传薪讲稿. 上海：上海科学技术出版社：41

赵巍，张云霞，梁家芬，等.2016. 国医大师禤国维教授运用岭南特色草药治疗皮肤病经验. 中华中医药杂志，31（1）：117-120

郑伟娟，熊佳，朱培成，等.2019. 国医大师禤国维应用四妙勇安汤治疗皮肤血管炎经验. 中华中医药杂志（原中国医药学报）：34（8）

周登威，徐志伟.2017. 岭南医学湿热病的形成与学术特色. 中国中医基础医学杂志，23（8）：1052-1053

第二十二章　痤疮（粉刺）

中医学称痤疮为粉刺，是一种与性腺内分泌功能失调有关的毛囊、皮脂腺慢性炎症性皮肤病。本病好发于颜面部位，临床上以面部的粉刺、丘疹、脓疱或结节、囊肿为特征，易反复发作。由于本病所生丘疹如刺可挤出白色碎米样粉汁，故中医谓之"粉刺"。历代中医对本病均有描述，最早在《黄帝内经》中就有"诸痛痒疮皆属于心，汗出见湿乃生痤痱"的记载。明代《外科正宗》曰："肺风、粉刺、酒齄鼻三名同种，粉刺属肺、酒齄鼻属脾、总皆血热郁滞不散所致。"清代《医宗金鉴·外科心法要诀》认为"此证由肺经血热而成。每发于面鼻，起碎疙瘩，形如黍屑，色赤肿痛，破出白粉汁……宜内服枇杷清肺饮，外敷颠倒散"。痤疮为岭南地区常见的皮肤疾病，由于受自然环境、气候条件、民族习俗等地域差异的影响，岭南医家对痤疮的病因、病机、证候鉴别、辨证论治等都有别于其他地区的医家，在治疗痤疮方面积累了丰富的诊治经验，对临床具有重要的指导价值。

一、病 因 病 机

岭南医家认为本病的发生与地理、气候、体质因素有关。认为本病主要是由于先天素体肾之阴阳平衡失调，肾阴不足，相火天癸过旺；加之后天饮食生活失调，肺胃火热上蒸头面，血热郁滞而成。其致病因素包括禀赋、地域、生活、情志及体质等。受岭南地域特点影响，其致病因素亦表现出一定的特异性。

1. 先天禀赋和地域因素

肾阴不足，肾为先天之本，藏精，主人之生长发育与生殖。其中由肾产生的天癸是直接影响人体生长发育与生殖功能的物质，如《素问·上古天真论》说："女子七岁，肾气盛，齿更，发长；二七而天癸至，任脉通，太冲脉盛，月事以时下，故有子……七七，任脉虚，太冲脉衰少，天癸竭，地道不通，故形坏而无子也。丈夫八岁，肾气实，发长齿更；二八，肾气盛，天癸至，精气溢泻，阴阳和，故能有子……七八，肝气衰，筋不能动，天癸竭，精少，肾脏衰，形体皆极……"若素体肾阴不足，肾之阴阳平衡失调，会导致女子二七和男子二八时相火亢盛，天癸过旺，阴虚内热而脸生粉刺。因而肾阴不足，肾之阴阳平衡失调，天癸相火过旺，阴虚内热是痤疮发生的最主要原因。从地域上讲，广东地处岭南，长年有夏无冬，气候温热潮湿，温热则易伤阴，湿热则易蕴毒；且广东人夜生活丰富，熬夜晚睡，更易耗伤肾阴以致相火过旺。天癸平衡失调可导致肝肾阴虚，相火妄动，虚火上炎，水不涵木，郁邪、热邪、湿邪乃生，均可引起痤疮的发生或加重。故岭南代表性皮肤病名家褟国维教授提出肺胃血热仅为其标，痤疮主要病机是肾阴不足，冲任失调，相火妄动。

2. 生活习惯不当加之情志内伤

今之痤疮患者，除了常见的青少年外，下可起于八九岁的儿童，上可达40余岁之中年人。青少年生机勃勃，阳气旺盛，若素体肾阴不足，则易致肾之阴阳平衡失调，女子二七、男子二八时即可出现相火亢盛，天癸过旺，过早发育，而生粉刺。加之青少年多喜食煎炸、香口之品，或常勤读夜寐，学习压力大，更易耗伤肾阴。而今妇女之痤疮者，多为职业女性，常伴月经不调，病情轻重亦与月经来潮有关，且往往有神倦、寐差、焦虑、月经量少等肾阴不足之象，这与其生活节奏快，工作压力大，长期精神紧张、睡眠不足以致内分泌失调有关，中医学认为肝肾同源，肾阴不足，肝失疏泄，肝经郁热，可使女子冲任不调。冲为血海，任主胞胎，冲任不调，则血海不能按时满盈，以致女子月事紊乱和月经前后脸部粉刺增多加重。加之现代人饮食常过食辛辣肥甘，情绪波动、心境不平等均可致五志过度，郁久化火，皆可暗耗阴精，肾水亏而心肾不交，导致相火妄动。

3. 体质因素

岭南人长期处于炎热潮湿的地理环境中，又因现代人饮食习惯的改变，多偏嗜肥甘厚味，岭南地区人们勤沐浴，长期湿热的气候环境和生活习俗影响人的脾胃运化功能，湿困脾胃而酿成湿热体质。湿热体质感受湿热之邪，遂成湿热之病候。地理环境与饮食习惯决定了岭南人的体质多以湿热为主，岭南人吃狗肉，尤以夏季为盛。狗肉性刚燥，既伤阴，又燥扰阳气；岭南人喜食鱼虾螺蚝等多湿阴柔之品，尤喜生食，贪饮生冷冻物，故易损肠胃；岭南地区居民养成了喝"下午茶""夜茶"（如潮汕有名的工夫茶）的习惯，久之则加重了脾胃的负担，进而损伤脾胃，使脾胃运化功能失调。岭南人喜喝清热解毒、祛湿消暑功效的凉茶，长期大量使用此类苦寒药物，易致气阴两虚的体质。故岭南地区人群体质以气阴两虚和湿热质居多。

二、治疗特色

（一）抓根本原因，滋肾固本兼疏肝

广东地处岭南，长年有夏无冬，气候温热潮湿。《岭南卫生方》指出："岭南既号炎方，而又濒海，地卑而土薄。炎方土薄，故阳燠之气常泄；濒海地卑，故阴湿之气常盛。"温热阴易伤，湿热易蕴毒。多年来，岭南医家通过大量临床治疗观察发现，痤疮的发病除与肺胃血热、肠胃湿热有关外，其根本原因在于素体肾阴不足，肾之阴阳平衡失调和天癸相火过旺。由于肾阴不足，相火过旺，导致肺胃血热，上熏面部而发痤疮。今之痤疮患者，除了青少年外，30岁以上患者亦不少见，尤其妇女患者，更有明显增加之象。岭南医家认为，这是由于现代社会发展已进入快车道，生活环境、生活方式都已发生了巨大的变化，如由于学习紧张、工作压力大、长期熬夜、睡眠不足、生活不规律、饮食不节制而诱发或使病情加重。青少年生机勃勃，阳气旺盛，若素体肾阴不足，则易致肾之阴阳平衡失调，会导致女子二七、男子二八时相火亢盛，天癸过旺，过早发育，而生粉刺。况且青少年患者，多喜食煎炸香口之品，又常勤读废寝，更易耗伤肾阴，致肾阴不足，相火过旺；而妇女中患痤疮者，多为职业女性，常伴月经不调，病情轻重亦与月经来潮有关，且往往有神倦、夜寐差、焦虑、经量少等肾阴不足之象，这与现代生活节奏紧张、工作压力大而导致内分泌失调有关。因而提出痤疮（粉刺）主要致病机理是肾阴不足、冲任失调、相火妄动。故治疗采取滋阴育肾、清热解毒、凉血活血之法。女性痤疮的发病病机不但是肾阴不足、虚火上炎，而且与肝经郁热亦有很大关系。中医学认为肝肾同源，在正常的生理情况下，肝肾之阴息息相通，相互制约，协调人体的阴阳平衡。如果肾阴不足，相火过旺，致虚火上炎，导致面部出现红色丘疹、脓疱等，另外肾阴不足，水不涵木，可导致肝阴不足，肝经郁热。肝经郁热，肝失疏泄，气机不畅，脏腑功能紊乱，情志失调，湿、热、痰、瘀乃生，更易发为痤疮。月经前阴血下聚于胞宫，阳热虚火浮越于上而致经前痤疮皮损增多加重，故岭南医家常用滋阴清肝法治疗女性痤疮。

（二）内外、中西医结合，相得益彰

中医外治法是祖国医学宝贵遗产的一部分，它和内治法一样，具有很丰富的内容。外治法作用迅速，可直达病位，疗效确切、运用方便。岭南名医、国医大师禤国维教授喜用院内自制药三黄消炎洗剂、痤灵酊、金粟兰酊、四黄膏等制剂外用及穴位注射、火针等外治手段治疗痤疮取得良效；岭南医家杨柳在外用方颠倒散的基础上，加入黄连、芦荟、轻粉，自制复方颠倒散外用治疗痤疮。岭南名医范瑞强教授认为痤疮是病在内而发于外，治疗上应内外合治，标本兼顾。另外，由于疾病的缓急、轻重之不同，中西药对痤疮发展的不同时期或某些症状有不同的疗效，在以中药为主的基础上，不能偏废西药。特别对重症痤疮，若不及时处理好，可严重影响美观。对这类痤疮中医治疗应重在化瘀清热、消痰散结，常选用桃仁、红花、牡丹皮、丹参、蒲公英、连翘、郁金、浙贝母、玄参、海藻、昆布等内服，外用四黄膏、金黄膏等，并结合西药抗生素如红霉素、四环素等治疗。甲硝唑和螺内酯、维生素B联合应用对重症痤疮亦有较好作用。实践证明，综合治疗比任何一项单纯治疗效果都好。此外，对痤疮患者除给予内服药外，还经常配合外搽痤灵酊（主要由连翘、丹参、玄明粉等组成），对后期色素沉着者予中药面膜治疗，效果颇佳。

（三）取岭南药，医岭南病

俗语云：一方水土养一方人。而一方草药亦能疗一方病。白花蛇舌草是岭南医家治疗痤疮常用的道地药材，其性寒无毒、味苦甘，归心、肝、脾、大肠经，有清热、解毒、利湿之功效，主治疔肿疮疡。岭南医家杨柳独创清肺愈痤方中用白花蛇舌草，取其清热解毒、消肿散结的作用。国医大师禤国维治疗既有湿邪内阻，又兼热毒内盛的痤疮时，可在清热祛湿的基础上配合白花蛇舌草以祛湿清热、凉血解毒。另外，布渣叶为岭南地方药，《生草药性备要》中载其"味酸，性平，无毒，解一切蛊胀，清黄气，消热毒。作茶饮，去食积。又名布渣"。另一部岭南本草专著《本草求原》指出，布渣叶"即破布叶，酸甘，平。解一切蛊胀药毒，清热，消食积、黄疸。作茶饮佳"。其后的《岭南草药志》《陆川本草》及两广地区的中草药手册对此药均有记载。禤国维指出，广东地处岭南之地，长年湿热蕴蒸，很容易出现面部长痤疮、牙龈肿痛、喉咙干痛等"热气""上火"表现。自古以来，岭南地区民间常用布渣叶煎茶作夏季饮料，有很好的解"热气"作用。考其功用，即在于能清热利湿、消食导滞，禤老常将其用于痤疮患者。岭南医家把广西道地壮药铁色鼠，与穿心莲、丹参、桃花、绿豆、冬瓜仁、白及等中药制成壮药面膜，联合面部针刺治疗青春期湿热质痤疮，取得较好临床疗效。铁色鼠，又名白蔹，有清热解毒、散结止痛、生肌敛疮之效，医家李杲对其描述为"涂一切肿毒，敷疔疮"，故外用可治疮疡肿毒。

三、辨 证 论 治

根据痤疮的病因病机，岭南医家对本病中医治疗总的法则是滋阴泻火，清肺解毒，凉血活血，调理冲任。在治疗方法上应内治和外治相结合，内外合治，标本兼顾，才能达到较好的治疗效果。

根据痤疮发病时间的长短、皮疹形态等表现的不同，一般可分为阴虚内热、痰热瘀结、冲任不调3个证型进行治疗。其中阴虚内热是痤疮的基本证型，瘀热痰结、冲任不调均是由阴虚内热证演变而成。

1. 阴虚内热

主证：面部皮疹以红色或皮色粉刺丘疹为主，或伴有小脓疱、小结节。口干、心烦、失眠多梦、大便干结、小便短赤。舌红少苔或薄黄苔，脉数或细数。

治法：滋阴泄火，清肺凉血。

方药：消痤汤。

女贞子20g，旱莲草20g，知母12g，黄柏12g，鱼腥草20g，蒲公英15g，连翘15g，生地15g，丹参25g，甘草5g。

方解：女贞子、旱莲草，滋肾阴，知母、黄柏，泄肾火，一补一泄，调整肾之阴阳平衡；鱼腥草、蒲公英、连翘，清肺解毒，散结消肿；生地、丹参，凉血化瘀清热；甘草解毒清热并能调和诸药。

加减：大便秘结不通者，加大黄10g（后下），枳实12g，通腑泄热；大便稀烂不畅，舌苔黄腻厚浊者，去生地加土茯苓15g，茵陈蒿20g，利湿清热解毒；失眠多梦严重者，合欢皮15g，茯苓20g，宁心安神；口干口苦明显，肺胃火热盛者，加生石膏20g，地骨皮15g，清泻肺胃之火。

中成药：知柏地黄丸。

2. 痰热瘀结

主证：面部皮损以红色或暗红色结节、囊肿和凹凸不平的瘢痕为主，或伴有小脓疱、丘疹粉刺和色素沉着。舌红或暗红有瘀点，苔薄黄，脉弦滑或细弦。

治法：养阴清热，化瘀散结。

方药：桃红四物汤合消痤汤加减。

生地20g，红花5g，赤芍15g，丹参30g，女贞子20g，旱莲草20g，鱼腥草15g，蒲公英15g，郁金15g，甘草5g。

方解：生地、女贞子、旱莲草，养阴清热；丹参、红花、郁金，化瘀消痰散结；鱼腥草、蒲公英，清热解毒消肿；赤芍清热凉血；甘草解毒清热，调和诸药。

加减：囊肿脓血多者，加皂角刺12g，白芷10g，消肿排脓；结节严重伴疼痛者，加玄参20g，浙贝母12g，清热解毒散结；瘢痕明显者，重用丹参至50g，以加强活血化瘀之功效。

中成药：众生丸。

3. 冲任不调

主证：本证见于女子，面部痤疮皮损的发生和轻重与月经周期有明显关系。月经前面部皮疹明显增多加重，月经后皮疹减少减轻。或伴有月经不调，月经量少，经前心烦易怒，乳房胀痛不止。舌红，苔薄黄，脉弦细数。

治法：养阴清热，调理冲任。

方药：柴胡疏肝汤合消痤汤加减。

柴胡12g，郁金15g，白芍15g，女贞子20g，旱莲草20g，鱼腥草15g，蒲公英15g，丹参15g，山楂20g，甘草5g。

方解：柴胡、郁金、白芍，疏肝清热调理冲任；女贞子、旱莲草，滋养肾阴，平和天癸；鱼腥草、蒲公英，清肺解毒；丹参、山楂，凉血化瘀；甘草调和诸药。

加减：月经后期不至，乳房胀，小腹隐痛，加香附15g，王不留行12g，通经止痛；月经先期或月经量多，去丹参，加益母草25g，香附15g，调经清热。

中成药：逍遥丸。

四、外 治 法

（1）用痤灵酊外搽皮损每天 2～3 次。冬天可改用痤灵霜。

（2）用三黄洗剂外搽皮损每天 2～3 次。

（3）严重痤疮有较大红色结节和囊肿者用四黄膏外敷局部，继发的暗红瘢痕可用金粟兰酊外搽。

（4）中药面膜治疗：用消痤散加少许蜂蜜调成糊状均匀涂敷在面部有痤疮皮损部位，保留 30 分钟，每天或隔天 1 次。红肿热毒明显者，消痤散中加入苦瓜汁调敷，色素沉着明显者，消痤散中加入西红柿汁调敷。

五、其 他 疗 法

1. 清粉刺

较多黑头或白头粉刺者面部用 75% 酒精消毒后，先以粉刺针沿毛孔口将粉刺穿破，然后用粉刺挤压器将粉刺内容物挤出。

2. 针刺疗法

局部取穴下关、颊车、攒竹；全身取穴足三里、手三里、曲池、三阴交、丰隆，留针半小时。

3. 刺血疗法

用三棱针消毒后在耳垂前或耳垂后，或耳部的内分泌穴、皮质下穴速刺出血，隔天 1 次，10 次为 1 个疗程。

4. 穴位注射

用丹参注射液或鱼腥草注射液 2ml，分别选取双手三里穴（或双足三里、双曲池、双血海）各注射 1ml，隔天或 3 日 1 次，10 次为 1 个疗程。

5. 耳穴压豆法

主穴选取肺、内分泌、皮质下，将中药王不留行药粒置于小块胶布中央，然后贴在穴位上，嘱患者每天按压穴位数次，每次压 10 分钟，10 日为 1 个疗程。

6. 耳穴埋针法

主穴取肺、内分泌、皮质下，用皮内针埋入，每天按压数次，每次压 10 分钟。

7. 自血疗法

对一些反复发作的结节囊肿聚合性痤疮可用自身静脉血 4ml 抽出后即刻肌内注射，隔天 1 次，10 次为 1 个疗程。

六、养 护 调 摄

（1）忌吃辛热煎炸、油腻过甜的食物，适当增加新鲜蔬菜、水果。

（2）养成良好生活习惯，保证充足睡眠，保持精神和情绪的稳定，避免工作学习过于紧张。

（3）保持大便通畅，有良好排便习惯。

（4）脸上有了粉刺，忌用手挤压和乱用药物。

（5）女性痤疮与月经周期密切相关者，应在月经前 1 周到医院请大夫给予调治。

（6）脸上皮脂分泌过多、油腻明显的患者应经常洗脸，保持脸部干净清洁。

（7）食疗：白花蛇舌草、丹参各30g，甘草10g，每天1剂，水煎服，适用于各种类型的痤疮患者。绿豆30g，海带20g，鱼腥草15g，少量白糖，放锅内加水煎汤。饮汤吃海带、绿豆。此方适合以湿热表现为主的痤疮。

七、名家医案

案1 肖某，女，19岁，深圳人，因面部痤疮病史5年于2018年1月5日来诊。

患者5年前面部出现散在的丘疹、粉刺、脓疱，曾多家医院就诊，病情仍反复，特来求诊禤老。刻下症：面部散在粉刺、丘疹、脓疱、结节，以额头、下颌为多，伴面油增多，月经前加重，纳眠可，大便偏硬。舌红，苔黄腻，脉弦细。

辨证：肾阴不足，相火过旺。

治法：滋阴降火。

方用消痤汤加减，用药如下：蔓荆子15g，生地20g，昆布15g，女贞子20g，旱莲草15g，布渣叶15g，北沙参15g，桑叶15g，甘草10g，丹参30g（后下），夏枯草15g，白花蛇舌草15g，薏苡仁20g，蒲公英20g，白芍15g。共处方21剂，每日1剂，水煎分两次温服。

二诊（2018年2月2日）：自觉稍好转，面部粉刺脓疱较前稍减少，面部仍油腻，纳眠可，大便稍硬。烦躁易怒，舌红，苔黄腻，脉弦细。方药：上方加柴胡15g。共处方21剂，每日1剂，水煎分两次温服。

三诊（2018年3月9日）：面部粉刺脓疱明显减少，经前少许新发，纳眠可，二便调。舌红，苔薄黄，脉弦。方药：守方巩固。共处方14剂，每日1剂，水煎分两次温服。

四诊（2018年7月27日）：面部丘疹粉刺结节有所反复，见面部遗留素色沉着。乏力少气，纳眠可，二便调。舌暗淡，苔薄黄，脉弦。方药：三诊方中夏枯草易浙贝母，加太子参。共处方21剂，每日1剂，水煎分两次温服。

按语：本案是国医大师禤国维教授门诊医案。患者平素肝肾之阴不足，相火过旺，经期加重，烦躁易怒，为疏泄不畅的表现；面部散在粉刺、丘疹、小脓疱、结节，面油增多为肾阴不足、相火过旺、上熏头面所致；大便偏硬为阴液不足、大肠干涩之征；舌红，苔黄腻，脉弦细为肾阴不足、相火过旺之征，故治以滋阴降火，方用禤老经验方消痤汤加减，用药以女贞子、旱莲草滋肾阴，调整肾之阴阳平衡；桑叶清泻肺热；生地、丹参凉血化瘀清热；蒲公英、白花蛇舌草加强清热解毒之力；薏苡仁、布渣叶、桑叶除湿解毒、去油脂；蔓荆子祛头面之风；沙参清肺生津，昆布、浙贝母散结，夏枯草、柴胡清泻肝火，疏肝解郁，白芍养阴柔肝，甘草解毒清热并调和诸药，共奏滋肾阴降相火以调整内环境，清血热祛脂以解毒散结之效，从而达到标本兼治的目的。后期湿热之象已去，逐步减苦寒之品以防伤阴，加太子参以益气扶正。本案患者为岭南人，冬夏季病情较重，提示时间对于疾病的形成、转归和治疗有一定的影响，体现禤老"三因制宜"而治的临床经验。

案2 梁某，女，26岁。2019年4月11日初诊。

主诉：面部丘疹、粉刺2年。病史：患者约于2年前开始面部出现粉刺、丘疹，时发小脓疱，遗留色素沉着，反复发作，伴面油多，毛孔粗大，口干，无口苦，月经前皮疹加重。末次月经：2019年3月22日。经期规律，经量偏少，偶有痛经，经前乳房胀痛。

四诊摘要：面部见密集粉刺、炎症性丘疹，局部伴发小脓疱，面部油腻，遗留少许色素沉着。口干，胃纳可，夜眠欠佳，二便调，舌淡暗、苔微黄腻，脉细数。

西医诊断：痤疮。

中医诊断：肺风粉刺（阴虚内热证）。

治则：疏肝清热，滋阴降火。

处方：月经前期服 1 号方。柴胡 15g，郁金 10g，女贞子 15g，白芍 15g，丹参 25g，鱼腥草 15g，蒲公英 15g，牡丹皮 10g，泽泻 10g，茯苓 15g，连翘 15g，茵陈 20g，山药 15g，甘草 5g，熟地 15g。每日 1 剂，煎至 200ml 温服，翻煎。

月经至则改服 2 号方。女贞子 15g，旱莲草 10g，白芍 15g，柴胡 15g，益母草 20g，香附 15g，郁金 10g，盐山萸肉 10g，牡丹皮 10g，生地 15g，熟地 15g，茯苓 15g，甘草 5g。每日 1 剂，煎至 200ml 温服，翻煎。

二诊（2019 年 4 月 25 日）：用药 14 天后好转，现少许丘疹，纳眠可，大便黏滞，小便调。舌淡暗、苔微黄腻，脉细数。末次月经：2019 年 4 月 17 日。予初诊 1 号方去熟地。

三诊（2019 年 5 月 9 日）：服用上药 10 天后，旧皮疹明显好转，偶有少许新起丘疹，面油多，纳眠可，大便黏滞，小便调。舌尖红，苔微黄腻，脉细数。末次月经：2019 年 4 月 17 日，经期规律，经量偏少，无痛经，无经前乳胀。1 号方同二诊方，2 号方在初诊方基础上易旱莲草为茵陈，去生地。

四诊（2019 年 6 月 6 日）：用药后下颌少许新起丘疹、粉刺，口干，纳可眠差，二便调。舌淡暗尖红，苔薄黄，脉细数。末次月经：2019 年 5 月 17 日。1 号方在三诊方基础上易郁金为北沙参，加熟地，2 号方在三诊方基础上易郁金为陈皮。

上方加减用药约 10 天，患者绝大部分皮疹消退，无明显新起粉刺、丘疹，面部轻度油腻，自诉口干、眠差等症状已改善，二便调，舌淡暗，苔薄白，脉细。

按语：本案是广东省名中医范瑞强教授门诊医案。四诊合参，辨证属肝经郁热，肾阴不足，以疏肝清热、滋阴降火为法，"木郁达之"，以柴胡疏肝散合二至丸加减。方中柴胡疏肝解郁，郁金行气疏肝，白芍平肝柔肝，丹参、牡丹皮活血凉血，鱼腥草、蒲公英、连翘清热解毒，以泽泻、牡丹皮泄相火，女贞子、熟地补肝肾之阴，山药健脾补肾，茯苓淡渗脾湿，并助山药之健运，茵陈清肝胆湿热，甘草调和诸药。女性患者分期治疗，月经前期肝阳有余，以清肝凉血为主，滋补肾阴为辅，运用经验方滋阴清肝消痤 1 号方加减。月经中期，血海空虚，以滋补肾阴为主，清肝凉血为辅，以滋阴清肝消痤 2 号方加减，即在 1 号方基础上加旱莲草、益母草、香附，生地熟地并用，加强滋补肝肾、疏肝行气调经的作用。二诊根据患者大便黏滞症状，酌减熟地以防过于滋补。三诊皮疹明显好转，症状改善，经前守方，经中根据患者舌苔黄腻、面油多等症状易旱莲草为茵陈以祛湿热之邪，虚热渐去，后期以补益肝肾为治病之本，故减生地以防过于苦寒，增加滋阴补肾之药。四诊根据患者口干症状易郁金为北沙参以生津，加陈皮以健脾行气，以防过于滋补碍脾胃。范师的经验方诸药搭配合理，切中痤疮之病机，清肝火凉血解毒，滋肾阴降相火，从而达到标本兼治的目的。

（梁家芬）

第二十三章　脂溢性皮炎（面游风、白屑风）

脂溢性皮炎（seborrheic dermatitis），又称脂溢性湿疹，属于中医学"白屑风""面游风"范畴，是发生于皮脂溢出部位的一种慢性炎症性皮肤病。特征性表现为发生在皮脂分泌活跃部位的红色或暗红色斑片，上覆油腻性鳞屑或痂皮。本病常发生于新生儿、青年、中年、老年等各个年龄阶段。以头、面、胸和背等处多见，严重者皮损泛发全身，呈弥漫性潮红和显著脱屑。伴有不同程度的瘙痒。本病呈慢性病程，可反复发作。《医宗金鉴·外科心法要诀》认为"此证生于面上，初发面目浮肿，痒若虫行，肌肤干燥，时起白屑。次后极痒，抓破，热湿盛者津黄水，风燥盛者津血，痛楚难堪。由平素血燥，过食辛辣厚味，以致阳明胃经湿热受风而成。痒甚者，宜服消风散；痛甚者，宜服黄连消毒饮，外抹摩风膏缓缓取效"，"此证初生发内，延及面目，耳项燥痒，日久飞起白屑，脱去又生。由肌热当风，风邪侵入毛孔，郁久燥血肌肤失养，化成燥证也。宜多服祛风换肌丸。若肌肤燥裂者，用润肌膏擦之甚效"。

一、病因病机

岭南地域气候以潮湿温热为主，岭南人普遍容易感受湿邪。现代岭南人的饮食结构发生了明显的变化，日常食物中烧腊、海鲜和蛋奶制品的比重较传统饮食中明显增多。现代岭南人的作息习惯也发生了明显的变化，熬夜成为较为普遍的现象。故本病在岭南地域的病因病机主要表现为过食肥甘厚味、辛辣炙煿之品，加之地处岭南湿地，以致脾胃运化失常，酿湿生热，湿热蕴结肌肤而成，表现为油性皮损。或习惯于熬夜，日久耗伤肾阴，加之湿热久困，耗气伤阴，肌肤失于濡养，表现为干性皮损。

二、治疗特色

（一）抓核心病机，灵活运用清热除湿，滋阴润燥法治疗

脂溢性皮炎急性发作时，常常皮肤起油腻性红斑、严重者渗液结痂。此时应先祛风止痒、清热利湿法治其标，以解除患者最痛苦的症状。常用泻黄汤和消风散加减。清热利湿之剂治标，但不可久用，久用则易耗津伤阴。当局部症状缓解后，扶正祛邪兼顾。

急性期红斑、渗液等症状消失后，则以扶正为主，注重滋阴养血，增强体质，防止疾病复发。治本应以滋阴降火为主，佐以凉血祛风，常用女贞子、知母、生地、牡丹皮等。根据现代药理研究发现上述药物亦有雌激素样活性，具有调节内分泌，抑制皮脂腺分泌的作用。

（二）适当运用通下法和疏肝安神法以提高疗效

因为肺主皮毛，肺与大肠相表里，皮肤腠理的湿热积滞之邪亦可经通下法排出。故施治时可以适当应用给邪以出路的治疗方法。若患者大便干结可适量加入大黄、厚朴等通下之品，或

者加入白芍、玄参、火麻仁等润燥通便之品。给邪以出路的思路验之于临床，往往能提高疗效，一般患者均能耐受，不至于泄泻不止。倘若有泄泻而不能耐受者，则须停用通下法，加入白术、山药调养脾胃。

此外，从发病原因看，脂溢性皮炎的患者多精神紧张，急躁易怒，而且此病易反复发作，治疗周期长，患者易出现焦虑和悲观情绪，多有入睡难，梦多、易醒等睡眠障碍。因此，除了心理调节、坚持治疗外，还应顾及患者情绪，在辨证论治的基础上酌加疏肝理气药（柴胡、郁金、佛手、玫瑰花）和安神药（酸枣仁、磁石、远志、合欢皮），能够提高疗效。

（三）内外治结合，中西医结合，治疗和养护结合，以提高疗效

脂溢性皮炎的治疗，一般无根治疗法。中西医结合，优势互补，可明显提高疗效。中西医结合有两种不同作用和意义。一种是用中药增强西药疗效之不足；另一种是用中药以减轻西药的不良反应，有机配合、相互补充。

西医治疗可酌情内服多西环素、维生素 B_6 等，必要时可短期服用雌激素如己烯雌酚或抗雄激素制剂如螺内酯等以发挥其内分泌调节作用。若油脂分泌旺盛可口服异维 A 酸胶丸，能抑制皮脂腺的活性，减少皮脂分泌，改善上皮细胞的异常角化。但育龄期女性应慎用此药，近半年内要生育的女性禁用。若瘙痒甚则口服抗组胺药。

外用药物治疗以去脂、杀菌、消炎、止痒为治疗原则。对于脂溢性皮炎的治疗，在内服药物治疗的同时，配合外治方法，能迅速减轻症状，缩短病程，促进皮损愈合。面部皮损宜根据情况选用免疫调节剂、抗生素或抗真菌药如他克莫司软膏、吡美莫司乳膏、夫西地酸乳膏、莫匹罗星乳膏、酮康唑乳膏等。或选用外用中药软膏如复方蛇脂软膏、除湿止痒软膏等。应尽量避免使用糖皮质激素类外用制剂，以防损伤皮肤屏障功能，引起激素依赖性皮炎。对头皮油性皮肤、皮脂溢出较重者，清除皮脂，避免皮脂在毛囊内淤积引起毛囊炎症。常用药物有硫黄、二硫化硒、酮康唑等配制成洗剂，用以洗头。

临床常见许多患者因饮食不节或睡眠不规律而病情加重，或已治愈却因饮食起居不规律而又复发。因此饮食上要清淡，忌食辛辣刺激油腻之品，特别是晚餐，切记清淡，勿饱食。现在大部分的年轻人因精神压力大，情绪焦虑，导致失眠多梦，喜食消夜，伤及脾胃，胃不和则卧不安，如此恶性循环，容易内生湿热，伤阴化燥，成为脂溢性皮炎反复不愈的诱因。

（四）运用岭南中草药，传承岭南中医药文化

在岭南，湿邪为六淫之首。这是由岭南地区特有的自然地理环境和气候特点所决定的。岭南属于亚热带海洋性气候，长年受东南或偏南之暖湿气流影响，多雨潮湿，空气湿度常年偏高。岭南湿邪（气）的形成除受海洋暖湿气流影响外，还受日照地表高温蒸发而来的湿气及过食冷饮伤及脾胃湿从内生的影响。三因相合，致使岭南地区六淫致病是以"湿邪"为先。

布渣叶味微酸、性凉，归脾、胃经，有消食化滞、清热利湿等功效，常用于饮食积滞、感冒发热、湿热黄疸等病症。布渣叶是岭南特色药材，为破布树干燥的叶子。其别名为蓑衣子、破布叶、麻布叶、烂布渣、布包木、破布树、火布麻、山茶叶等。布渣叶化学成分较为复杂，目前研究发现其含有生物碱、黄酮类、三萜类、挥发油、有机酸、鞣质、酚类等成分，其中主要有效部位为黄酮类化合物，分别为异鼠李黄素、山奈黄素、槲皮黄素等，但不同部位成分含量也不相同。现代研究表明，布渣叶有良好的防治高脂血症作用。以布渣叶提取物作为活性成分的成纤维细胞助长剂，可用作皮肤美容剂、食品、饮料等添加剂，防止皮肤老化。布渣叶提

取物的消炎、止痛、解热效果也较好。对于脾胃湿热所致的脂溢性皮炎，在临床上以健运脾胃药配合使用布渣叶，可增强祛脂作用，减少皮脂分泌，提高疗效。

三、辨 证 论 治

根据脂溢性皮的病因病机，岭南医家对本病中医治疗总的法则是清热利湿，凉血祛风，滋阴润燥。在治疗方法上应内治法和外治法相结合，内外合治，标本兼顾，才能达到较好的治疗效果。

根据脂溢性皮炎发病时间的长短、皮疹形态等表现的不同，一般可分为肠胃湿热、血热风燥、阴虚内热 3 个证型进行治疗。

1. 肠胃湿热证

主证：头面、胸背及腋窝等处见大片红斑，覆有较多油腻性鳞屑，或少量渗出后结痂成黄色厚痂皮，自觉瘙痒，咽干，口不渴。便溏，纳呆，舌质红，苔黄腻，脉弦滑。

治法：清热利湿。

方药：泻黄散加减。

藿香 10g，葛根 15g，黄芩 10g，土茯苓 10g，生薏仁 10g，茵陈 10g，泽泻 10g，桑叶 10g，菊花 10g，车前子 10g。

方解：藿香芳香利湿醒脾；葛根、黄芩清热燥湿；土茯苓、生薏仁、茵陈、泽泻利湿健脾清热；车前子利尿，使热从下行；桑叶、菊花疏散风热。

加减：干性鳞屑较多、瘙痒较重时，加何首乌、干地黄、徐长卿；滋水较多，并结痂成黄色厚痂皮或脓疱，加炒龙胆草、炒黄柏、金银花、蒲公英；大便秘结，加酒大黄、炒枳壳；热重，加寒水石、白花蛇舌草；皮损若累及外阴、脐周、乳头等，加柴胡、焦山栀、龙胆草、郁金。

中成药：利湿颗粒。

2. 血热风燥证

主证：头皮、额面等处可见浅红斑或红斑，散在少量红丘疹，覆有灰白色糠皮状鳞屑。皮肤粗糙，自觉轻度瘙痒，舌质红，苔薄，脉数。

治法：凉血清热，消风止痒。

方药：消风散加减。

荆芥 6g，防风 6g，蝉衣 6g，生地 15g，生石膏 15g，当归 10g，苍术 10g，牛蒡子 10g，升麻 10g，红花 10g，苦参 10g。

方解：防风、蝉衣消风止痒；生地、生石膏凉血清热；当归、红花养血活血；苍术、苦参燥湿止痒；牛蒡子疏散风热而解毒；升麻发表透疹。

加减：瘙痒较重，加白僵蚕、荆芥；皮肤粗糙鳞屑多，加何首乌、胡麻仁。

中成药：乌蛇止痒丸。

3. 阴虚内热证

主证：面部皮疹以暗红斑为主，覆有少量灰白色糠皮状鳞屑。或伴有丘疹、小脓疱。口干、心烦、失眠多梦、大便干结、小便短赤。舌红少苔或薄黄苔，脉数或细数。

治法：滋阴清热。

方药：消痤汤加减。

女贞子 20g，旱莲草 20g，知母 12g，黄柏 12g，地骨皮 20g，牡丹皮 15g，生地 15g，丹参 25g，甘草 5g。

方解：女贞子、旱莲草，滋肾阴；知母、黄柏，泄肾火，调理阴阳；地骨皮、牡丹皮、生地清退虚热，丹参凉血化瘀清热；甘草解毒清热并能调和诸药。

加减：大便秘结不通，加大黄 10g（后下），玄参 10g 润燥通腑泄热，以大便通畅为度；失眠多梦，加合欢皮 15g，龙齿 15g，牡蛎 15g 以宁心安神，重镇潜阳。

中成药：知柏地黄丸。

四、外 治 法

（1）海艾汤：海艾、菊花、藁本、蔓荆子、荆芥、防风、薄荷、藿香、甘松各 6g，以上药物两煎混合过滤后用小毛巾浸洗、揉搓头部，每日或隔日 1 次，每次 15～20 分钟。

（2）皮损红肿明显者可选用金银花、野菊花、龙胆草各 30～60g，加水适量，煎取药汁，湿敷。此法适用于滋水较多或伴感染阶段。

（3）验方：苍耳子、苦参各 30g，白鲜皮、明矾各 10g，水煎取汁，湿敷或外洗，每天 1～2 次，适用于血热风燥证。

（4）金粟兰酊外用，涂于皮损，可反复轻轻摩擦，1 天 2 次。

五、其 他 疗 法

1. 针刺

白屑风的好发部位多属督脉、足太阳膀胱经、足少阳胆经，可选用风池、完骨、上星、百会及夹脊穴。面部皮损加合谷、迎香、太阳；耳部皮损加耳门。施泻法，留针 15 分钟，每天 1 次，10 次为 1 个疗程。

2. 耳针

在肾上腺、内分泌、神门、皮质下及皮损相应部位取穴。埋针或用王不留行药粒贴压穴位，每天自行按揉 3～4 次。湿热证者加耳尖、脾、胃、大肠穴。

3. 穴位注射

用丹参注射液 2ml，分别选取双手三里穴（或双足三里、双曲池、双血海）各注射 1ml，隔天或 3 日 1 次，10 次为 1 个疗程。

六、养 护 调 摄

（1）忌食辛辣刺激食物，如烟酒、辣椒、咖啡、浓茶，少吃油腻甜食，多吃杂粮和新鲜蔬菜、水果。

（2）生活规律，按时作息，避免精神过度紧张。每晚 11 点前尽量休息，饮食不可过于油腻或温燥。

（3）保持大便通畅。

（4）不用刺激性强的肥皂和洗涤用品。

（5）日常可以用以下食疗方调养保健。

1）食疗方一

材料：松针、桑叶、芫荽、薄盖灵芝、蒲公英各 15g，鱼胶 50g。

烹调方法：以清水 1500ml，煎至 500ml，调味即可食用。

功效：疏风清热祛湿，补肝肾，祛脂生发。

方解：松针、桑叶、蒲公英祛脂生发，薄盖灵芝安神补虚，芫荽和胃去腥。鱼胶气味甘平，补肾养血。

现代研究：松针、桑叶、芫荽、蒲公英有一定改善脂质代谢的作用，薄盖灵芝有免疫调节作用，治疗脱发有效。

适用情况：适合偏油性的脂溢性皮炎患者食用。

2）食疗方二

材料：北沙参 20g，玉竹 20g，麦冬 15g，陈皮 10g，猪皮 50g。

烹调方法：以清水 1500ml，煎至 500ml，调味即可食用。

功效：清心润肺，和胃护肤。

方解：北沙参、玉竹、麦冬清心润肺，陈皮和胃，猪皮甘凉，滋阴养血。

现代研究：北沙参、玉竹、麦冬有一定的营养和免疫调节作用。

适用情况：适合偏干性皮肤的脂溢性皮炎患者食用。

七、名家医案

案 1（禤国维医案） 陈某，女，23 岁。初诊时间：2009 年 3 月 16 日。

主诉：因面部起油腻红斑、脱屑伴瘙痒 1 年余来诊。

现病史：患者 1 年前面部油腻起红斑，伴瘙痒，搔抓后脱屑，逐渐加重，曾到外院就诊，诊断为"脂溢性皮炎"，具体治疗不详，症状稍有缓解，过后反复，随后到我院皮肤科门诊诊治，诊断同上，给予抗过敏治疗及中药调理，效果欠佳，遂求治于禤老。

既往史：无特殊。

四诊摘要：面部油腻光亮，起红斑，散见脱屑，瘙痒，纳可，眠差多梦，大便 2 日一行，小便可，舌红，苔薄黄，脉细数。

中医诊断：面油风·（肾阴不足，相火上熏）。

西医诊断：脂溢性皮炎。

治则治法：滋阴降火。

中药处方：脂溢性皮炎方加减。

丹参 20g（后下），蔓荆子 15g，生地 20g，土茯苓 20g，桑椹 20g，女贞子 20g，旱莲草 15g，侧柏叶 15g，布渣叶 15g，桑白皮 15g，甘草 10g，白鲜皮 15g，鱼腥草 15g，徐长卿 15g。

其他治疗：咪唑斯汀片，10mg，口服，每日 1 次；祛风止痒片，5 片，口服，每日 3 次。

二诊（2009 年 3 月 26 日）：服药后面部油腻变少，红斑部分消退，脱屑减少，瘙痒减轻，睡眠好转，稍口干，大便 1 日一行，质稍干。舌红，苔薄黄，脉细数。

中药处方：丹参 20g（后下），蔓荆子 15g，生地 20g，土茯苓 20g，桑椹 20g，女贞子 20g，旱莲草 15g，侧柏叶 15g，布渣叶 15g，桑白皮 15g，甘草 10g，白鲜皮 15g，鱼腥草 15g，徐长卿 15g，合欢皮 15g，芦根 15g，防风 15g。

其他治疗：咪唑斯汀片，10mg，口服，每日 1 次；利湿止痒片，5 片，口服，每日 3 次。

三诊（2009 年 4 月 6 日）：面部红斑消退，油腻不明显，无瘙痒，无口干，纳眠可，二便调。舌淡红，苔薄黄，脉细。

中药处方：丹参 20g（后下），蔓荆子 15g，生地 20g，土茯苓 20g，桑椹 20g，女贞子 20g，旱莲草 15g，侧柏叶 15g，布渣叶 15g，桑白皮 15g，甘草 10g，白鲜皮 15g，鱼腥草 15g，徐长卿 15g，芦根 15g，防风 15g。

按语：中医学认为面油风主要是饮食不节，风邪外侵，湿热内蕴或阴虚内热，肝肾亏损所致。本案患者属后者，面部红斑油腻为肾阴不足，相火过旺，上熏头面所致；虚火上扰，故眠差多梦；火旺津枯，故大便 2 日一行；舌红，苔薄黄，脉细数俱为阴虚火旺之征。证属肾阴不足，相火上熏。治当以滋阴降火为法，禤老用脂溢性皮炎方，方中桑椹、女贞子、旱莲草、生地、桑白皮养阴清热泻火；丹参、侧柏叶、布渣叶凉血活血去脂；土茯苓、鱼腥草、白鲜皮解毒除湿，清热止痒；蔓荆子、徐长卿祛风止痒；合欢皮安神解郁；生甘草解毒清热并能调和诸药，诸药合用，滋肾阴而调整内环境，清血热而去脂解毒，从而达到标本兼治之目的。

案 2（禤国维医案）　周某，女，15 岁。初诊时间：2007 年 8 月 16 日。

主诉：因头皮部脱屑瘙痒半年来诊。

现病史：半年前患者出现头皮瘙痒伴大片白色鳞屑脱落，时有脱发，无断发。多处中西医治疗后效果不明显，遂至我院就诊。

既往史：颈背部花斑癣病史。

四诊摘要：头皮伴大片白色鳞屑脱落，时有脱发，无断发，瘙痒明显。舌红，苔微黄，脉弦滑。

中医诊断：白屑风（风湿热盛）。

西医诊断：脂溢性皮炎。

治则治法：疏风清热，利湿止痒。

中药处方：脂溢性皮炎方加减。

丹参 20g（后下），蔓荆子 15g，生地 20g，茯苓 15g，何首乌 15g，桑椹 20g，女贞子 20g，旱莲草 15g，侧柏叶 15g，甘草 10g，白花蛇舌草 15g，石上柏 15g，绵茵陈 15g，九节茶 15g，防风 15g。

其他治疗：金粟兰酊，外用；脂溢性外洗液 S，外用；脂溢性外洗液 B，外用；联苯苄唑乳膏，外用。

二诊（2008 年 1 月 10 日）：头皮伴大片白色鳞屑脱落，瘙痒稍减轻，脱发，无断发，纳眠可，二便调。舌红，苔微黄，脉弦滑。

中药处方：丹参 20g（后下），蔓荆子 15g，生地 20g，茯苓 15g，何首乌 15g，桑椹 20g，女贞子 20g，旱莲草 15g，侧柏叶 15g，甘草 10g，白花蛇舌草 15g，石上柏 15g，绵茵陈 15g，九节茶 15g，白芍 15g。

其他治疗：5% 苯扎溴铵溶液，外用。

三诊（2008 年 3 月 18 日）：头皮及颈背部粉红色斑疹，头部大片白色鳞屑脱落，瘙痒明显，脱发，无断发，纳差，二便调，精神倦怠。舌红，苔微黄，脉弦滑。

中药处方：丹参 20g（后下），蔓荆子 15g，生地 20g，茯苓 15g，何首乌 15g，桑椹 20g，女贞子 20g，旱莲草 15g，侧柏叶 15g，甘草 10g，白花蛇舌草 15g，石上柏 15g，绵茵陈 15g，九节茶 15g，太子参 15g。

四诊（2008 年 8 月 18 日）：头皮白色鳞屑脱落减少，颈背部皮损好转，瘙痒减轻，颈背部皮损好转，时有脱发，纳眠可，二便调。舌红，苔微黄，脉弦滑。

中药处方：丹参20g（后下），蔓荆子15g，生地20g，茯苓15g，何首乌15g，桑椹20g，女贞子20g，旱莲草15g，侧柏叶15g，甘草10g，白花蛇舌草15g，石上柏15g，绵茵陈15g，九节茶15g，薄盖灵芝15g。

其他治疗：消炎止痒霜，外用；尿素软膏，外用；金粟兰酊，外用。

五诊（2010年7月3日）：头皮白色鳞屑减少，瘙痒稍减轻纳眠可，二便调。舌红，苔微黄，脉弦滑。

中药处方：丹参20g（后下），蔓荆子15g，生地20g，茯苓15g，何首乌15g，桑椹20g，女贞子20g，旱莲草15g，侧柏叶15g，甘草10g，白花蛇舌草15g，石上柏15g，绵茵陈15g，九节茶15g，薄盖灵芝15g。

其他治疗：萘替芬酮康唑乳膏，外用；香莲外洗液，外用。

六诊（2010年7月15日）：头皮脱屑明显减少，小片脱落，瘙痒减轻，纳眠可，二便调。舌红，苔微黄，脉弦滑。

中药处方：丹参20g（后下），蔓荆子15g，生地20g，茯苓15g，布渣叶15g，桑椹20g，女贞子20g，旱莲草15g，侧柏叶15g，甘草10g，白花蛇舌草15g，石上柏15g，绵茵陈15g，薄盖灵芝15g。

按语：中医学认为，本病由于禀赋不耐，皮毛腠理不密，因感受风湿热毒邪（或接触某种物质），致风湿热毒诸邪搏结于皮肤所致。风湿热毒之邪外袭，与气血相搏，发于肌肤则发为脱屑瘙痒。舌红，苔微黄，脉弦滑则皆为风湿毒、热毒内盛之征，治以疏风清热，利湿止痒，方用禤老脂溢性皮炎方加减，以生地、侧柏叶、丹参、白花蛇舌草凉血解毒，茯苓、绵茵陈、布渣叶清热利湿，白花蛇舌草、石上柏、九节茶抑制皮损，甘草调和顾中，患者脱发明显，加桑椹、女贞子、旱莲草补肾以固发，薄盖灵芝调阴阳，增强体质，诸药合理搭配，切中疾病之病机，祛邪不伤正，最终使临床症状明显好转。

案3（陈达灿医案）　李某，女，29岁。初诊日期：2004年9月14日。

主诉：面部红斑反复发作2年。

现病史：患者2年前面部出现红斑，随后增多，在外院多次治疗，诊断为脂溢性皮炎，内服外用药物治疗效果不佳（具体用药不详），遇风或天气变化时加重。平素月经量少，色红。

四诊摘要：面部暗红斑，少量脱屑。胃纳可，手足心热，口干，睡眠欠佳，大便干，舌红，苔薄白，脉细。

中医诊断：面游风（阴虚内热）。

西医诊断：脂溢性皮炎。

治则治法：滋阴清热。

中药处方：旱莲草15g，女贞子15g，山药15g，牡丹皮15g，鱼腥草15g，桑叶10g，枇杷叶10g，生石膏20g，连翘15g，玉竹15g，生地15g，淡竹叶15g，甘草5g。7剂，水煎内服，每日1剂。

二诊（2004年9月21日）：服用7剂中药后，面部红斑稍变淡，瘙痒减轻，睡眠一般，多梦，大便可，舌脉同前。上方去石膏，加用丹参30g，珍珠母30g以凉血、安神。

三诊（2004年9月28日）：面部红斑较前明显消退，皮损干燥，少许脱屑，无瘙痒，上方加用石斛12g，麦冬15g增强养阴润燥之功。患者服用中药8周后症状明显好转而停药，嘱注意清淡饮食，保证充足睡眠和大便通畅，随访半年未见复发。

按语：本病例中以滋阴清热为治法，方以二至丸滋肝肾之阴，连翘、鱼腥草清热解毒，生石膏清胃火，淡竹叶、枇杷叶疏散面风热，生地、牡丹皮清热凉血。病程后期面部炎症减轻后皮损干燥，脱屑，辨证为阴虚内燥，用生地、玉竹、石斛、麦冬等养肺阴润燥以取效。

桑叶为治疗本病的一要药，其为桑树之叶，味甘寒，归肺、肝经，有疏散风热、养阴清肺润燥、平肝明目之功。《本草经疏》云"桑叶，甘所以益血，寒所以凉血，甘寒相合，故下气而益阴"。桑椹为桑树之果实，味甘酸寒，入肝肾二经，为滋补肝肾、养阴息风之要药。故脂溢性皮炎早期可用桑叶疏风宣肺疏肝、清虚热、引药上行，后期可用桑椹补血、滋肝肾之阴。现代药理表明桑叶更有淡化色斑的作用，可应用于炎症后色素沉着、黄褐斑等证。

案 4（陈达灿医案）　黄某，女，30 岁。就诊日期：2015 年 4 月 7 日。

主诉：面部红斑、油腻性鳞屑伴瘙痒 1 年余。

现病史：患者近 1 年来，面部反复出现红斑、鳞屑伴瘙痒，面油较多，外院以抗过敏药物内服，面膜外用，效果不佳，今日前来就诊。

四诊摘要：面部暗红斑，边界欠清，上覆少许油腻性鳞屑。纳眠可，大便烂，小便调。时有腰酸不适，舌淡，边有齿印，苔薄黄，脉沉细。

中医诊断：面游风（阴虚内热，脾虚湿蕴）。

西医诊断：脂溢性皮炎。

治则治法：滋阴清热，健脾利湿。

中药处方：二至丸合四君子汤加味。

女贞子 15g，旱莲草 15g，太子参 20g，茯苓 20g，白术 15g，炒薏苡仁 20g，芡实 15g，砂仁 5g（后下），布渣叶 15g，白芍 15g，牡丹皮 15g，枇杷叶 10g。7 剂，水煎内服，每日 1 剂。

二诊（2015 年 4 月 14 日）：服药 7 剂，患者面部红斑较前明显色淡，瘙痒减轻，此次就诊诉腰酸不适较前有所减轻，纳眠可，大便实，小便调，舌淡，边有齿印，舌尖红，苔薄白，脉沉细。患者时有心烦，舌尖偏红，故去布渣叶、炒薏苡仁，加莲子（带心）、淡竹叶以清心火。

患者服用中药 1 个月后，症状明显改善，面部红斑已基本消退，无瘙痒、脱屑。

按语：本患者面部红斑、鳞屑，兼有大便烂、舌淡边有齿印，苔薄黄，为阴虚兼有脾虚湿蕴化热的表现，以二至丸合四君子汤为基本方，佐以布渣叶清热利湿，牡丹皮清热凉血活血，"诸痛痒疮，皆属于心"，故用莲子（带心）、淡竹叶清心健脾；枇杷叶疏头面风热，兼引药上行。诸药配伍共奏滋阴清热、健脾利湿之功。

（刘　炽）

第二十四章　斑秃（油风）

中医学称斑秃为油风，是一种突然发生的局限性脱发。本病可发生于全身任何长毛的部位，临床上以头发片状脱落、病变处头皮正常、无自觉症状为特点。若整个头皮头发全部脱落称为全秃，全身毛发均脱落者称为普秃。最早在《黄帝内经》中就有记载"血气虚则肾气弱，肾气弱则骨髓枯竭，故发白而脱落"。《素问·上古天真论》曰："丈夫八岁，肾气实，发长齿更……五八，肾气衰，发坠齿槁；六八，阳气衰竭于上，面焦，发鬓斑白……肾脏衰，形体皆极。八八，则齿发去。"其阐明了肾与毛发生理的重要关系。明代陈实功在《外科正宗》中提到"油风，乃血虚不能随气荣养肌肤，故毛发根空，脱落成片，皮肤光亮，痒如虫行，此皆风热乘虚攻注而然"，指出油风多属血虚风热。岭南乃湿热之地，湿热易伤阴耗气，致使脾肾常不足，临床常见脱发患者。受自然环境、气候条件、民族习俗等地域差异的影响，岭南医家对斑秃的病因、病机、证候鉴别、辨证论治等方面积累了丰富的诊治经验，对临床具有重要的指导价值。

一、病因病机

中医学认为本病由于血虚不能随气荣养皮肤，以致毛孔开张，风邪乘虚侵入，风盛血燥，发失所养而成片脱落；或因情志抑郁，肝气郁结，过分劳累，又伤心脾，气血化生不足，发失所养而致；肾藏精，主骨生髓，其华在发，肝肾不足，精血亏虚，发失所养为主要病机。头部肌肤气血瘀滞，发失所养亦为本病的病因之一。

岭南皮肤病医家的杰出代表禤教授认为，皮肤虽发于外，但其病因是由于体内阴阳气血的偏盛偏衰和脏腑之间功能活动的失调。而肾为先天之本，水火之脏，内寓真阴真阳，是人体阴阳之根本，生命之源。真阴通过涵养肝木，上济心火等，对各脏腑组织起着滋润、濡养的作用。真阳对各脏腑组织起着温煦、生化的作用。真阴真阳是协调整体阴阳平衡的基础，肾精可以说是整体阴阳平衡的根源。肾阳为一身之阳，肾阳虚衰不能温煦气血形体，可见形寒怯冷。此外，肾的精气亏损，可致头发失养、皮毛枯槁、脱发及其他虚损性皮肤病。

肾主骨，生髓充脑，其华在发，发的生长，赖血以养，故称"发为血之余"。但发的生机根源于肾。肾藏精，肾中精气充足，则血液化生有源，精化血，精血旺盛，则毛发粗壮而润泽，精血亏虚，则发枯槁至脱；故《素问·六节藏象论》曰："肺者，气之本，魄之处也，其华在毛，其充在皮……肾者，主蛰，封藏之本，精之处也，其华在发……"由于发为肾之外候，所以发之生长与脱落、润泽与枯槁，与肾精的盛衰有关。

肾的精气亏损，则不能化生气血，也不能化髓长骨养脑；肾阴不足，阴不制阳，虚火内生，而不能涵养肝木，以致肝肾精血不足，则不能封藏龙雷之火，故相火往往虚亢而上越。肝为刚脏，肝木精液耗伤，又往往兼生风燥，风火相煽，毛根煎灼亦是毛发失落的重要原因。相火妄动，则头晕头痛、心烦、口干、眠差、头油多，风盛故头皮瘙痒、屑多，究其根本，仍是肝肾阴虚，相火过旺。此类患者还往往伴有膝软、耳鸣、目眩、遗精滑泄、舌淡苔薄或苔剥、脉细或沉细等症状。

二、治疗特色

（一）从先天之本肾着手，治以补、以摄为要

禤教授主张补肾，虚证以补、以摄为要，补可填虚，摄可密精，精血得补，更能助益毛发生长。其治疗斑秃的基本方为松针 15g，蒲公英 15g，熟地 15g，牡丹皮 15g，茯苓 15g，山茱萸 15g，泽泻 15g，山药 15g，白蒺藜 15g，牡蛎 30g（先煎），甘草 10g，菟丝子 15g。肝肾亏虚明显者，加桑寄生、女贞子益肝肾；兼有血瘀者，加侧柏叶、丹参以活血化瘀；失眠多梦者，加合欢皮、酸枣仁，以宁心安神除烦；体质虚者，加薄盖灵芝平调机体阴阳。前期着重滋补肝肾与潜阳息风并重，后期阳潜风息则逐渐加量用黄芪、太子参以益气生发，用何首乌滋肝乌发，使气血俱足，上行巅顶以荣发根。分析其基本方可以发现，禤教授治疗斑秃，是以六味地黄汤为底。综观全方，重用熟地滋阴补肾，填精益髓，壮水之主为君药；山茱萸之色赤入心，味酸入肝，从左以纳于肾，补养肝肾，并能涩精，取肝肾同源之意；山药之色白入肺，味甘入脾，从右以纳于肾，补益脾阴，亦能固肾，皆为臣药。三药配合，肾、肝、脾并补，是为三补。泽泻利湿而泻肾浊，并能减熟地之滋腻，茯苓淡渗脾湿，并助山药之健运，与泽泻共泻肾浊，助真阴得复其位；牡丹皮清泻虚热，并制山茱萸之温涩。三药称为三泻，均为佐药。六味合用，三补三泻。菟丝子、女贞子、旱莲草、何首乌等为佐，协同六味地黄汤以补肝肾；黄芪补益中气而生发；牡蛎主降，滋阴潜阳，合茯苓、山药健脾胃；薄盖灵芝安神补虚、白蒺藜祛风活血疏肝共为佐；松针、蒲公英皆有促毛发生长之功能，亦为佐药；甘草调和诸药为使。同时，"善补阴者，必于阳中求阴，则阴得阳升，而源泉不竭"。本方在大队滋阴中药中加入菟丝子补肾阳，补而不燥，又有黄芪补气，全方具阳中求阴之妙，用药动静结合，滋补肝肾为主，兼补脾胃，先后天之本同补，切中斑秃发病的中心环节。

由于"发为肾之候""肾……其华在发"，本病常可见肾虚之象，而肝藏血，肝血同源，故补肾之余，当兼顾肝血，但治疗时一要慎温燥，由于血为发之余，血属阴，不论肾虚，还是肝肾两虚，应用补肝肾等法时，应以滋养温润之品为宜，慎用温燥之品如肉桂、附子、大剂量党参等；二要慎消散，由于油风主要是由内风所致，与外感风邪不相干，故不可见风则过用消散祛风之品，以免耗伤阴液。

（二）小儿"脾常不足"，注重调护脾胃

小儿"脾常不足"，若饮食不节、嗜食肥甘厚味、外感及病后皆可加重脾胃损害，气血生化乏源，发失所养而脱落。"发为肾之外候"，儿童斑秃患者先天禀赋不足，肾之精气亏虚，无法固养发根，致头发脱落。正如《素问》所论"肾气衰，发坠齿槁"，亦如《金匮要略》所云："失精家，少腹弦急，阴头寒，目眩，发落。"

禤老诊治儿童斑秃，既重视望、闻、问、切，也重视辨脾、肾、气、血之盈亏，在整体辨证的基础上，抓住脾肾不足这一核心病机，以健脾补肾生发为治疗法则，兼以益气养血。如患儿面色萎黄，头发细少，头皮光亮松软，纳差，舌淡苔白，脉细弱，辨证属脾肾虚、血虚，治疗以健脾补肾为主，辅以养血，酌加当归、黄芪、大枣等补血之品；若患儿头发稀疏细小，或发育迟缓，或遗尿，有斑秃家族史，舌淡苔白腻或少苔，脉沉弱，辨证属肾虚、气虚，治疗以补肾为主，兼补脾肺之气。脾胃为后天之本，调理脾胃贯穿始终，以滋养先天。禤老在

辨证基础上，喜加用岭南地方草药治疗本病。布渣叶，性味淡、微酸、平，归脾、胃经，能祛湿热而无苦寒败胃之弊，对于兼杂湿热食滞的儿童，禤老常加之以清热利湿、消食化滞。独脚金，又称"疳积草"，性味甘、淡、凉，归胃经。对于消化不良的婴幼儿，配合使用，效果良好。

（三）重视综合疗法，提高临床疗效

中医学认为，肾藏精，主骨生髓，其华在发；肝藏血，发为血之余；肝肾同源、精血互生，肝肾不足，则精血亏虚，发失所养，因此肝肾不足为脱发病主要病因，同时与血热生风、肝郁血瘀、气血亏虚弱等相关。滋补肝肾是斑秃的主要治则。斑秃属于中医优势病种，辨证论治贯穿本病内外治（参见辨证论治、外治法）全过程，提高辨证论治水平，是提高临床疗效之关键。既重视整体观念，精准辨证处方服药，又重视局部搽药及针灸、局部梅花针叩刺、神灯照射、穴位注射等综合治疗，可改善微循环，调节神经-内分泌-免疫网络功能，作用于斑秃发病机制各位点促进毛发再生，显著提高临床疗效，减少复发，安全性好，患者乐于接受。

（四）特色用药

1. 松针

松针是禤教授治疗脱发的经验用药。松针用药历史悠久，《千金翼方》记载："松叶味苦，温。主风湿疮，生毛发，安五脏，守中，不饥延年""服松叶令人不老，身生毛皆绿色，长一尺，体轻气香，还年变白……然不及生服。"《本草纲目》记载："松针，气味苦、温、无毒，久服令人不老，轻身益气，主治风湿疮，生毛发，安五脏，守中，不饥延年。"现代研究表明松针富含丰富的维生素、氨基酸、胡萝卜素，还含有大量低聚原花青素，具有抗氧化、清除自由基活性、抗高血压、舒张血管、抗动脉粥样硬化、抗血小板凝聚及免疫调节活性等功效，还有抗菌、抗致突变、促毛发生长等作用。Takahashi 等研究发现原花青素能促进毛发上皮细胞增生，二聚体及三聚体比单聚体作用强，尤以二聚体原花青素 B_2 作用最强。外用 1% 的原花青素液可促进 C3H 鼠休止期毛发的再生。我们的实验研究表明原花青素可逆转斑秃患者外周血单-核细胞 Th1 型反应。因此原花青素可作用于斑秃发病的多个环节。松针富含原花青素，资源分布广泛，价廉，禤国维教授长期运用松针治疗各种脱发疗效安全可靠，可提高脱发病的疗效，造福广大患者。

2. 蒲公英

蒲公英在民间被广泛用于治疗斑秃，是反复验之于临床行之有效的中药。《本草纲目》载蒲公英"掺牙，乌须发，壮筋骨"。李杲曰："蒲公英苦寒，足少阴肾经君药也，本经必用之。"其清热解毒祛湿、乌须发、壮筋骨、入肾经的功效是禤教授喜用蒲公英治疗斑秃的原因所在。现代药理研究表明，蒲公英具有广谱抑菌、利胆保肝、抗内毒素、健胃和免疫调节等作用，为蒲公英的临床应用提供了一定依据。

3. 黄芪

凡见到声低懒言，舌淡红，苔薄白，脉细的斑秃患者，禤教授一般会用黄芪，从 15g 始，只要舌象脉象不变，就逐渐加量至 60g。《本草纲目》载："黄芪，甘温纯阳，其用有五：补诸虚不足，一也；益元气，二也；壮脾胃，三也；去肌热，四也；排脓之痛，活血生血，内托阴疽，说为疮家圣药，五也。"《汤液本草》中指出黄芪"补肾脏元气，为里药"，可见，黄芪亦

有补肾之功。黄芪通过补血、补肾，使精足血充，则毛发生长。禤教授在临床上观察到，黄芪不但能调节斑秃患者异常的免疫功能，且其促进毛发生长的作用明显，常与松针配伍应用以生毛发。现代药理研究表明，其具有明显的增强免疫功能、增强机体耐缺氧及应激能力、调节机体糖代谢、激素样作用等，且体外实验证明黄芪的有效成分具有促毛乳头细胞增生、促毛发生长的功用。这些作用为其在治疗斑秃中的应用提供了依据。

4. 灵芝

灵芝是一种药食两用的中药材，《神农本草经》把灵芝列为上品，谓：紫芝"久服轻身不老延年"；赤芝"久食轻身不老，延年成仙"。禤教授临床中对斑秃的后期治疗喜用薄盖灵芝。薄盖灵芝是灵芝科的一种药用真菌，其粗蛋白、粗脂肪、粗纤维、总糖、还原糖等含量约为灵芝、紫芝子实体含量的 2 倍，其脂肪酸构成以油酸、亚麻酸等不饱和脂肪酸为主，现代中药药理研究表明薄盖灵芝具有双向免疫调节、抗肿瘤、抗衰老作用，能作用于人体各个系统，还有促进毛发生长的功能。

三、辨 证 论 治

斑秃总的治疗原则，实证以清以通为主。血热清之则血循其经；血瘀祛之则新血易生，都有利于毛根局部营养物质的摄取和血液的供应。虚证以补、以摄为要，补可填虚，摄可密精，精血得补，更能助益毛发的生长。由于"发为肾之候""肾……其华在发"，本病常可见肾虚征象，而肝藏血，肝肾同源，故多采用滋补肝肾法治疗。

1. 血热生风

主证：突然脱发成片，偶有头皮瘙痒或蚁走感，或伴有头部烘热、心烦易怒、急躁不安。舌质红，苔少，脉细数。个别患者还会相继发生眉毛、胡须脱落的现象。

治法：凉血息风，养阴护发。

方药：四物汤合六味地黄汤。

生地 15g，女贞子 15g，桑椹 15g，牡丹皮 10g，赤、白芍各 10g，山茱萸 10g，玄参 12g，菟丝子 12g，当归 15g，白蒺藜 15g，珍珠母 30g。每天 1 剂，水煎服。

方解：生地、牡丹皮、赤芍、玄参清热凉血；女贞子、桑椹、菟丝子、山萸肉滋补肾阴；当归、白芍柔肝和血；白蒺藜息风止痒；珍珠母重镇安神。

加减：失眠者，加酸枣仁 15g，龙骨 30g 以平肝镇潜安神；风热偏胜，脱发迅猛者，加天麻 10g，白附子 10g 以平肝疏风；瘙痒剧烈者，加白鲜皮 12g，蔓荆子 12g，僵蚕 9g 等以祛风安神止痒。

2. 肝郁血瘀

主证：脱发前先有头痛、头皮刺痛或胸胁疼痛等自觉症状，继而出现斑片状脱发，甚者则发生全秃，常伴有夜多噩梦、失眠、烦躁易怒，或胸闷不畅，胁痛腹胀，喜叹息。舌质紫暗或有瘀斑，苔少、脉弦或沉涩。

治法：疏肝解郁，活血化瘀。

方药：逍遥散合桃红四物汤加减。

柴胡 12g，素馨花 9g，丹参 15g，赤芍 12g，川芎 6g，当归 12g，桃仁 9g，红花 9g，青皮 6g，鸡血藤 30g，酸枣仁 30g，甘草 6g。每天 1 剂，水煎服。

方解：柴胡、素馨花、青皮疏肝理气解郁；丹参、赤芍、川芎、当归、桃仁、红花活血化瘀，通经络、开毛窍；鸡血藤活血养血、益发；酸枣仁养心安神；甘草调和诸药。

加减：夜寐难安，酌加夜交藤 12g，合欢皮 12g，珍珠母 30g，磁石 30g，柏子仁 12g 以养心除烦；肝郁化火者加牡丹皮 9g，栀子 9g 以清热凉血解郁；肝郁气滞较甚，胸胁疼痛者，加香附 9g，陈皮 9g，延胡索 12g 以疏肝解郁止痛。

3. 肝肾不足

主证：病程日久，平素头发枯黄或灰白，发病时头发呈大片均匀脱落，甚或全身毛发尽脱，或有脱发家族史，常伴膝软、头昏、耳鸣、目眩、遗精滑泄、失眠多梦、畏寒肢冷、舌淡苔薄或苔剥、脉细或沉细。

治法：滋补肝肾，填精生发。

方药：七宝美髯丹加减。制何首乌、枸杞子、菟丝子、当归各 15g，女贞子 20g，黑芝麻 30g，怀牛膝、黄精各 12g，桑寄生 15g，怀山药 15g，茯苓 15g，山萸肉 15g，炙甘草 6g。每天 1 剂，水煎服。

方解：制何首乌、黑芝麻补肝肾、益精血、乌须发；女贞子、黄精、菟丝子、山萸肉、枸杞子、桑寄生滋肝补肾、填精养血；当归补血养肝；牛膝补肝肾，坚筋骨，活血脉；茯苓、怀山药、炙甘草，健脾补中，宁心安神。

加减：偏阳虚者，加补骨脂、淫羊藿、巴戟天各 12g 以补肾壮阳；偏阴虚者，选加旱莲草、知母、牡丹皮、崩大碗各 12g 以清热凉血；兼有血瘀者，加侧柏叶、丹参各 12g 以活血化瘀；失眠多梦者，加五味子、益智仁、合欢皮、酸枣仁等各 12g，以宁心安神除烦；与情志有关者，可用代赭石 15g，郁金 10g 以重镇潜阳解郁。

4. 气血两虚

主证：病后、产后或久病脱发，脱发往往是渐进性加重，范围由小而大，数目由少而多，头皮光亮松软，在脱发区还能见到散在性参差不齐的残存头发，但轻轻触摸就会脱落，伴唇白、心悸、神疲乏力、气短懒言、头晕眼花、嗜睡或失眠。舌质淡红，苔薄白，脉细弱。

治法：健脾益气，养血生发。

方药：人参养荣汤加减。

党参 15g，黄芪 15g，白术 12g，茯苓 12g，制何首乌 15g，黄精 15g，熟地 15g，当归 12g，大枣 12g，白芍 12g，五味子 9g，甘草 3g。每天 1 剂，水煎服。

方解：制何首乌养发生发；党参、黄芪、白术、茯苓、甘草健脾益气；熟地、当归、白芍、大枣、黄精补益精血；五味子涩精安神。

加减：心悸、夜难入眠，加五味子 9g，酸枣仁 12g，柏子仁 15g 以养心安神；血虚有热者，加牡丹皮 12g，生地各 15g 以清热凉血。

四、外　治　法

酊剂外擦

以皮脂溢出明显、头发油腻为主者，用祛脂生发酊或金粟兰酊外搽患处、脂溢性洗液 S 外洗以祛脂生发。头发脱落严重、无明显瘙痒、油腻者用乌发生发酊外搽患处，脂溢性洗液 B 洗头以去屑止痒生发。

五、其 他 疗 法

1. 梅花针叩刺

（1）辨病叩刺：主穴取阿是穴（斑秃区）；配穴时，两鬓脱发加头维；头顶脱发加百会、前顶、后顶；痒重者，加风池、风府；失眠者，加安眠；肾虚者，加肾俞、太溪。

（2）循经叩刺：阿是穴（斑秃区）、风池、太渊、内关、颈部、骶部、腰部。叩至局部发红或微微出血即可，每天或隔日1次。

（3）局部叩刺：阿是穴（斑秃区），既可采用中等刺激，又可采用电刺激（以9V干电池为能源的晶体管治疗仪作为刺激仪，可先穴位注射，再施以电梅花针刺激）每天或隔日1次，每次10分钟，14次为1个疗程。

2. 穴位注射

主穴取阿是穴（斑秃区），配穴取头维、百会、风池、脾俞、心俞、膈俞、大椎、曲池、命门、足三里。当归注射液、丹参注射液、人参注射液等可根据辨证选一种。针刺得气后，每穴推注0.5～1.5ml，2～3日1次，10次为1个疗程。

3. 耳针

取肺、肾、神门、交感、内分泌、脾。针刺后留针30分钟，其间行针5～6次，每2日1次，10次为1个疗程。

4. 按摩

端坐，两腿分开与肩同宽，两手五指分开，用十个指头沿发由前额向后脑稍加用力梳理数次，再从头顶正中往两侧鬓角向后脑部梳理，使头皮血液流通，双手五指按压头部皮肤，食指或拇指点按太阳穴、风池穴、风府穴，再用双手轻叩头部皮肤，结束按摩。

六、养 护 调 摄

（1）油风是一种与膳食关系密切的疾病，要根据患者的临床表现辨证分型，制定适宜的食疗方案，选用清淡易消化的均衡饮食，多吃新鲜蔬菜和水果，以提供毛发生长所需的充足营养。肝肾不足等体质偏热的患者，多吃清蒸鱼、猪肉、鸡肉、鸡蛋及牛奶，多吃苹果、葡萄、橙子、蓝莓、桑椹等水果，松针泡水饮，避免食用油腻煎炸、辛辣刺激、温补性食物。气血不足、脾肾亏虚等体质偏寒的患者可吃鱼、猪肉、鸡肉、鸡蛋、羊肉及热牛奶、龙眼红枣枸杞茶、胡椒猪肠汤、莲子淮山党参煲鸡汤，多吃苹果、核桃、龙眼、红枣等食物，避免食用寒凉食物如冻牛奶、香蕉、雪梨。

（2）讲究头发卫生，不要用碱性太强的肥皂洗头发，不滥用护发用品，平常洗头后尽可能少用电吹风烘干头发且少染发。

（3）注意劳逸结合，适度运动，保证充足睡眠，保持乐观心态，切忌烦恼、悲观、忧愁和动怒。发现本病后，要尽早治疗，要有信心和耐心，处方用药不宜频繁更改，应该守法守方，坚持治疗，新发长出后还应继续巩固治疗，以防复发。

（4）可应用食疗方法，巩固疗效

1）侧柏桑椹膏：侧柏叶50g，桑椹200g，蜂蜜50g。水蒸侧柏叶20分钟后去渣，再纳入桑椹，文火煎，煎半小时后去渣，加蜂蜜成膏。治疗油风属血热生风者，症见毛发突然成片脱落，进展迅速，头发光亮，毛囊口清晰可见，伴心绪烦躁，口渴便秘，失眠多梦，舌红绛或舌尖红，苔薄黄，脉弦细带数者。

2）菊花旱莲饮：黄菊花 10g，旱莲草 5g，煎汤代茶，频饮。治疗证属血热生风的油风。

3）清炖甲鱼：甲鱼 1 只（重约 500g），女贞子 10g，枸杞子 10g，大枣 10 枚。先将甲鱼宰杀洗净切块，下锅注水，清水烧开去沫，再将女贞子、枸杞子、大枣另煮 20 分钟，去渣收汁约 20ml，兑入甲鱼锅中，调料加入，炖熟即可。治疗油风证属精血不足者，症见脱发日久，毛发干枯易折，随生随落，伴血不华面，头目眩晕，失眠多梦，腰酸腿软，舌淡少苔，脉细无力。

七、名家医案

李某，男，18 岁。初诊：2016 年 4 月 3 日。

主诉：因头顶斑片状脱发 3 年来诊。

现病史：患者 3 年前无明显诱因出现一斑片状脱发区，未曾治疗，后病情进展，渐出现数个铜币大小脱发区，遂去多家医院诊治，具体情况不详，效果欠佳，遂至我院就诊。

刻下症：头顶数个铜币大小的脱发区，边界清楚，懒言乏力，纳差，二便可，舌淡红，苔白，脉细弱。

专科检查：头顶数个铜币大小脱发区，边界清楚，拔发试验阳性。

中医诊断：油风（脾肾两虚）。

西医诊断：斑秃。

治则治法：健脾补肾，填精益发。

中药处方：松针 15g，蒲公英 20g，熟地 15g，牡丹皮 15g，茯苓 15g，党参 15g，白术 15g，甘草 10g，山萸肉 15g，泽泻 15g，怀山药 15g，白蒺藜 15g，牡蛎 30g（先煎），甘草 10g，菟丝子 15g，北芪 15g。

其他治疗：固肾健脾口服液，20ml，口服，每日 3 次；乌发生发酊，100ml，每日 2 次，外擦。

二诊（2016 年 4 月 24 日）：头顶数个铜币大小脱发区，未见扩大，毛囊情况稳定。未见新的脱发区，乏力、纳差改善，二便可。舌淡红，苔薄白，脉细弱。

中药处方：松针 15g，蒲公英 20g，熟地 15g，牡丹皮 15g，茯苓 15g，党参 15g，白术 15g，甘草 10g，山萸肉 15g，泽泻 15g，怀山药 15g，菟丝子 15g，北芪 15g，薄盖灵芝 15g，桑寄生 15g。

其他治疗：固肾健脾口服液，20ml，每日 3 次，口服；乌发生发酊，100ml，每日 2 次，外擦。

三诊（2016 年 5 月 14 日）：头发无继续脱落，多个脱发区长出大量白色毳毛，自觉精神较前良好，睡眠可，二便调。舌淡红，苔薄白，脉弦细。

中药处方：松针 15g，蒲公英 20g，熟地 15g，牡丹皮 15g，茯苓 15g，党参 15g，白术 15g，甘草 10g，山萸肉 15g，何首乌 15g，怀山药 15g，菟丝子 15g，北芪 15g，薄盖灵芝 15g，桑寄生 15g。

其他治疗：固肾健脾口服液，20ml，每日 3 次，口服；乌发生发酊，100ml，每日 2 次，外擦。

四诊（2016 年 6 月 13 日）：数个脱发区毳毛长至 2cm，变粗、变黑。纳眠可，二便调。舌淡红，苔薄白，脉缓弱。

中药处方：松针 15g，蒲公英 20g，熟地 15g，牡丹皮 15g，茯苓 15g，党参 15g，白术 15g，甘草 10g，山萸肉 15g，何首乌 15g，怀山药 15g，菟丝子 15g，北芪 15g，薄盖灵芝 15g，桑寄生 15g。

按语：中医学认为肾主骨，其华在发，肝藏血，发为血之余，肝肾精血不足，则发根不固而容易脱落，而脾胃为升降之枢纽，脾虚则精血无由上达。该患者头顶见数个脱发区，此为肝肾精血不能濡养毛发，而其懒言乏力、纳差则为脾虚之象，舌淡红、苔薄白、脉细弱俱为脾肾两虚之征。故滋肾填精益发同时，当顾其脾，故方用六味地黄丸合四君子汤加减，并加桑寄生、菟丝子等益其补肝肾之力，白蒺藜祛风，牡蛎潜阳，松针、蒲公英、北芪、何首乌益发生发，薄盖灵芝平调机体阴阳，甘草调和诸药，使精血之源充足，枢纽通畅，故毛发恢复生长。此案当注意补肾与健脾的关系，治疗脱发填精为必要之步骤，然填精之品难免滋腻败脾，况且本案患者本已露脾虚之象，故填精的同时，应配合大量健脾之味，轴动则轮转。此外，禤国维教授治疗斑秃患者，建议行间歇疗法，治愈后仍应间断服药数周，以巩固疗效，减少复发。

（朱培成）

第二十五章　雄激素性脱发（发蛀脱发）

雄激素性脱发，又称早秃、男性型脱发，因往往伴有皮脂溢出，既往称之为脂溢性脱发。男女均可发病，但以 20～30 岁的男性较为多见，表现为头部皮肤油腻、脱屑，可伴瘙痒，额颞区及顶部渐进性脱发，继而形成高额，而枕区较少累及。整个病程比较缓慢，可达数十年。雄激素性脱发是皮肤科临床常见的难治性脱发疾病，其发病率有逐年上升的趋势。本病不仅有碍容颜，影响美观，而且给患者带来的精神压力和心理负担远大于疾病本身，进而影响其生活质量，因此在现代社会越来越受到人们的重视。

雄激素性脱发的病因及发病机制尚未完全阐明，目前认为是一种雄激素依赖的常染色体多基因遗传性秃发，遗传易感性和雄激素在局部组织的代谢异常是导致本病发生的主要因素。睾酮及其代谢产物——二氢睾酮、毛囊单位的 5α-还原酶和雄激素受体的水平增高等在其发病过程中起着重要作用。

中医学称本病为"蛀发癣"，始见于清代王洪绪的《外科证治全生集》，以后又在许克昌、毕法的《外科证治全书》中被正式提出。近代中医皮肤病名家张志礼、赵炳南在其著作中认为雄激素性脱发属于中医学"发蛀脱发"的范畴。

由于受自然环境、气候条件、生活习俗等地域差异的影响，岭南医家对雄激素性脱发的病因、病机、证候鉴别、辨证论治等都有别于其他地区的医家，在治疗方面积累了丰富的诊治经验，对临床具有重要的指导价值。

一、病　因　病　机

历代医家大多认为脱发病与肝肾、气血有关。肾"其华在发""发为肾之候""发为血之余"，肝藏血，肾藏精主骨，肾为先天之本，其华在发，肝肾精血同源，故肝肾精血相互滋生，共为毛发生长之必需物质。岭南医家认为肝肾阴阳平衡失调，尤其是肾阴不足系雄激素性脱发的主要病因。现代社会生活节奏快，多数患者由于学习紧张，工作压力大，经常熬夜、睡眠不足，广东人又习惯晚睡，久之肾阴暗耗，致阴阳失衡，阴血不足，则毛发生长无源，毛根空虚而发落。

广东地处岭南，冬短夏长，受生活饮食习惯和地域特点的影响，其致病因素亦表现出一定的特异性。岭南地区濒临南海，北有南岭拱卫，属亚热带海洋性气候。特别是珠江三角洲，受暖湿气流的影响，空气相对潮湿，常年气温偏高；加之地下水位较高，使地表层含有大量水分，蒸发气化，弥漫于空中，故有"湿气"之称。清代岭南名医何梦瑶在《医碥》中载："岭南地卑土薄，土薄则阳气易泄，人居其地，腠理汗出，气多上壅。地卑则潮湿特盛，晨夕昏雾，春夏淫雨，人多中湿……"盖因地理环境和气象学特点，岭南地区当以"湿"为六淫之首。

岭南医家在多年的临床实践中发现，雄激素性脱发的发生不但与肝肾气血不足等"虚"有关，与湿、热等"实"亦密切相关。《素问·五脏生成》谓："其主脾也，是故……多食甘，则骨痛而发落。"脾主运化，为后天之本，若饮食不节，过食肥甘厚味、辛辣酒类及煎炸之品，每易致脾气受损，脾失健运，水湿内停，郁久化热，则湿热内生；加之岭南地区气候潮湿炎热，湿性黏滞，热性趋上，故内外湿热交织，上蒸巅顶，侵蚀发根，致头发油腻、脱落，且湿性缠绵，难以速愈，此为雄激素性脱发不可忽视的另一重要病因病机。广东人素来喜喝凉茶，长期服用苦寒清泄之品加之夏季贪饮生冷冻物，易损伤脾胃；又因湿为阴邪，易袭阳位，损伤脾阳，耗伤肾阴。因此，国医大师禤国维、岭南皮肤病名家陈达灿教授提出本病湿热熏蒸为其标，肾阴不足、脾胃虚弱为其本的病机理论。

二、治 疗 特 色

（一）强调补肾健脾，兼顾清热祛湿

岭南皮肤病学代表性医家禤国维、陈达灿教授力主虚实并治，临床上多从肝肾、脾、湿热三个方面论治雄激素性脱发，治法上强调以平补肝肾、益气健脾为主，力求滋水益精以涵木，健脾益气以生血，培补后天以促先天，并兼顾清热祛湿。

处方常用六味地黄丸合二至丸、四君子汤加减，药选：黄芪、熟地、山药、太子参（或党参）、女贞子、旱莲草、制首乌、茯苓、泽泻、白术、丹参、蒲公英、甘草等。方中黄芪补气固表，紧束发根，使之不易脱落；现代药理学研究发现，黄芪不仅具有双向免疫调解作用，而且可以扩张血管，改善血液循环，有利于毛发生长发育，其主要成分毛蕊异黄酮也有雄激素拮抗作用。熟地养血滋阴补肾，《本草纲目》记载其能"生精血……黑须发"；山药、太子参（或党参）、白术健脾益气；茯苓、泽泻健脾泻肾渗湿，避免滋腻太过。《本草备要》谓女贞子能"补肝肾，安五脏，强腰膝，明耳目，乌须发"，现代实验研究显示，女贞子及其主要有效成分齐墩果酸可促进体外培养毛囊对肝细胞生长因子（HGF）和血管内皮细胞生长因子（VEGF）的表达，对小鼠触须毛囊也有明显的促生长作用；《本草纲目》谓旱莲草能"乌髭发，益肾阴"，《本草从新》谓之"汁黑补肾，黑发乌须"，两药同用平补肝肾之阴。何首乌补肝肾、益精血、乌须发，《开宝本草》谓之"益血气，黑髭鬓，悦颜色"，《本草纲目》谓之"……能养血益肝，固精益肾，健筋骨，乌髭发，为滋补良药"，现代药理研究发现何首乌不仅富含铁、锌、锰等头发生长所必需的微量元素，还含有卵磷脂，能促进细胞的新生和发育，对毛发生长有利。丹参清热凉血活血，现代实验研究表明，丹参能扩张皮下毛细血管，改善微循环，加强毛囊营养，促进毛发再生，其脂溶性有效成分——丹参酮具有缓和的雌激素样活性，有抗雄性激素、调节免疫功能及抗菌祛脂的作用；临床上禤老常用丹参 20～30g，并嘱患者煎煮时后下，以免丹参酮在高温久煎后减效。蒲公英清热利湿祛脂，可防本方过于温燥，反伤阴津、精血之虞；《本草纲目》谓蒲公英有"乌须发，壮筋骨"之效，现代药理学亦证明其内含肌醇，确有促进毛发生长的作用，且可减少油脂的分泌，有助于本病症状的改善，大量使用（用量为30g），效果颇佳。甘草补脾益气，调和诸药，其主要成分甘草酸具有肾上腺皮质激素样作用，能促进毛发生长。众药合用，共奏补益肝肾、健脾益气、清热祛湿、启窍生发之效。

加减：皮脂腺分泌旺盛，头发油腻，湿热偏重的油性脱发，可选加土茯苓、绵茵陈、生山楂、布渣叶、白花蛇舌草、崩大碗以加强清热除湿祛脂之力。头皮瘙痒甚者，加白鲜皮、地肤子、僵蚕以祛风止痒。头发焦黄干枯，头屑较多，偏血虚（热）风燥的干性脱发，酌加赤（白）芍、牡丹皮、当归、益母草、鸡血藤、紫草、白蒺藜、侧柏叶以养（凉）血祛风润燥。伴腰膝酸软、夜尿频多者，选加枸杞子、菟丝子、怀牛膝、桑寄生、黄精、山茱萸以增强补肝肾、填精血之功。心烦口干、口舌溃疡、舌红少苔、脉细数属阴虚火旺者，可加桑椹、知母、黄柏、玄参以养阴清热泻火。精神紧张、失眠多梦者，酌加牡蛎、龙齿或龙骨、夜交藤、合欢皮、酸枣仁以安神解郁。

（二）善用岭南草药，发掘生发新药

岭南中医药在中医发展史上占有重要地位，岭南学派自成一体，形成了其独特的用药经验。运用岭南特色草药治疗皮肤病，尤其适合岭南地区特殊的地域和岭南人的体质特点。禤、陈两位教授在继承岭南皮肤病学派及辨证论治的基础上，灵活选用岭南特色药物治疗雄激素性脱发，取得了良好的效果。

1. 布渣叶

布渣叶为椴树科植物破布树的干燥叶，是广东道地药材之一，最早见于清代何克谏所著的岭南本草书籍《生草药性备要》，名为"破布叶"，并载其"味酸，性平，无毒，解一切蛊胀，清黄气，消热毒。作茶饮，去食积。又名布渣"；另一部岭南本草专著《本草求原》指出，布渣叶"即破布叶，酸甘，平。解一切蛊胀药毒，清热，消食积，黄疸。作茶饮佳"。其后的《岭南草药志》《陆川本草》及两广地区的中草药手册对此药均有记载。布渣叶味淡、微酸，性平，归脾、胃经，功效：清热利湿，消食化滞。禤老、陈教授认为布渣叶尚有祛脂作用，用于治疗雄激素性脱发、痤疮伴有头油、面油多的患者，可以起到减少皮脂分泌的作用。此药既能祛湿热、消积滞，又无苦寒败胃之弊，特别适合脾胃湿热兼有食积又畏苦药的小儿。

2. 松针

松针味酸、苦涩，性温，无毒，入心、脾、肝经。禤老当年因颅脑外伤后出现脱发症状，遂潜心研究各种生发中草药，在浩如烟海的古籍书中发现了松针的独特功效。《别录》谓其"主风湿疮，生毛发，安五脏"。《本草纲目》中记载："松针，气味苦、温、无毒，久服令人不老，轻身益气，主治风湿疮，生毛发，安五脏，守中，不饥延年。"现代研究表明，松针富含丰富的维生素、氨基酸、胡萝卜素，还含有大量抗氧化性的低聚原花青素，具有抗氧化、清除自由基活性、抗高血压、舒张血管、抗动脉粥样硬化、抗血小板凝聚及免疫调节活性等功效，还有抗菌、抗致突变、促毛发生长等作用。我们的研究亦表明原花青素可抑制斑秃患者外周血单核细胞 Th1 型细胞因子及转录因子 T-bet 的基因表达，逆转斑秃患者异常的 Th1 型反应，可能与其治疗斑秃等脱发疾病的机制有关。禤老对松针治疗脱发病的运用，不仅符合中医比类取象的用药原则，而且衷中参西，颇有创新。

（三）主张内外结合，重视综合治疗

《理瀹骈文》云："外治之理，即内治之理，外治之药，即内治之药，所异者法耳。"禤国维、陈达灿教授在治疗手段上主张内外合治、综合治疗的方法，认为内治法能发挥中医整体观念、辨证论治的特色，从整体上调节机体内分泌功能以治本；而外治法直接针对患病部位用药，可提高局部药物浓度，使药效直达病所以治标。两法配合应用治疗脱发能起到相辅相成、标本兼治的协同作用。

早在 20 世纪 80 年代初期，禤老就致力于皮肤中药外用制剂的研发，并不断创新和改良。以头皮瘙痒、头屑多为主者，常选用止痒生发酊（内含鱼腥草、白芷、冰片、大风子、白鲜皮、甘草、薄荷等）外搽、茶菊脂溢性洗液（由茶籽、杭菊、徐长卿、侧柏叶、白芷、薄荷等组成）洗头以去屑止痒生发；以皮脂溢出明显、头发油腻为主者，则用祛脂生发酊（内含仙鹤草、藿

香、侧柏叶、苦参、金粟兰、白鲜皮、花椒等）外搽患处、硫黄脂溢性洗液（主要成分有升华硫、大黄、薄荷脑等）外洗以祛脂生发。以上药物现已成为广东省中医院受欢迎的院内制剂，该制剂广泛应用于脱发疾病，受到了患者的一致好评。同时配合梅花针叩刺、TDP 神灯照射脱发区及丹参注射液穴位注射双侧足三里穴，其效颇为显著。梅花针叩刺和 TDP 神灯照射疗法可疏通经络，运行气血，改善脱发区血液循环，并能刺激毛囊，兴奋毛发生长点，有促进生发之效；双足三里穴位注射疗法可健运脾胃，益气血生化之源，使气血充盛，经络通畅，毛发得以濡养。

岭南名医在治疗早中期、轻中度脱发方面已取得了较好的疗效，但雄激素性脱发病程缓慢，而且受头发的生长特点（休止期约为 3 个月）和个体因素的影响，药物治疗所需时间往往比较长，患者常因此感到焦躁或忧心忡忡。故应当重视与患者的沟通，使其了解并正确认识本病，治疗上先抑制毛发过多的脱落，改善瘙痒、油腻等症状，给予患者信心，鼓励其配合医生坚持治疗，再通过进一步治疗使其慢慢长出新发。此外，焦虑、抑郁等心理失衡和精神紧张状态，以及不良的饮食、生活习惯等也是诱发加重本病不可忽视的因素。因此，在用药的同时必须配合适当的心理治疗，耐心做好解释工作，消除患者精神神经方面的诱因，并合理调整其饮食结构，纠正不良生活习惯，三管齐下方能提高疗效、缩短疗程。

三、辨 证 论 治

根据病因病机，岭南医家对本病中医治疗总的法则是补益肝肾、健脾益气、清热祛湿、启窍生发，在治疗方法上内外合治，标本兼顾。

1. 湿热熏蒸

主证：患者平素恣食肥甘厚味，头发稀疏脱落，伴头皮光亮潮红，头皮瘙痒，口干口苦，胃纳差，大便烂。舌质红，苔黄腻，脉弦滑。

治法：清热祛湿。

方药：萆薢渗湿汤加减。

萆薢 20g，薏苡仁 30g，赤茯苓 15g，滑石 30g，泽泻 10g，黄柏 10g，牡丹皮 15g，通草 5g，白鲜皮 15g，蒲公英 20g，茵陈蒿 15g，甘草 5g。

加减：头发潮湿或皮脂溢出多者，加赤石脂 15g，生山楂 15g，布渣叶 15g 以除湿祛脂；头汗多者，加五味子 10g，桑叶 10g 以疏风清热，收敛止汗。

中成药：祛脂生发丸。

2. 肝肾不足

主证：患者多有遗传倾向，以体弱或脑力过度者为主，头发稀疏，脱发处头皮光滑或遗留少数稀疏细软短发，伴腰膝酸软，头晕耳鸣。舌质淡红，苔少，脉沉细；偏阴虚者，伴口苦，五心烦热，失眠多梦，舌质红，苔少，脉细数。

治法：补益肝肾，养发生发。

方药：七宝美髯丹加减。

制何首乌 15g，菟丝子 15g，枸杞子 15g，茯苓 15g，牛膝 15g，补骨脂 10g，当归 10g，黄精 15g，甘草 5g。

加减：夜尿频多、梦遗滑精者，加桑寄生 15g，续断 15g，杜仲 15g 以补肾壮阳；若偏阴虚者，方用六味地黄丸加二至丸以滋补肝肾、养阴清热。

中成药：天麻首乌片、知柏地黄丸。

3. 脾虚湿蕴

主证：脱发日久，头发稀疏细软，伴面色萎黄，食少便溏，倦怠思睡，四肢乏力。舌质淡（红）或淡胖质嫩，边有齿印，苔白腻，脉细或濡。

治法：健脾祛湿，益气生发。

方药：参苓白术散加减。

党参 15g，白术 15g，茯苓 15g，薏苡仁 20g，山药 20g，白扁豆 15g，莲子 15g，砂仁 6g（后下），黄芪 15g，炙甘草 6g。

加减：纳呆呕恶，口淡无味，脘腹胀闷者，加苍术 15g，厚朴 10g，陈皮 10g，白豆蔻 6g以燥湿健脾，行气和中；泄泻日久，遗精尿频者，加芡实 15g，益智仁 10g，补骨脂 10g 以加强温脾涩肠止泻、暖肾固精缩尿之功。

中成药：健脾丸。

4. 血热风燥

主证：头发干枯，略有焦黄，均匀而稀疏脱落；搔之有白屑叠叠飞起，落之又生，自觉头部烘热，头皮瘙痒；口干咽燥，便干溲黄。舌质红，苔黄（干），脉数。

治法：凉血清热，祛风润燥。

方药：凉血消风散加减。

生石膏 30g（先煎），知母 10g，生地 15g，当归 10g，荆芥 10g，蝉蜕 10g，苦参 10g，防风 15g，刺蒺藜 15g，白鲜皮 15g，甘草 5g。

加减：血分热甚，烦热口渴，舌红绛者，加赤芍 15g，牡丹皮 15g，紫草 10g 以清热凉血；风热偏盛，头皮潮红者，加金银花 15g，杭菊花 10g，桑叶 10g 以疏风清热解毒；头发焦黄干枯者，加桑椹 15g，菟丝子 15g，何首乌 15g 以补益肝肾，养血润发。

中成药：除脂生发胶囊。

四、外 治 法

（1）茶菊脂溢性洗液、硫黄脂溢性洗液洗头，每 1～2 日 1 次。

（2）祛脂生发酊、乌发生发酊、止痒生发酊、金粟兰酊外搽，每日 1～2 次。

（3）脱发综合治疗

1）梅花针与 TDP 神灯照射疗法：先用 75%酒精常规消毒头部脱发区，再用梅花针轻轻均匀叩刺至微微发红，以不出血为度；继以神灯（高效电磁波治疗仪）预热后距离 20～30cm 照射，以患者自我感觉舒适为宜，每次 15～20 分钟，间隔 2～3 天 1 次。

2）足三里穴位注射法：患者坐位，取双侧足三里穴，用 6 号针头抽取丹参注射液（虚证选用人参注射液）2～4ml，常规消毒后，将针快速刺入皮下组织，然后缓慢推进或上下提插，得气后回抽无血，即可将药物缓慢推入 1～2ml，然后再将剩余药物依上法注射另一足三里穴，每周 1 次。

（4）中药洗头方

1）桑白皮、侧柏叶各 50g，加水 1500ml 煎煮半小时，去渣外洗；头油、头屑多，头发油腻者，加茶籽饼 2 两（100g 打碎）和王不留行 15g 水煎外洗。

2）侧柏叶或松针 50g，生姜 100g，艾叶 15～20g，加水 1500ml 煎煮半小时，去渣外洗，适用于体质偏寒者。

五、养护调摄

（一）生活调护

（1）合理的洗涤：皮肤每天都有一定量的皮脂、汗液排出，需要定期清洗。健康的头发不会因洗涤而脱落，因此脱发患者不必逃避洗头。根据不同的发质选择合适的洗发水，对头发的清洁要适度，洗头的频率应根据个人情况和季节气候而定，但不宜过勤，水温以接近体温（35～38℃）为宜。

（2）避免大力揉搓抓挠和阳光暴晒，尽量减少吹拉烫染对毛发的损伤，最好用牛角梳或木梳梳头，梳齿不宜太密。

（二）饮食调养

（1）均衡饮食，合理营养，忌烟酒，多食富含蛋白质和维生素的食物，多补充蛋白质含量丰富的食物，如鱼虾、牛羊肉、猪肉、鸡、蛋、牛羊奶和酸奶等乳制品及坚果、豆类和豆制品。因为毛发的主要成分是角蛋白，因此不要过度减肥，否则会因营养不良而诱发甚至加重脱发。

（2）油脂分泌旺盛者应少吃油腻、过甜和辛辣刺激的食物。作息规律，劳逸结合，勿熬夜，保持充足睡眠，适当运动，养成良好的生活习惯。

（3）药膳食疗方

1）猪肾核桃方：猪肾1对，杜仲30g，沙苑蒺藜15g，核桃肉30g，加适量水，在旺火上煮开后，改文火炖至猪肾烂熟。食猪肾及核桃肉，饮汤，每日1剂，连服7～10日。此方适用于肾虚所致的脱发、白发者。

2）黑豆桑椹山楂汤：黑豆30g，桑椹20g，山楂10g，将山楂去核，加适量水与黑豆、桑椹一起放锅内，旺火煮开后，改文火炖至烂熟服食，每日2次。此汤适用于肝肾不足型的脂溢性脱发。

3）黑芝麻酸枣仁粥：黑芝麻20g，炒酸枣仁15g（研末），粳米50g，共煮成粥，服时加少量蜂蜜，每日1次，适用于便秘、失眠的脱发患者。

4）桂圆枸杞莲子粥：龙眼肉10g，枸杞子和莲子各15g，大枣10枚，粳米50g，共煮成粥，每日吃1次，适用于脾肾不足之脱发者。

（三）精神调理

（1）作息规律，劳逸结合，避免熬夜、精神紧张、焦虑、抑郁和用脑过度，保持心情舒畅和睡眠充足，适当锻炼，养成良好的生活习惯。

（2）须知本病难获速效，要持之以恒，坚持治疗，不可半途而废。

六、名家医案

案1 钟某，男，25岁。初诊时间：2019年4月23日。

主诉：脱发伴皮脂溢出较多2年。

病史摘要：患者于2年前无明显诱因开始逐渐出现脱发，发质变细，并呈进行性加重，伴有皮脂分泌过多。当地医院予复方甘草酸苷片、B 族维生素、胱氨酸等治疗，疗效不佳。现头油多，头屑不多，头皮瘙痒，伴口干，时心烦，纳可，眠差、多梦，大便干结，小便调；平素常熬夜，其父亲有相同病症。舌红，苔微黄腻，脉细数。

专科检查：额顶部头发较稀疏、细软，发质油腻，前发际线后移，拔发试验阳性。

中医诊断：发蛀脱发（阴虚内热夹湿）。

西医诊断：雄激素性脱发。

治则治法：滋阴清热，祛湿生发。

中药处方：知柏地黄汤合二至丸加减。

女贞子 15g，旱莲草 15g，熟地 20g，山萸肉 15g，山药 15g，茯苓 15g，泽泻 10g，牡丹皮 10g，黄柏 10g，知母 10g，薄盖灵芝 15g，侧柏叶 10g，甘草 5g。

其他治疗：茶菊脂溢性洗液、硫黄脂溢性洗液交替洗头，每日 1 次，祛脂生发酊外搽，每日 2 次，梅花针叩刺+TDP 神灯照射脱发区、丹参注射液穴位注射双侧足三里穴，每周 1 次。

二诊（2019 年 5 月 14 日）：患者额角、顶部头发稀疏，头皮瘙痒、油腻感、口干及心烦症状减轻，纳可，夜眠改善，大便偏干，小便调。舌红，苔微黄，脉细。

中药处方：女贞子 15g，旱莲草 15g，熟地 20g，山萸肉 15g，山药 15g，茯苓 15g，泽泻 10g，牡丹皮 10g，菟丝子 15g，桑椹 15g，薄盖灵芝 15g，侧柏叶 10g，甘草 5g。

其他治疗：同前。

三诊（2019 年 5 月 28 日）：患者脱发及头油减少，拔发试验阴性，头皮不痒，无明显心烦、口干，纳可，眠欠佳，二便调。舌红，苔薄白，脉细。

中药处方：女贞子 15g，旱莲草 15g，熟地 20g，山萸肉 15g，山药 15g，茯苓 15g，泽泻 10g，牡丹皮 10g，菟丝子 15g，桑椹 15g，薄盖灵芝 15g，松针 15g，五味子 10g，甘草 5g。

其他治疗：同前。

四诊（2019 年 6 月 11 日）：患者额顶部脱发区有少许细小毳毛长出，头发干爽，纳眠可，二便调。舌偏红，苔薄，脉细。

中药处方：女贞子 15g，旱莲草 15g，熟地 20g，山萸肉 15g，山药 15g，茯苓 15g，泽泻 10g，牡丹皮 10g，菟丝子 15g，桑椹 15g，薄盖灵芝 15g，松针 15g，枸杞子 15g，甘草 5g。

其他治疗：祛脂生发酊改为金粟兰酊外搽，每日 2 次，其余同前。

五诊（2019 年 6 月 25 日）：额顶部脱发区可见新生细软毛发，脱发量少，头发干爽，纳眠可，二便调，舌稍红，苔薄，脉细。

继续服前方巩固调理。

按语：本案患者由于经常熬夜晚睡，久之肾阴暗耗，致阴阳失衡，阴血不足，则毛发生长无源，毛根空虚而发落。内经云："阳气者烦劳则张。"患者相火易于浮亢，灼伤阴液，表现为大便干结、口干、舌红、脉细数；阴虚阳亢，水不制火，虚火上扰，故心烦、眠差；阴虚不能制阳，相火过旺，虚火挟岭南湿气上灼毛根，熏蒸头部，故见额顶部头发脱落、头皮油腻、瘙痒，苔微黄腻。

根据患者阴虚湿恋的病机特点，治疗上既要注重补肾养阴，又要兼顾清热祛湿，故方选知柏地黄汤合二至丸加减。方中女贞子冬至日采，旱莲草夏至日采，取冬至一阳生，夏至一阴生之义，与熟地一同既补益肝肾之阴又清热凉血，滋而不腻；配合山萸肉、山药、菟丝子补益肝脾肾，以治其本，现代药理学研究发现菟丝子的黄酮类提取物具有雌激素样活性；茯苓健脾渗湿，泽泻、牡丹皮泄热降浊，寓泻于补，知母、黄柏滋肾阴、降相火；侧柏叶清利湿热，现代医学研究证明其有抑制皮脂腺分泌的作用；薄盖灵芝健脾益肾，安神定志，扶正培本，调节机体免疫功能；甘草调和诸药。患者用药后脱发减少，头皮油腻、瘙痒减轻，心烦、口干及便结等症状改善，舌苔转为薄白，为肾阴得滋，相火已降，湿热渐去之象，故可去黄柏、知母、侧柏叶等清热泻火凉血之品，加桑椹滋阴养血荣发，《滇南本草》中记载桑椹"益肾脏而固精，久服黑发明目"。松针以形补形，加速毛发生长；五味子宁心安神，现代药理研究发现其果实的提取物中含有抑制 5α-还原酶的成分；枸杞子平补肝肾，其水提物有雌激素样作用。诸药合用，共奏滋阴益肾、清热祛湿之功，使毛发得以濡养生长。

茶菊脂溢性洗液和硫黄脂溢性洗液交替洗头，祛脂生发酊和金粟兰酊外搽有祛脂止痒、活血生发之效，同时配合梅花针叩刺和 TDP 神灯照射疗法可疏通经络，运行气血，改善脱发区血液循环，并能刺激毛囊，兴奋毛发生长点，有促进生发之效。

案 2 邓某，男，33 岁。初诊时间：2019 年 8 月 23 日。

主诉：脱发伴皮脂溢出较多 3 年余。

病史摘要：患者于 3 年前无明显诱因开始出现脱发，伴有皮脂分泌过多，未予重视，未行治疗。现头油多，头屑不多，头皮无瘙痒；平素喜食甜腻之品，时饮酒，纳眠差，大便不通畅，小便调，其父有早秃病症。舌偏红，边有齿印，苔微黄腻，脉细。

专科检查：额顶部头发较稀疏、细软，发质油腻，前发际线后移呈 M 形，拔发试验阴性。

中医诊断：发蛀脱发（脾虚湿热）。

西医诊断：雄激素性脱发。

治则治法：健脾益肾，清热祛湿。

中药处方：四君子汤加味。

党参 15g，白术 15g，茯神 15g，怀山药 20g，蒲公英 30g，桑寄生 15g，鸡内金 10g，麦芽 20g，牡蛎 30g（先煎），甘草 5g。

其他治疗：茶菊脂溢性洗液、硫黄脂溢性洗液交替洗头，每日 1 次，祛脂生发酊外搽每日 2 次，梅花针叩刺+TDP 神灯照射脱发区、丹参注射液穴位注射双侧足三里穴，每周 1 次。

二诊（2019 年 8 月 30 日）：患者脱发和皮脂溢出减少，头发油腻感减轻，纳眠无改善，自觉腹胀，舌稍红，边有齿印，苔微黄，脉细。

中药处方：党参 15g，白术 15g，茯神 15g，怀山药 20g，蒲公英 15g，桑寄生 15g，鸡内金 10g，陈皮 10g，牡蛎 30g（先煎），龙齿 30g（先煎），甘草 5g。

其他治疗：同前。

三诊（2019 年 9 月 13 日）：患者脱发及头油减少，纳眠改善，易倦怠，大便烂，偶有遗精，舌稍红，边有齿印，苔薄白，脉细。

中药处方：党参 15g，白术 15g，茯神 15g，怀山药 20g，桑寄生 15g，陈皮 10g，莲子 15g，芡实 20g，牡蛎 30g（先煎），龙齿 30g（先煎），甘草 5g。

其他治疗：祛脂生发酊改为乌发生发酊外搽，每日 2 次，其余同前。

四诊（2019 年 9 月 27 日）：患者额顶部脱发区有少许细小毳毛长出，脱发量少，头发干爽，纳眠可，二便调。舌稍红，边有齿印，苔薄白，脉细。

中药处方：党参 15g，白术 15g，茯神 15g，怀山药 20g，桑寄生 15g，陈皮 10g，莲子 15g，芡实 20g，牡蛎 30g（先煎），甘草 5g。

其他治疗：同前。

五诊（2019 年 10 月 11 日）：额顶部脱发区可见新生细软毛发，脱发量少，头发干爽，纳眠可，二便调，舌淡红，边有齿印，苔薄白，脉细。

继续服前方巩固调理。

按语：本案患者由于饮食不节，过食肥甘酒类，致脾气受损，脾失健运，水湿内停，郁久化热，则湿热内生；加之广州地处岭南地区，气候多潮湿炎热，湿性黏滞，热性趋上，湿热交织，上蒸巅顶，侵蚀发根，致头发油腻、脱落。

本例在四君子汤基础上加怀山药、桑寄生补益肝脾肾，鸡内金、麦芽健脾（胃）消食，促进脾胃运化功能，蒲公英清利湿热；牡蛎平肝潜阳、收敛固涩，《本草纲目》中记载牡蛎"清热除湿"，又可"潜阳安神"；甘草补脾益气，调和诸药。患者用药后脱发减少，头皮油腻感减轻，舌苔由微黄腻转微黄至薄白，湿热之象渐去，但纳眠及大便未见明显改善，时腹胀、遗精，故将蒲公英减量至渐停，以免苦寒太过损伤脾胃，加味涩质重之龙齿加强镇心安神作用，陈皮理气和中，莲子、芡实补脾止泻、固肾涩精、养心安神。众药合用，健脾益气培补后天，辅以清热祛湿之品，使气血之源充足，毛发方能得以濡养生长。

足三里为足阳明胃经的合穴，丹参具有清热活血化瘀的功效，穴注足三里不仅可健运脾胃，益气血生化之源，使气血充盛，经络通畅，毛发得以濡养，而且更增清理胃肠、清热凉血、通络化瘀之力，调节内分泌及胃肠消化功能，从而达到抑制皮脂腺分泌、改善大便的目的。

（刘　维）

第二十六章　白癜风（白驳风）

　　中医学称白癜风为白驳风，是一种原发性的局限性或泛发性色素脱失性皮肤病。本病皮肤白斑可发生于任何部位、任何年龄，临床上以皮肤颜色减退、变白、境界鲜明、无自觉症状为特征。古代医家认为这类疾病具有白如云片、发无定处、无明显痛苦、病程较长等性质，故中医谓之"白癜风""白驳风"。中医古代文献对此记载较早，在《诸病源候论》中就有"白癜者，面及颈项身体皮肉色变白，与血色不同、亦不痛痒"的记载。明代《外科正宗》认为白斑可因气滞血瘀而产生，"紫白癜风乃是一体而分二种也。紫因血滞、白因气滞，总因热体风湿所受，凝滞毛孔，气血不行所致"。清代医家王清任《医林改错》则明确提出"白癜风，血瘀于皮里"，主张用活血祛瘀法治疗，为后世研究本病开拓了新途径。白癜风是一种顽固难治的局部色素脱失的皮肤疾病，其易诊难治，迄今为止仍没有特效的疗法，然而祖国传统医学治疗本病有较好疗效。古代医家对白癜风的病因、病机、证候鉴别、辨证论治等都有论述，在治疗白癜风方面积累了丰富的诊治经验，对临床具有重要的指导价值。由于岭南的地理、气候、饮食习惯的不同，治疗有其独特之处。

一、病　因　病　机

　　岭南医家认为白癜风发病总由外感风邪、气血不和、肝肾不足所致。初起多为风邪外袭，气血不和；情志内伤，肝郁气滞；故白斑发展迅速。日久常有脾胃虚弱、肝肾不足、经络瘀阻，血不养肌肤而发病。

1. 风邪侵袭

　　白癜风具有发无定处、无明显痛苦、病程较长等特点，与风邪为患的特点一致。《诸病源候论》认为"白癜""此亦是风邪搏于皮肤、血气不和所生也"。《素问·阴阳应象大论》中述："……东方生风，风生木……南方生热，热生火……其在天为热，在地为火……"从五行上可论之，南地多风多热；岭南地区平均气温较高，夏季漫长。现代岭南人长时间使用空调，许多年轻人往往不注意空调产生的"风寒邪气"，失于调摄而诱发本病。中医学认为"虚则生风"，岭南地区多属热带和亚热带地区，终年天气炎热，四季划分不明显，常年受暖湿气流影响，天气异常潮湿多雨，炎热潮湿是其气候特点。宋代《太平圣惠方》中有云："岭南土地卑湿，气候不同，夏则炎毒郁蒸，冬则温暖无雪。"岭南地区之淫邪以湿热为患，湿热蕴久，容易耗伤人体的阴液，导致肝肾阴虚，虚风内动，而诱发此病。

2. 情志内伤

　　岭南地区居民生活节奏快，工作压力大，情志内伤致病的特点更为突出。情志内伤，肝气郁结，气机不畅，阻于肌肤，令气血失和，血不养肌肤而发病。

3. 肝肾不足

　　白癜风具有病程长，伴家族史，斑内毛发变白等现象，肤色的晦明存亡，既依赖于肝肾精血的濡养，又需要肾气的温煦和肝气的条达。因此提出"肝肾不足，皮毛腠理失养而发白斑"

的观点。今白癜风发病者，多为中青年，这与其生活节奏快，工作压力大，长期精神紧张、睡眠不足以致内分泌失调有关，而岭南人夜生活丰富，熬夜晚睡，更易耗伤肾阴以致相火过旺。中医学认为肝肾同源，肾阴不足，肝失疏泄，以致肝经郁热。加之现代人常过食辛辣肥甘，情绪波动、心境不平等均可致五志过度，郁久化火，皆可暗耗阴精，肾水亏而心肾不交，导致肾之阴阳平衡失调，相火妄动，因而肝肾不足而致病。

二、治 疗 特 色

（一）肾为根，血为本

岭南医家禤国维教授、陈达灿教授通过多年的临床实践认为白癜风总因机体卫外不固，气血不和，阴阳失衡，脏腑亏虚所致，或局部寒凝聚结，经脉不畅，精血不达，肌肤失养而致，其中肝肾（禀赋）不足、气血（阴阳）失和为本病的基本病机。治疗原则为滋补阴精（或兼以温肾助阳）、调和气血。肝肾不足为本病之本。黑色乃肾之主色，"发为血之余""发为肾之外候"，因此白斑、毛发变白乃肝肾不足的表现。并且患者除皮肤变白外，常伴有头晕、健忘、腰膝酸软、易疲劳、月经不调等全身症状。故补益肝肾亦为治疗该病的根本原则之一，临床过程中常使用二至丸配合枸杞子、菟丝子、补骨脂等药物补益肝肾。对于气血失和，小儿主要由于先天禀赋不足，后天失养致脾肾两虚，易感风邪，继而出现气血失和，临床上此类患者常表现出面色苍白或萎黄，纳差或者伴有便溏等症状，治疗上重在健脾益气，多使用山药、茯苓、白术等健脾药物，使气血生化有源，常常重用黄芪以益气，以推动血液循环；对成人而言，气血失和则多因情志不遂致气机阻滞，外感风湿热邪而致，临床上此类患者多表现为精神焦虑不安，纳眠差，舌红，苔薄黄，脉滑，治疗上重在疏肝理气、重镇安神及祛风除湿，常用药物如白蒺藜、牡蛎、龙骨、钩藤、防风等。

白癜风初起多为一处或两处白色斑片，日久渐发展为多处病变，甚者泛发全身，故具有风邪善行而数变的特点；从其发病部位来看，多在头面、颈部、手背、腰背部等，又具有风为阳邪、易袭阳位之特点，因此治疗该病必选祛风之品，如荆芥、防风、白芷、浮萍。病久多内风，宜用白蒺藜、乌梢蛇之属，兼用乌梅、五味子以酸涩收敛，以控制病情；对于肢端型白癜风，以补心健脾为主，如莲肉、灵芝等；兼用虫类（地龙、蜈蚣）及藤类药等；日久不愈者多兼邪瘀阻络，可用虫类药物（如蜈蚣、乌梢蛇等），剔透顽邪以通络；用药不可过于温燥以伤阴精，不宜过于滋腻以碍脾胃，矿石类药也不宜服用过久，时时注意顾护脾胃。

在辨证的前提下，根据病发部位适当应用引经药可提高疗效。如发于头面和颈部加白芷、羌活、升麻、葛根等；发于胸部加瓜蒌皮、薤白等；发于腹部加乌药、香附等；上肢常选用桂枝、桑枝、忍冬藤等；发于下肢加牛膝、木瓜、蚕沙、萆薢等；皮疹泛发加桔梗、路路通、威灵仙等；发于指端加丝瓜络、鸡血藤等。

（二）强调因人制宜

中医治疗强调整体观念与辨证论治，三因制宜则是这一理论的具体体现。中医中药的现代研究中越来越重视体质理论在治疗方面的意义。白癜风的辨证论治以皮损辨证为主，患者整体的体质可作为重要的参考指征。患者整体的寒热虚实体质状况，可结合神态、气色、体型、声音，伴随全身症状和舌脉象进行判断。此外，外伤、精神刺激、日光暴晒等发病诱因或者有与白癜风发病关系密切的内科疾病病史，以上情况有助于辨证。由于治疗白癜风需要坚持服药较长时间，而病情多以局部皮损症状为主，全身症状一般少有明显的寒热、阴阳的偏颇，因此立方以阴阳平调为要，选药忌滋腻、忌温燥、忌苦寒、忌辛香走窜、忌毒性偏颇。

在临床上强调不同年龄患者应辨证治疗，如小儿生机旺盛，但气血未充，脏腑娇嫩，本病年幼患者证候常以脾虚为主，兼夹风湿证，故治疗上主要是健脾为主，辅以祛风除湿。且因小儿脏腑娇嫩，稚阴稚阳之体，易虚易实，不宜过用滋补的药物，针对小儿少用黄芪、党参、何首乌等药物，所用药物温和、剂量宜轻。对于青中年患者，其脏腑功能渐由盛转衰，其精血暗耗，阴阳渐亏，易出现脏腑功能失调。本病青中年患者常表现为肝肾不足为主的症状，故治疗上以补益肝肾为主。对于妇女而言，常常表现为肝郁精亏，因此，治疗中特别重视月经周期用药，经前需要加强通经活络，常用丹参、鸡血藤、赤芍等活血通络；经期注意疏肝平肝，常用郁金、白芍、合欢皮等药物；经后注重补肾养血，常用女贞子、菟丝子、熟地、黄精等药物。

（三）用药特点

岭南皮肤病医家的代表性传承人禤国维教授总结白癜风的病机有三：其一，如《医宗金鉴》所云："由风邪搏于皮肤，致令气血失和。"风湿之邪搏于肌肤，气血失畅，血不荣肌所致。其二，对于因情志损伤或因白癜风而致情志抑郁，肝失条畅，气血失和，肌肤失养者，常用鸡血藤、丹参、红花、赤芍、川芎等。其三，由于本病持续时间长，久病伤损，致肝肾亏虚者，常用女贞子、旱莲草、何首乌、补骨脂补肾壮阳，蒺藜平肝潜阳、疏肝解郁等。此外，禤国维教授认为治病之宗在于平调阴阳平衡，因此在上述病机的认识上，选用黑白配对的方药进行治疗，黑色药物多为滋补肝肾、调和气血之品，而白色药物则是重于祛风、除湿、疏肝之品。其常用药有菟丝子、白蒺藜、旱莲草、白芍、玄参、白芷、浮萍、乌豆衣、生牡蛎、女贞子、补骨脂、牡丹皮、白术、白鲜皮等，以黑白配对之意达到阴阳平衡的目的，意在取其祛风疏风除湿、理血和血、调补肝肾之疗效，在临床上此思想具有指导意义。

三、辨 证 论 治

根据白癜风的病因病机，岭南医家对本病中医治疗总的法则是扶正祛邪。白斑发展迅速以祛邪为主，白斑静止不变以扶正为主。在治疗方法上应内治和外治相结合，内外合治，标本兼顾，才能达到较好的治疗效果。白癜风中医治疗方法众多，临床需根据白斑变化，结合患者体质、伴随症状及舌脉，选用适宜的治疗方法。

根据白癜风发病时间的长短、皮疹形态等表现的不同，一般可分为气血不和、肝郁气滞、湿热内蕴、经络瘀阻、肝肾不足5个证型进行治疗。其中气血不和、肝郁气滞是白癜风的基本证型，湿热内蕴、经络瘀阻、肝肾不足是由肝郁气滞、气血不和日久演变而成。

1. 气血不和

主证：皮肤白斑呈乳白或粉红色，境界欠清，多见于面部及暴露部位，发病急、发展较快；或伴有瘙痒或灼热或疼痛。舌淡红，苔白或薄黄，脉弦或浮数。

治法：疏风通络，调和气血。

方药：浮萍丸或四物消风饮加减。

白蒺藜15g，浮萍15g，赤芍15g，生地15g，当归15g，甘草10g，白芷9g，苍耳子9g，川芎6g。

方解：《本经》认为浮萍"下水气，止消渴"，以其能开发腠理，通行经脉；生地、赤芍清热凉血滋阴；当归、川芎养血活血并和营；苍耳子、白芷祛风胜湿行于表；白蒺藜疏风透疹而止痒；甘草调和诸药。

加减：气血亏虚症见自汗、乏力、面色㿠白、少言懒语，加黄芪、党参、白术、阿胶以补气益血。

中成药：白蚀散、乌鸡白凤丸。

2. 肝郁气滞

主证：皮肤白斑大小，常随情绪的波动而加重；或伴有情志抑郁、喜叹息或心烦易怒，胸胁或少腹胀闷窜痛，妇女或有乳房胀痛、痛经、月经不调。舌淡红，苔薄白，脉弦。

治法：疏肝解郁，行气活血。

方药：柴胡疏肝散加减。

柴胡9g，郁金12g，当归9g，川芎9g，陈皮15g，枳壳10g，白蒺藜12g。

方解：柴胡、白蒺藜功善疏肝解郁；郁金理气疏肝而止痛；川芎、当归活血行气以止痛；陈皮、枳壳理气行滞。

加减：心烦易怒者，加牡丹皮、栀子；月经不调者，加益母草；发于头面者，加蔓荆子、菊花；发于下肢者，加木瓜、牛膝；泛发伴瘙痒者，加蝉蜕。

中成药：逍遥丸、加味逍遥丸。

3. 湿热内蕴

主证：皮肤白斑呈白粉红色，或有淡红色丘疹，发于颜面七窍或颈部、夏秋季节发展，冬春季节不扩展，常感皮肤微痒，日晒后加重，可兼见肢体困倦，头重，纳呆。舌苔腻，脉濡或滑。

治法：调和气血，清热除湿。

方药：萆薢渗湿汤合四物汤加减。

萆薢15g，赤芍10g，白芍10g，薏苡仁30g，牡丹皮15g，当归10g，苍术10g，川芎10g，茯苓30g，秦艽15g，防风10g。

方解：萆薢利水祛湿，分清化浊；薏苡仁利水渗湿；茯苓分利湿热；牡丹皮清热凉血，活血化瘀，清膀胱湿热，泻肾经相火，共同辅助萆薢使下焦湿热从小便排出；防风疏风透疹而止痒；川芎、当归活血行气；赤芍、白芍疏肝清热调理冲任；苍术、秦艽祛风胜湿。

加减：大便溏加车前子、白术；白斑痒痛加白鲜皮、夜交藤、鸡血藤、苦参、威灵仙。

中成药：参苓白术散、补中益气丸。

4. 经络瘀阻

主证：皮肤白斑边界清楚，常有白斑边缘色素加深，部位固定。或伴有面色发暗，唇甲青紫。舌质紫暗或有瘀斑，舌下静脉迂曲，苔薄，脉弦涩或细涩。

治法：理气活血，祛风通络。

方药：通窍活血汤加减。

麝香0.15g（兑服），桃仁9g，红花9g，赤芍10g，川芎10g，老葱根3根，大枣7枚。

方解：桃仁、红花活血祛瘀；麝香芳香走上，开窍醒神；赤芍、川芎行气活血；葱白行气通阳利窍；大枣缓和芳香辛散药物之性。

加减：跌打损伤后而发者，加乳香、没药；局部有刺痛者，加制白芷；发于下肢者，加牛膝、木瓜；久病者，加苏木、蒺藜、补骨脂。

中成药：白灵片、驱白巴布期片、血府逐瘀口服液。

5. 肝肾不足

主证：皮肤白斑日久，色瓷白或乳白，形状不规则，边界清楚，白斑内毛发多有变白。或伴有失眠多梦，头晕目眩、腰膝酸软。舌质红、少苔，脉细或沉细数。

治法：滋补肝肾，养血活血。

方药：六味地黄丸合二至丸加减。

旱莲草 15g，女贞子 15g，白芍 15g，乌梅 15g，山茱萸 12g，熟地 12g，牡丹皮 12g，山药 12g，泽泻 12g，茯苓 12g，甘草 10g。

方解：方用熟地滋肾益精，以填真阴；辅以山茱萸养肝涩精，山药补脾固精，此为三补。泽泻清泻肾火，防熟地滋腻；茯苓淡渗泻脾，助山药健运；牡丹皮清泻肝火，制山茱萸之温，此为三泻；女贞子滋补肝肾，旱莲草滋肾益精，补而不滞；白芍、乌梅为褟老黑白配对治疗白癜风的常用药；甘草调和诸药。

加减：神疲乏力者，加党参、白术；真阴亏损者，加阿胶。

中成药：白蚀丸。

四、外 治 法

（1）用复方卡力孜然酊外搽皮损，每天 3 次，每次涂药后要求继续揉搓至白斑发红为止，擦药 30 分钟后可行局部日光照射 5～20 分钟。

（2）用白灵酊外搽皮损，每天 3 次，3 个月为 1 个疗程，同时服用白灵片。

（3）用 30%补骨脂酊外搽皮损，同时可配合日光照射 5～10 分钟，或紫外线照射，每日或隔日 1 次。

（4）密陀僧散干扑于患处，或用醋调成糊状外搽。

五、其 他 疗 法

1. 梅花针疗法

常规皮肤消毒后用一次性梅花针在白斑处叩刺，以皮肤微渗血为度，隔天 1 次，10 次为 1 个疗程。

2. 火针疗法

常规皮肤消毒，点燃酒精灯，左手持酒精灯，右手持 1 寸毫针，酒精灯加热针体，直至针尖烧至红白，迅速浅刺、轻刺白斑区，密度 0.2～0.3cm，直至白斑区布满刺点，刺后 24 小时不沾水，以碘伏消毒，一周 1 次，10 次为 1 个疗程。

3. 艾灸疗法

将艾条点燃后对准白斑处，艾条与病灶之间保持一定距离，温度以患者能忍耐为宜，一天一次，10 次为 1 个疗程。

4. 耳穴压豆法

主穴选取肺、肾、内分泌、肾上腺，每次选 2～3 个穴位，将中药王不留行药粒置于小块胶布中央，然后贴在穴位上，嘱患者每天按压穴位数次，每次压 10 分钟，10 日为 1 个疗程。

5. 吹烘疗法

将白蚀散调成 20%霜剂，涂于患处，用电吹风筒之热风吹烘，每周 2 次，每次 5 分钟。

六、养 护 调 摄

（1）提倡早治疗、足疗程治疗、综合治疗。

（2）注重心理疏导，帮助患者消除精神紧张、焦虑、抑郁，保持良好的精神状态，避免外伤，多食黑色食品。

（3）可进行适当的日光浴及理疗，要注意光照的强度和时间，并在正常皮肤上搽避光剂或盖遮挡物，以免晒伤。暑天不宜暴晒。

（4）避免滥用外搽药物，尤其是刺激性过强的药物，以防损伤肌肤。对于颜面部皮损，用药更需谨慎。

（5）坚持治疗，树立信心；治疗起效、痊愈后巩固治疗，防止复发。

（6）进行期患者避免机械性刺激以免发生同形反应，衣服宜宽大。

（7）白癜风患者多食黑木耳、黑芝麻、动物肝、鸡蛋、花生、莲子、黑豆、龙眼肉、核桃肉、黑米等食物。同时配合食疗。

1）黑芝麻胡桃糊：黑芝麻、胡桃肉 30g，捣细粉后加适量红糖，加水成稠膏状，蒸服，每日 1 次。

2）桂圆八宝粥：龙眼肉 12g，黑米 100g，黑豆 50g，黑芝麻 30g，莲子 15g，花生 50g，核桃 15g，枸杞子 30g，清水洗净，加红糖适量，加水同煮服，隔日一次。

3）枸杞木耳汤：黑木耳 15g，清水泡洗净，枸杞子 10g，红糖少许，加水同煮服，每日服 1 次。

七、名 家 医 案

案 1 韦某，女，9 岁。初诊时间：2008 年 11 月 1 日。

因右足内侧白斑 2 周来诊。患者发现右足内侧白斑，无痒痛，当地医院诊断为白癜风，外用药物后效果不佳。刻下症：右足内侧见一铜币大小白斑，无痛痒等不适，纳眠可，二便调。舌淡，苔白，脉细弱。

专科检查：右足内侧见一铜币大小白斑，无痛痒等不适。

中医诊断：白驳风（风邪伏阻，气血失和，肝肾不足）。

西医诊断：白癜风。

治则治法：祛风通络，调和气血，滋补肝肾。

中药处方：褚老白癜风汤加减。

菟丝子 15g，白蒺藜 15g，玄参 15g，白芍 15g，牡丹皮 15g，牡蛎 30g（先煎），乌梅 15g，白鲜皮 15g，乌豆衣 20g，白术 15g，白芷 10g，甘草 10g，丝瓜络 15g，旱莲草 20g。每日 1 剂，翻煎，煎至 200ml 温服。

嘱患者多食坚果（白果、核桃、花生、葵瓜子、栗子、莲子、南瓜子、松子、西瓜子、杏仁）、豆类和豆制品、黑芝麻、动物肝脏等，禁食鱼虾海味，禁饮酒。不吃或少吃富含维生素 C 的食物如西红柿、苹果、橘子等，不可过食辛辣等刺激性食物。

二诊（2008 年 12 月 3 日）：皮损处散见几个绿豆大小色素岛，白斑面积无扩大。舌脉象同前。

中药处方：菟丝子 15g，白蒺藜 15g，玄参 15g，白芍 15g，牡丹皮 15g，牡蛎 30g（先煎），乌梅 15g，白鲜皮 15g，乌豆衣 20g，白术 15g，白芷 10g，甘草 10g，丝瓜络 15g，旱莲草 20g，补骨脂 15g。

三诊（2008 年 12 月 31 日）：症与舌脉象均同前。

中药处方：菟丝子 15g，白蒺藜 15g，玄参 15g，白芍 15g，牡丹皮 15g，牡蛎 30g（先煎），乌梅 15g，白鲜皮 15g，乌豆衣 20g，白术 15g，白芷 10g，甘草 10g，丝瓜络 15g，旱莲草 20g，浮萍 15g。

四诊（2009 年 1 月 27 日）：色素岛明显增多，舌淡明显。

中药处方：菟丝子 15g，白蒺藜 15g，玄参 15g，白芍 15g，牡丹皮 15g，牡蛎 30g（先煎），乌梅 15g，白鲜皮 15g，乌豆衣 20g，白术 15g，白芷 10g，甘草 10g，丝瓜络 15g，旱莲草 20g，浮萍 15g，当归 10g。

五诊（2009 年 2 月 24 日）：皮损基本痊愈，无色素脱失。

中药处方：菟丝子 15g，白蒺藜 15g，玄参 15g，白芍 15g，牡丹皮 15g，牡蛎 30g（先煎），乌梅 15g，白鲜皮 15g，乌豆衣 20g，白术 15g，白芷 10g，甘草 10g，丝瓜络 15g，旱莲草 20g，浮萍 15g，当归 5g。

续服 1 个月以巩固疗效。

按语：传统中医认为该病一是风邪为患，具有发无定处、无明显痛苦、病程较长等性质。如《证治准绳》指出"白驳"是"肺风流注皮肤之间，久而不去所致"。《医学入门》认为"赤白癜风乃肝风搏于肌肤，血气不和所致也"。二是认为该病与气血有关。《外科正宗》认为白斑可因气滞血瘀而产生，"紫白癜风乃是一体而分二种也。紫因血滞、白因气滞，总因热体风湿所受，凝滞毛孔，气血不行所致"。禤老在多年的临床中发现并总结归纳，白癜风的病机有三：一是风湿之邪搏于肌肤，气血失畅，血不荣肌，如《医宗金鉴》所云："由风邪搏于皮肤，致令气血失和。"二是因情志损伤、情志抑郁、肝失调畅、气血失和、肌肤失养。三是由本病持续时间长，久病伤损之肝肾亏虚。禤国维教授认为，治病之宗在于平调阴阳，因此在上述病机的认识上，选用黑白配对的方药进行治疗，常用药有菟丝子、白蒺藜、旱莲草、白芍、玄参、浮萍、乌豆衣、生牡蛎、女贞子、补骨脂、牡丹皮、白术，以黑白配对，达到阴阳平衡、祛风疏风除湿、理血和血、调补肝肾之效果，在临床上有指导意义。

案 2　蒋某，男，14 岁。就诊日期：2009 年 6 月 6 日。

病史：缘患者 2 年前发现眶周、颈部有大小不等、边界清楚的白斑，无瘙痒、脱屑等不适，1 年前曾治疗，未予巩固，近日复发。

刻下症：眶周、颈部有多处大小不等的白斑，边界清楚，部分见皮岛，无瘙痒，口干，纳可，眠一般，二便调。舌红，苔少，脉弦细。

西医诊断：白癜风。

中医诊断：白驳风（肝肾不足，气血不和）。

治则：滋补肝肾，调和气血。

中药处方：禤老白癜风汤加减。

菟丝子 15g，白蒺藜 15g，玄参 15g，白芍 15g，牡丹皮 15g，牡蛎 30g（先煎），乌梅 15g，白鲜皮 15g，乌豆衣 15g，羌活 10g，白芷 10g，甘草 10g，旱莲草 20g，浮萍 15g。每日 1 剂，翻煎，煎至 200ml 温服。

嘱患儿调摄精神，稳定情绪，调整饮食，绝对禁食鱼虾海味、禁饮酒，不吃或少吃富含维生素 C 的食物如西红柿、苹果、橘子等，不可过食辛辣刺激性食物，避免皮肤外伤。

二诊（2009 年 6 月 19 日）：症状同前，无口干。

处方：内服中药在原方基础上，加补骨脂 15g。

三诊（2009 年 7 月 11 日）：白斑可见少许皮岛，其余症状同前。

处方：在前方基础上去补骨脂，加浮萍 15g，女贞子 15g，旱莲草 15g。

四诊（2009 年 8 月 28 日）：皮岛增多，继续上方巩固疗效。

效不更方，守上方加减治疗共 5 个月后，白斑基本痊愈。

按语：本病患儿发病日久，有家族史。症见皮损乳白色，局限于面部，病情发展缓慢，皮肤干燥，舌质红，苔少，脉弦细为肝肾不足之象。证属肝肾不足，气血不和，治宜补益肝肾，辅以活血、潜镇息风，方拟白癜风汤加减。其中女贞子、旱莲草以补肝肾之虚；白蒺藜、羌活祛风，以药对白芍—乌梅、白芷—玄参、白鲜皮—乌豆衣以养血祛风、黑白配对，有平衡阴阳之妙，药证相合，因此能取得较好效果。

（李红毅）

第二十七章　黄褐斑（黧黑斑）

黄褐斑（chloasma melasma）是由于面部皮肤黑色素的增加而形成的一种局限性淡褐色或褐色色素沉着的损容性皮肤病。黄褐斑中医称为"黧黑斑"，民间俗称为"肝斑""蝴蝶斑""黑斑"。临床上以皮损对称分布、形状大小不定、无自觉症状为主要特点，此病男女均可发生，以中青年妇女为常见。病程缓慢，皮肤受紫外线照晒后颜色加深，常在春夏季加重，秋冬季减轻。历代中医对本病均有描述，《灵枢·经脉》曰："血不流则髦色不泽，故其面黑如漆柴者。"隋代《诸病源候论》曰："面黑皯者，或脏腑有痰饮，或皮肤受风邪，皆令气血不调，致生黑皯。五脏六腑十二经血，皆上于面。夫血之行，俱荣表里，人或痰饮渍脏，或腠理受风，致气血不和，或涩或浊，不能荣于皮肤，故变生黑皯。若皮肤受风，外治则瘥，脏腑有饮，内疗方愈也。"明代《外科正宗》记载"黧黑斑者，水亏不能制火，血弱不能华肉，以致火燥结成斑黑，色枯不泽"。黄褐斑为岭南地区常见的皮肤疾病，由于受气候环境、生活习惯、饮食习惯等地域差异的影响，岭南医家对黄褐斑的病因、病机、证候鉴别、辨证施治等都有别于其他地区的医家，在治疗黄褐斑方面积累了丰富的诊治经验，对临床具有重要的指导价值。

一、病 因 病 机

岭南医家普遍认为本病多因肝气郁结，肝失条达，郁久化热，灼伤阴血致使颜面气血失和或血瘀颜面；或脾气不足，加之岭南气候湿热，久则脾胃损伤，脾之运化功能失常，气血不能荣泽颜面；或因先天素体肾气不足，肾水不能上承而发病。其致病因素包括情志异常、禀赋体质、地域环境、生活习惯等。受岭南地域特点影响，其致病因素亦表现出一定的特异性。

（一）地域因素和生活习惯

对于岭南地区黄褐斑的发病，岭南医家认为与岭南地区独特的湿热环境及嗜食湿冷的饮食，久则耗伤脾胃有关。加之现代人在生活、工作及学习中因压力过大常会产生各种不良情绪，如紧张、焦虑、抑郁等，常影响肝的疏泄功能。岭南地区独特的湿热环境及嗜食湿冷的饮食习惯，导致岭南人多脾虚痰湿的体质。更有部分患者因长期失治误治，过用清热寒凉药物损伤脾胃，进而加重湿聚。肝失疏泄，脾失健运，从而气血失和，痰瘀互结停积颜面，发为黄褐斑。

（二）先天禀赋，肾阴不足

肾为先天之本，藏精，若素体肾阴不足，肾水不能上承颜面，则无以滋养肌肤。故《外科正宗》曰："黧黑斑者，水亏不能制火，血弱不能华肉，以致火燥结成斑黑，色枯不泽。"黑色属肾，肾阴不足，则肾精亏虚黑色上泛，则生黧黑；结合现代岭南地区，以广东为主要省份，由于脑力劳动者居多，或学习紧张，或工作压力大，或睡眠不足，或生活不规律，或勤读废寝，易耗伤肾阴，致肾阴不足，相火过旺，易致肾之阴阳平衡失调，肾中之阳乃一身阳气之根本，肾阳不足，命门火衰，不能鼓动精血上承，面颊不得精血荣养，血滞为瘀而生黑斑。

（三）情志内伤，肝郁血瘀

岭南地区，普遍生活节奏快，工作学习压力大，情绪容易紧张焦虑，属于情志不畅的表现。情志不畅导致肝气郁结，气机不畅，血行瘀滞，形成浊阴，从而导致面部气血失和，又或肝的疏泄太过或不及，津液输布代谢障碍，化生痰浊阻滞脉络，气机受阻，以致浊气瘀血停留，均会使颜面肌肤出现黄褐斑。故黄褐斑的发生与肝郁血瘀有密切关系，肝气郁结，气滞血瘀，或气虚血脉瘀滞进而可导致黄褐斑，故《诸病源候论》曰："五脏六腑十二经血，皆上于面。夫血之行，俱荣表里。人或痰饮渍脏，或腠理受风，致气血不和，或涩或浊，不能荣于皮肤，故变生黑皯。"

二、治疗特色

（一）从根本原因入手，滋阴补肾兼疏肝健脾

岭南地区气候炎热，冬暖夏长，常年湿热氤氲，久蕴易生痰火，灼伤阴液。又兼饮食不节，偏食膏粱厚味、辛温燥热之品，易致胃肠积热，积热盛也会耗伤阴液，所以历来岭南人群容易阴虚火旺而出现虚火上炎，以致肌肤失养。当今社会生活节奏快，尤其是现代岭南人群，工作生活紧张，生存压力过重，作息规律紊乱，忧思过度，情志失调，郁久化火，暗耗阴精。古人云："阳气者，烦劳则张。"过劳的生活工作状态往往导致阳气亢张而不敛，阳气虚亢则煎灼阴液而阴精伤，阴虚则不能藏火而火更旺。情志失调则肝气不舒，郁而化火，兼生风燥，耗竭津液，肾水枯不能养木，木失所养则风火更甚，形成恶性循环；而当今社会信息技术发达，声色犬马，情欲泛滥，又使人不知持满，过度房劳亦直接损伤肾精。诸多因素导致处于现代社会的岭南人群肾阴不足状况更为突出。因地制宜，岭南医家主张从先天肾元着手，尤其以滋阴补肾为主。中医学认为肝肾同源，在正常的生理情况下，肝肾之阴息息相通，相互制约，协调人体的阴阳平衡。肾阴不足，相火过旺，致肝气郁结，失于条达，郁久化热，灼伤阴血，导致颜面部气血失和而出现褐色斑片、色素沉着等，另外，肾阴不足，水不涵木，可导致肝失条达，肝气郁结，失于疏泄，则气机不畅，情志失调，木乘脾土，加之饮食肥甘厚腻，脾失健运，气血不能荣于颜面，故萎暗不华，发为黧黑斑。故岭南医家常用滋阴补肾兼疏肝健脾法治疗黄褐斑。

（二）血瘀论治黄褐斑

岭南中医普遍注重血瘀理论，认为气滞血瘀是黄褐斑发病的关键病机。不论是气病及血，或是血病及气，都可最终产生气滞血瘀，瘀血停滞于经络而发病。岭南医家禤国维教授认为很多顽固性皮肤病，日久不愈，与肾阴、肾阳的亏虚关系密切。肾为先天之本，主藏精，"五脏之阴气非此不能滋，五脏之阳气非此不能发"，故肾虚五脏皆虚，气血阴阳失和，日久脉络瘀滞，腠理肌肤失养，则出现瘀暗、鳞屑枯燥等血瘀阻滞于皮肤的病症。黄褐斑的发生与血瘀有密切关系，久病成瘀，无论是肝气郁结、气滞血瘀还是脾胃损伤，气血生化乏源，肝肾阴虚，均会致使气滞血瘀或气虚血脉瘀滞进而导致黄褐斑，治疗宜在滋阴补肾、疏肝健脾的基础上，加以活血化瘀，常用方剂为桃红四物汤，常用药物如鸡血藤、丹参、莪术、益母草等。外治法上常使用针刺疗法、自血疗法、割治疗法、刺络拔罐等起到疏通经络气血、活血化瘀的作用。

（三）内外治结合，相得益彰

黄褐斑的中医治疗，除了内服中药外，中医外治法也发挥了有效治疗作用。岭南中医，在辨证论治时多从肝、脾、肾三脏入手，治疗以血瘀为标，脏腑功能失调为本。在用药方面，岭南中医常使用当归、茯苓、白芍、柴胡、川芎、甘草、红花、熟地、白术、桃仁、生地、白芷、牡丹皮、山药、赤芍、菟丝子、山萸肉、女贞子、香附、郁金、僵蚕、丹参、枸杞子、蒺藜、益母草。岭南中医治疗黄褐斑与其他地区相比，存在一定的异同。常用药物基本一致，当归、白芍、柴胡、川芎均为岭南中医与其他地区中医治疗黄褐斑较常用药物。而岭南中医更加注重健脾化湿，在常用中药中，岭南中医使用茯苓、泽泻、山药、益母草等健脾且具有利水消肿、渗湿作用的中药。这可能与岭南多湿的地域环境有关系。外用药物方面，岭南中医选用白芷、白芍、桃仁、当归、白僵蚕、茯苓等白色药物的频率较高，体现了以白治黑的理论。外治法方面，岭南中医善用活血化瘀的方法，其作用迅速、可直达病位，疗效确切、运用方便。运用较多的是针刺法，针刺方法多样，有体针、腹针、温针、面针等，足三里、血海、三阴交、曲池及背俞穴中的肺俞、肝俞、肾俞、脾俞为常用穴位。足三里为足阳明胃经合穴，又是胃腑的下合穴，可调和气血、通经活络、健脾和胃、扶正培元，脾胃乃后天之本，气血生化之源，后天充足则气血化生有源；曲池为手阳明大肠经合穴，可调和营卫之气血；三阴交为足太阴脾经腧穴，又是足三阴经交会穴，可调肝脾肾三脏，使阴阳重归平衡；血海可活血化瘀。这些穴位的使用，体现了岭南中医注重脾胃、调和阴阳、活血化瘀的治斑思想。除此之外，还有岭南医家运用割治疗法、刺络拔罐、穴位贴敷等以调和气血，疏通经络，使颜面气血调和，配合中药内调脏腑以治本，从而达到根治黄褐斑的作用。

三、辨证论治

根据黄褐斑的病因病机，岭南医家对本病中医总的治法是疏肝理气、健脾化湿、滋养肾阴，并适当加以活血化瘀之品。内治与外治相结合，内外合治，标本兼顾，才能达到较好的治疗效果。

内治法：根据黄褐斑临床表现的不同，一般可分为肝郁气滞、脾虚湿盛、肾阴不足三个证型进行治疗，其中肝郁是发病的基础。

1. 肝郁气滞

主证：面部黄褐色斑片；患者以妇女为主，伴月经不调病史；症见性情急躁，胸胁胀痛，乳房胀痛；舌质暗红，苔少，脉弦。

治法：疏肝理气，活血退斑。

方药：逍遥散加减。

柴胡10g，陈皮10g，青皮10g，川楝子10g，当归10g，茯苓12g，白芍12g，白术10g，红花6g，凌霄花6g，干地黄15g。

方解：柴胡疏肝解郁；当归、白芍养血柔肝；白术、茯苓健脾祛湿；川楝子疏泄肝气；红花、凌霄花、干地黄凉血活血；青皮、陈皮行气解郁。

加减：月经后期不至，乳房胀，小腹隐痛，加香附12g以行气止痛；月经先期或量多加益母草20g，香附15g，去红花、凌霄花。

中成药：逍遥散。

2. 脾虚湿盛

主证：面色苍白或萎黄，黄褐斑呈淡褐色；伴有心慌、气短、神疲纳少、带下清稀；舌质淡红微胖，苔薄黄微腻，脉濡。

治法：健脾温阳，活血退斑。

方药：参苓白术散加减。

薏苡仁 20g，砂仁 15g，茯苓 12g，党参 12g，白术 12g，当归 12g，红花 6g，凌霄花 6g，山药 30g，甘草 6g。

方解：以四君子汤平补脾胃之气为主，配以薏苡仁、山药、白术健脾渗湿，砂仁芳香醒脾，当归、红花、凌霄花养血凉血活血。

加减：腹胀、腹泻、腹痛者加木香 10g，以辛温行气止痛。

中成药：参苓白术散。

3. 肾阴不足

主证：病程长，斑片色灰暗，如蒙灰尘；伴头晕耳鸣、腰酸腿软、五心烦热；舌红苔少，脉细数。

治法：滋养肾阴，化瘀退斑。

方药：六味地黄丸加减。

熟地 15g，茯苓 15g，山药 15g，泽泻 10g，山茱萸 10g，牡丹皮 10g，红花 6g，凌霄花 6g。

方解：熟地滋肾阴，山茱萸滋肾益肝，山药滋肾补脾，泽泻泄肾降浊，牡丹皮泻肝火，茯苓胜脾湿，红花、凌霄花凉血活血。

加减：阴虚火旺者加知母 12g，黄柏 12g 以滋阴泻火；遗精盗汗者，加金樱子 10g，芡实 10g 以固涩。

中成药：六味地黄丸。

四、外 治 法

（1）玉容散搽面，每日 3 次
（2）云苓散搽面，每日 3 次。
（3）五白膏每晚敷面。

五、其 他 疗 法

（一）倒膜面膜法

1. 疗法简介

倒膜面膜法是集中医循经络穴位按摩、药物和理疗为一体，用以治疗面部皮肤病和皮肤保健的一种外治法。本法通过选用不同药物进行按摩，以及利用定型粉冷却过程中的收缩、放热等物理作用，以加速皮肤血液循环，增强其渗透性，从而有利于药物的吸收。同时，去除面膜时，可将面部松脱的上皮细胞及皮脂、灰尘等一同清除。

2. 适应证型

倒膜面膜法适用于气滞痰凝血瘀型黄褐斑。

3. 操作步骤

（1）白面散面膜

药物组成：生晒参 30g，当归 10g，白茯苓 20g，白术 20g，白芷 15g，白附子 20g，冬瓜仁 20g，滑石 15g，共研为细末，置于阴凉干燥的容器内备用。治疗时每次取上述细末 10g 加入一个生鸡蛋清、5ml 白醋、适量蜂蜜调节干湿度，混合均匀，即制成白面散面膜。

操作：选择 38～40℃温水清洁面部皮肤，蒸面 5～10 分钟，使皮肤毛孔扩张，用软毛刷将自制白面散面膜涂于皮损处保留 20 分钟，每周 2 次，6 周为 1 个疗程。

（2）中药面膜方

药物组成：白芷、白及、当归、白茯苓各 30g，红花 6g。

操作：上药研为细末，每次取 10g 于容器中，加入 15g 美白溶斑型软膜粉，再加入适当蒸馏水调成糊状，洁面后敷于面部，30 分钟后洗净。

（3）四白面膜粉

药物组成：白芷、白附子、白茯苓各 100g，白及 250g，密陀僧 50g，滑石粉、氧化锌各 200g。

操作：各药为末，与滑石粉、氧化锌混匀即得。让患者平卧于床上，先用清洁霜洁面，再以热蒸汽喷雾面部 5 分钟。涂擦按摩膏并用手沿肌肉走向轻柔按摩 15 分钟。然后用四白面膜粉 20g 加蛋清调成糊状涂于整个面部，眼周除外，待 20 分钟后用清水洗净，拍爽肤水，擦防晒霜。7～10 日 1 次。

4. 禁忌证

面部有皮肤炎症、皮肤破损、过敏性皮炎者不宜使用倒膜面膜法。

（二）针刺疗法

1. 疗法简介

针灸是通过经络、腧穴的传导作用，以及应用一定的操作手法，来治疗全身疾病的治疗方法。可以通过调节脏腑、经络来治疗黄褐斑，其功效有调和气血、通畅经络、扶正祛邪，疏通全身经络脏腑，改善血液循环，调节内分泌及神经系统，最终达到提高免疫力、恢复健康的目的。

2. 适应证

针刺疗法适用于气滞血瘀、气血不足型黄褐斑。

3. 操作步骤

选穴：面部皮损处，气滞血瘀型加取合谷、三阴交、蠡沟；气血不足型加取合谷、三阴交、足三里。

操作：取 32 号 1 寸毫针，视皮损大小，取 3～5 根或 5～10 根，用围刺的方法，在皮损的外周 2～3cm 处向中心横刺 0.5～0.8 寸，留针 20 分钟左右。每周 2 次，10 次为 1 个疗程。

（三）割治疗法

1. 疗法简介

割治疗法是指用外科手术的方法切开人体某一穴位或特定部位的皮肤，割取少量皮下脂肪组织，并对局部予以适量刺激，以治疗疾病的方法。

2. 治则治法

调和气血，疏通经络，使颜面气血调和，配合中药内调脏腑以治本，从而起到根治黄褐斑的作用。

3. 操作方法

选穴：耳穴热点、脾点、肝点、内分泌点、肺点、降压沟。

操作：患者端坐，穴位部皮肤常规消毒，用苯扎溴铵浸泡过的眼科 15 号手术刀片将选穴处皮肤迅速划破，放出少量血液（出血量不宜过少，若出血量太少，用 75%酒精棉球揉擦，促其出血），每穴出血量以浸湿 4 个消毒棉球为度，然后用消毒干棉球按压止血。6 个穴位分为 3 组：热点—脾点一组；肺点—内分泌点一组；肝点—降压沟一组。三组轮流，每次选取单侧一组穴位，隔日 1 次，6 次为 1 个疗程。

（四）刺络拔罐疗法

1. 疗法简介

刺络拔罐疗法是点刺出血加拔罐的一种传统治疗方法。刺络拔罐疗法具有祛风止痒、清热解表、泻热利湿、活血化瘀、通络止痛、消肿排脓的功效，既可以通过直接作用于受损皮肤而祛邪外出，又可通过表里络属关系作用于对应脏腑而调节整体功能，使机体达到阴平阳秘的状态。张子和曰："针刺放血，攻邪最捷。"

2. 治则治法/适应证型

泻热利湿、活血化瘀、镇静安神。刺血拔罐疗法适用于肝郁气滞、脾虚湿胜、气滞血瘀型黄褐斑者。

3. 操作步骤

取穴：大椎、肺俞、膈俞、心俞、肝俞。

操作：每次选一穴，进行皮肤常规消毒后，用三棱针点刺出血或皮肤针叩刺至皮肤微微发红，再行拔罐，以上穴位交替使用，体壮者 2～3 日治疗 1 次，5 次为 1 个疗程，疗程间休息 3～5 日。

六、养 护 调 摄

（1）加强营养，多食蔬菜水果，补充维生素 C，忌食辛辣刺激之品，少食油腻性食物。

（2）保持情志舒畅，避免不良刺激，忌忧思恼怒。

（3）避免日光暴晒，忌滥用化妆品及外搽刺激性药物。

（4）食疗：牛肝四白粥，做法：牛肝 500g，白菊花、白僵蚕、白芍各 9g，白茯苓 12g，茵陈 12g，生甘草 3g，丝瓜 30g（后 7 味放入纱布包内），大米 100g，加水 2000ml 煮成稠粥，煮后捞出药包。吃肝喝粥，每日早晚各食一次，每个疗程 10 天，每个疗程中间可停一周，连服三个疗程。中医治病有"以形补形"之法，而牛之肝脏具有养肝补血的作用，加之菊花、僵蚕等共煮可治疗肝肾不足、瘀血阻络所致的黄褐斑，以达到疏肝养肝、利湿化斑的功效。

七、名 家 医 案

案 1　董某，女，46 岁，初诊时间：2019 年 4 月 22 日。

主诉：左右颧骨部长斑 1 年，范围 2cm×1.7cm。月经量少半年，平素月经周期 30 天，经期 3 天，量少，用迷你卫生棉即可，有血块，痛经（-），末次月经：2019 年 3 月 22 日。婚育史：G₂P₁L₁A₁，1999 年顺产一男婴，2001 年药物流产一次，后放置宫内节育器至初次就诊。症见：患者面暗淡，苔白，脉细涩，善太息。用药如下：

外用药：白芷 9g，白术 9g，白茯苓 9g，白芍 6g，煮取药液后用纱布外敷斑块处。

内服药：熟地 20g，川芎 15g，白芍 15g，当归 15g，黄芪 30g，白芷 12g，桂枝 9g，肉苁蓉 12g，杜仲 12g，菟丝子 15g，黄精 15g，淫羊藿 12g，甘草 10g，中药汤剂 10 剂口服。

二诊（2019 年 5 月 4 日）：LMP 为 2019 年 4 月 22 日至 2019 年 5 月 2 日，前五天月经量较之前有少许增多，后五天月经淋漓不尽，建议取出宫内节育器，面部斑块未见明显改变，继续予上次中药方外敷及口服。

三诊（2019 年 5 月 14 日）：面部斑块范围有少许缩小，在外敷方中加入薄荷 3g，麻黄 3g，继续外敷，内服汤药中加入地鳖虫 6g，地龙 6g，继续服用。

四诊（2019 年 5 月 28 日）：LMP 为 2019 年 5 月 20 日至 2019 年 5 月 25 日，月经量明显增多，血块（+），面色红润，面部斑块颜色变淡，面积缩小。调整药方：柴胡 15g，枳壳 15g，白芍 12g，桃仁 12g，红花 15g，川芎 15g，当归 15g，生地 20g，黄芪 30g，香附 12g，甘草 10g。继续中药外敷方外敷。

五诊（2019 年 7 月 10 日）：自诉月经量明显增多，月经周期规律 28～30 天，经期由 3 天延长至 5 天，卫生巾每日 3 片，斑块颜色逐渐变浅，面积逐渐缩小至 1.5cm×1.1cm。

按语：董某初次就诊时予中药口服，侧重于滋阴补肾。熟地、川芎、白芍、当归取四物汤之意，意在滋阴养血，补血和血。董某年近 50 岁，七七任脉虚，太冲脉衰少，应给予滋补肾阴药物，阴阳互根互用，加入肉苁蓉、杜仲、菟丝子、淫羊藿补益肾阳，阴阳并补，阴血生化有源。中医讲"气为血之帅"，桂枝具有助阳化气的作用，配合黄芪益气功效，推动血液运行周身，气血充足，经血方可按时以下，经量正常。后期患者就诊时，气血充盈，面色红润，则侧重于疏肝理气化瘀祛斑，在四物汤的基础上，加入桃仁、红花活血化瘀，四逆散（柴胡、枳壳、白芍、甘草）疏肝理气，香附主入肝经，以疏肝解郁调经为长，乃"气病之总司，女科之主帅"。薄荷疏肝解郁，促进皮肤毛细血管扩张，配合麻黄宣发之力，提高面部新陈代谢能力。通过疏肝解郁的方法，使气机条达，通过气的升、降、出、入，带动血液运行，达到充盈血脉、经血充盛、化瘀消斑的目的。

案 2 患者，女，35 岁，2017 年 11 月 12 日初诊。

主诉：面部色斑 2 年余。

现病史：患者自述 2 年前于两侧颧部出现褐色斑片，未予重视，后色斑逐渐加重。发病至今曾多次在外院门诊服用中西药治疗，具体用药不详，色斑未见好转。现可见两侧颧部深褐色斑片，延伸至太阳穴处，纳眠一般，口淡，小便正常，大便烂，舌体胖大有齿痕，舌暗苔白厚，脉弦细。平素经期 5～7 天，月经周期多延后 7～8 日，痛经，夹血块，量正常，色深，末次月经 2017 年 10 月 19 日。患者就诊时神情焦虑，自诉平时易怒，工作压力较大，夏季嗜食冰冷寒凉之物。

西医诊断：黄褐斑。

中医诊断：黧黑斑（肝郁脾虚证）。

治以疏肝健脾为主，分期辨证加味。方以加味逍遥散加减，按月经前期辨证施治，拟方如下：当归 15g，白芍 15g，柴胡 10g，白术 10g，茯苓 20g，山药 15g，肉桂 3g，牛膝 10g，鸡血藤 15g，香附 10g。7 剂，月经前每日 1 剂，早晚温服，月经来潮停药。针灸治疗：关元、气海、三阴交、合谷、太冲、水道、中极，水道温和灸，余穴提插捻转平补平泻，每次留针 30 分钟，隔日 1 次，治疗 7 天。治疗期间嘱患者注意清淡饮食，忌食辛辣寒凉刺激食物，保持良好心情，大便通畅。避免日晒，外出打伞涂防晒霜，简化护肤步骤，注重保湿。

二诊（2017 年 11 月 25 日）：患者诉上次就诊 6 日后月经来潮（月经期间停药、停针灸），痛经较前次减轻，色正常，面部色斑未见明显改善，纳可，眠一般，大便正常，舌体胖大有齿痕，舌淡暗苔白，脉弦。按月经后期辨证施治，拟方如下：当归 15g，白芍 15g，川芎 15g，柴胡 10g，白术 10g，茯苓 20g，肉桂 3g，淫羊藿 15g，菟丝子 15g，黄精 15g，玉竹 15g，桑寄生 15g。7 剂，日 1 剂，早晚温服。针灸治疗：关元、气海、三阴交、肾俞、肝俞、太溪，采用提插捻转补法，配合温针灸，留针 30 分钟，隔日 1 次。

三诊（2017 年 12 月 2 日）：患者自觉面部黄褐斑减少，颜色变浅。舌体胖大有齿痕，舌淡暗苔白，脉弦细。按月经间期辨证施治，拟方如下：当归 15g，白芍 15g，柴胡 10g，白术 10g，茯苓 20g，山药 15g，肉桂 3g，淫羊藿 15g，菟丝子 15g，香附 10g，郁金 10g。7 剂，日 1 剂，早晚温服。针灸治疗：关元、气海、三阴交、足三里、血海，采用提插捻转平补平泻法，每次留针 30 分钟，隔日 1 次，治疗 7 天。经治疗 1 个月经周期，患者面部黄褐斑减少约 1/3，颜色变浅，月经周期 30 天，月经色量正常，少许血块，少许痛经。继续治疗 2 个月经周期，患者面部色斑明显好转，月经正常，疗效满意。

按语：患者病程长达 2 年之久，初诊时神情焦虑，求治之心迫切，因情志所伤，肝失疏泄，肝气郁结，气滞而血行不畅，舌暗，月经色暗夹血块，均为血瘀之象；患者平素嗜食寒凉之物，损伤脾阳，久而脾失健运，水液停聚于体内，生为痰湿，舌苔白厚，口淡，大便烂皆为脾虚湿阻所致；痰瘀互结于面部，血行不畅，发为色斑。治疗上以疏肝健脾为主，以逍遥散为主方，加以肉桂温阳化湿，又根据月经周期不同时期的特点进行加减，配合针灸治疗，灵活施治，从而达到满意疗效。

（宋丽芬）

参 考 文 献

邓梦琪，林爽，丁慧. 2019. 丁慧根据"月经周期"论治女性黄褐斑. 中华中医药杂志，34（10）：4643-4645

李燕红. 2016. 岭南中医治疗黄褐斑经验研究与分析. 中国美容医学，25（8）：90-92

汤楠，吴艳华，李其林，等. 2013. 黄褐斑病因及发病机制研究现状. 皮肤性病诊疗学杂志，20（4）：302-304

朱涵茹，郑祖峰. 2019. 从肝肾论治月经量少伴黄褐斑验案 1 则. 世界最新医学信息文摘，19（98）：339

第二十八章　生殖道沙眼衣原体感染（淋证）

沙眼衣原体（chlamydia trachomatis）是一类细胞内寄生的微生物，可引起的疾病范围广泛，可累及眼、生殖道和其他脏器。女性引起的疾病包括有症状和无症状的宫颈炎、肝周围炎、急性输卵管炎，并可继发不育；男性引起的疾病包括有症状和无症状的尿道炎和急性附睾炎。男女两性均可发生衣原体直肠炎、结膜炎等。生殖道沙眼衣原体感染属于中医学"淋证"范畴，表现为黏液性或黏液脓性分泌物，并有尿痛、尿道不适、尿道内瘙痒等症状。也可无临床表现而仅出现难以解释的脓尿。早在《内经》已对淋证的症状及病机进行了论述，如《素问·玉机真脏论》中的"少腹冤热而痛，出白"，《素问·至真要大论》中的"诸转反戾，水液浑浊，皆属于热"及《灵枢·口问》中的"中气不足，溲为之变"等记载。后世医家更是进行了较多的发挥，如《金匮要略》认为"淋之为病，小便如粟状，小腹弦急，痛引脐中"。《诸病源候论》认为"诸淋者，由肾虚而膀胱热故也"。《丹溪心法》则认为"淋有五，皆属于热"。《景岳全书》对本病论述为"淋之初病，则无不由乎热剧，无容辨矣……又有淋久不止，及痛涩皆去，而膏液不已，淋如白浊者，此惟中气下陷及命门不固之证也"。可见古代已对淋证病因、临床表现论述得较详尽。

一、病　因　病　机

中医学认为本病主要与房事不洁，直接或间接感受秽浊之邪，酿至湿热内蕴，湿热秽浊之邪侵犯下焦，流注膀胱，熏浊尿道，使膀胱气化失司，水道不利，尿管阻塞有关；或因肝郁气滞，郁而化火，下侵膀胱，使气化不利；或房劳伤肾或久病伤及脾肾，脾肾亏虚，而致肾、膀胱气化失常，水道不利而发病。病情日久则久淋体虚，或兼药毒所伤，损阴耗气而致气阴两伤，膀胱气化无权，湿邪留恋。

1. 湿热下注

房事不洁，或间接感受湿热秽浊之邪，邪毒搏结，侵犯下焦，流注膀胱，熏灼尿道，而使膀胱气化失司，水道不利。

2. 肝郁气滞

肝气郁滞，日久郁而化火，下侵膀胱，使气化不行，水道不利而为淋。

3. 肝肾阴虚

淋证日久体虚，或药毒所伤，戕伤肾元，损阴耗气，气阴两虚，膀胱气化无权，水道不利。

4. 脾肾亏虚

房劳伤肾、久病伤及脾肾或为药毒所伤致脾肾亏虚，气化失常，膀胱气化无权，不能摄纳脂膏而淋浊。如《景岳全书》所云："淋之初病，则无不由乎热剧……又有淋久不止，及痛涩皆去，而膏液不已，淋如白浊者，此惟中气下陷及命门不固之证也。"加上地处岭南之地，湿热为患，脾肾亏虚者合并湿热，酿成虚实夹杂之象，难以治愈。

总之，本病之实证多因湿热下注，膀胱水湿运化受阻，加之复染菌毒，溺为之变；虚证多因劳欲过度，或药毒所伤，戕伤肾元，肾虚寒冷，肾气不固，固摄无权，更易外感邪毒或邪毒不易祛除而致尿浊。

二、治 疗 特 色

（一）针对不同阶段寻找中医药治疗的切入点

生殖道沙眼衣原体感染，可致尿道分泌物较多，尿痛尿急明显，在服用敏感抗生素的同时可在短期辅以中药内服以缓解症状。急性感染期尿道炎症状比较明显，常合并便秘、发热、口干口苦等表现，采用中西医并进的方法可以有效改善症状，提高疗效。很多患者因失治误治，病情迁延日久，常出现腰膝酸软、全身乏力、头昏耳鸣等一系列自主神经内分泌功能紊乱的表现，此时病原体阴性，有可能合并前列腺炎、附睾炎、盆腔炎等并发症，通过中医的整体辨证论治，可以取得西医难以取得的疗效。所以本病的治疗过程中，一定要找到中药治疗的切入点，才能充分发挥中医药的作用。

（二）重视三因制宜，分清扶正与祛邪

广东地处岭南，气候温暖潮湿，所以在遣方用药方面要适当使用祛湿之品，如岭南药崩大碗、车前草。还要注意同样证型的用药方案，在不同的时候，对于不同人有不同的选择，春夏季湿热偏重，故尽量避免使用温燥之品，秋冬季要注意避免过度使用苦寒的利湿药。虽然本病的初期可表现为偏于实证，但也普遍存在脾肾亏虚和病程较长的特点，此时正气已虚而邪气尚存，故无论是在感染的哪个阶段，扶正祛邪、补虚泻实都是总的原则，不同的只是攻补或滋泻之力轻重有别，尤其对于疾病后期，中医药不仅要治湿热邪毒下注之标，而且要治脾肾亏虚固涩无权之本。

（三）利尿通淋是中医治疗的基本原则

利尿通淋是中医治疗淋证的重要方法，生殖道沙眼衣原体感染累及尿道，有尿道疾病症状，故其治疗也需要中医的利尿方法。从现代医学的角度上讲，衣原体感染后都附着在尿道黏膜处，会产生炎症反应，通过中药的利尿作用对病原体有一定的冲刷排泄作用。病情早期可以利尿通淋为主，慢性反复不愈者要注意患者病情的虚实、正邪的深浅，适当利尿，以免伤及正气。

三、辨 证 论 治

本病初期以湿热邪实为主，治疗上多偏重祛邪；后期由于失治误治，或为药毒所伤，损阴伤阳，呈现虚证或虚实夹杂之证时，治疗上则以固护正气，补肾健脾为主。

1. 湿热下注

主证：尿道外口微红肿，有少许分泌物，或晨起尿道口有少量黏液脓性分泌物或痂膜糊口，大便干结，小便频数，或短赤，或灼热刺痛，口苦，舌红苔黄腻，脉数。

治法：清热解毒，利湿通淋。

方药：八正散加味。

川木通12g，车前子10g，萹蓄15g，大黄10g，滑石20g，瞿麦15g，栀子10g，蒲公英20g，

土茯苓 30g，金银花 15g，甘草梢 5g。

方解：本方中瞿麦、川木通、车前子、滑石、萹蓄利水通淋，清利湿热，栀子清泻湿热，大黄泄热降火，蒲公英、土茯苓、金银花加强解毒利湿之功，甘草梢调和诸药。诸药合用，共奏清热利湿、通淋解毒之效。

加减：大便干结者大黄宜后下以通腑泻热；大便溏薄者去大黄；热盛加黄柏 15g，白花蛇舌草 30g，崩大碗 20g，加强清热解毒之功；湿重加生薏苡仁 30g，白茅根 20g 以增强利湿之力；尿痛明显加冬葵子 12g，车前草 15g 以利水通淋止痛；尿道口痒感加地肤子 12g 以清热利湿止痒；尿中带血丝加紫草、白茅根各 15g 以凉血止血、清热利尿；尿浊加川萆薢、玉米须各 15g 利湿分清；腰痛加威灵仙 12g，白芷 10g 通络祛湿止痛。

中成药：八正合剂。

2. 肝郁气滞

主证：小便涩滞，排尿不尽感，尿道口刺痒，少腹满痛或胸胁隐痛不适，或伴情志抑郁，多烦善怒，口苦，舌红，苔薄或薄黄，脉弦。

治法：清肝解郁，利气通淋。

方药：疏肝通淋方。

干地黄 15g，栀子 15g，白芍 15g，川楝子 10g，橘核 12g，荔枝核 12g，滑石 15g，王不留行 9g，粉萆薢 15g，金钱草 15g，大黄 10g。

方解：干地黄、白芍养肝柔肝缓急；栀子清肝热；川楝子、橘核、荔枝核疏肝理气，疏散肝经循行处结气以止痛；金钱草、粉萆薢清利湿热、化浊；滑石利水通淋，清利湿热；大黄、王不留行活血化瘀。诸药合用，共奏清肝解郁、利气通淋之效。

加减：并发前列腺炎者，加败酱草、鱼腥草、蒲公英各 20g 以清热解毒；失眠多梦者，加生牡蛎、珍珠母各 30g，五味子 9g，以潜镇安神。

中成药：丹栀逍遥丸。

3. 肝肾阴虚

主证：排尿不畅或尿后余沥不尽，尿道内口干涩感，或刺痒不适日久不愈，伴腰膝酸软，失眠多梦，口干心烦，尿黄便结，舌红少苔，脉细数。

治法：滋阴清热。

方药：知柏地黄丸加减。

知母 12g，黄柏 15g，熟地 15g，怀山药 15g，茯苓 15g，泽泻 12g，牡丹皮 12g，龟甲 20g（先煎），旱莲草 15g。

方解：熟地滋肾阴，益精髓为主药；怀山药滋肾补脾；泽泻泻肾降浊，使补而不滋腻；牡丹皮降肝火；茯苓配山药而渗脾湿；黄柏、知母相伍以增加降火之力；旱莲草、龟甲则有滋养肝肾之阴的力量，旱莲草利尿通淋而不伤正。全方共奏滋阴清热之功。

加减：女性白带腥臭者，加白术 10g，蒲公英 30g 以清热利湿；少腹坠痛者加郁金、延胡索各 10g 以理气止痛。

中成药：知柏地黄丸。

4. 脾肾亏虚

主证：病久缠绵，小便淋漓不尽，时作时止，遇劳即发，尿道口常有清稀分泌物，或自觉尿道流液不适，腰膝酸软，便溏纳呆，面色少华，精神困惫，畏寒肢冷，舌质淡，苔白，脉细弱。

治法：健脾益肾，通淋化浊。

方药：无比山药丸加减。

巴戟天 12g，菟丝子 12g，杜仲 12g，怀牛膝 12g，肉苁蓉 12g，五味子 9g，山药 20g，茯苓 20g，泽泻 15g，淫羊藿 15g，萆薢 15g，玉米须 15g，黄芪 30g，琥珀末 1.5g（冲服）。

方解：方中巴戟天、菟丝子、杜仲、肉苁蓉、五味子、淫羊藿滋补肝肾，益精髓而又有泽泻相配以泻肾降浊；山药滋肾补脾，另有茯苓配之以渗脾湿；怀牛膝、萆薢、玉米须补肾、利湿；黄芪益气健脾；琥珀末引药至病所，通淋并兼活血止痛之效。

加减：眩晕目昏者，加沙苑子、枸杞子、菊花各 9g 补养肝肾以明目；滑精者加益智仁 9g，金樱子 12g 以加强补肾温脾、固精止滑之效。

中成药：金匮肾气丸。

四、外治法

临床可根据患者症状酌情选用以下外治法：

（1）擦洗法：苦参、大黄、金银花各 30g，龙胆草、黄柏各 20g；将上方加水浓煎去渣取汁，凉开水稀释 1 倍，倒入盆中待温，用毛巾抹洗患处。每次 5～10 分钟，每日 2～6 次。此法适用于湿热下注者。

（2）熏洗法：生大黄、忍冬藤、郁金、红藤、重楼、蒲公英各 15～30g，布包煎水，倒入盆中，盆上放置带孔木架，患者暴露阴部于木架上进行熏蒸，待水温适宜后，臀部浸入盆中坐浴。或以苦参、黄柏、蛇床子、川椒、白鲜皮、贯众各 15～30g，布包煎水，熏洗坐浴，每次 20～30 分钟，每日 1～2 次。此法适用于尿道痛痒不适者。

（3）中药热奄包法：将四子散（白芥子、莱菔子、紫苏子、吴茱萸各 50g，粗盐 10g）加适量的水，放入微波炉加热，再放入布袋，敷于脐下小腹。此法适用于肝郁气滞者。

五、其他疗法

（一）针灸

（1）针刺主穴：肾俞、关元、三阴交；配穴：腰痛加气海、志室；纳呆、神倦加足三里、公孙、内关、神门；烦渴欲饮加大椎、太渊、丰隆；阳痿加阴陵泉。方法：实证施泻法，虚证施补法，每日 1 次。

（2）针刺主穴用中极、阴陵泉、太溪、行间、三阴交。久病未愈可配肝俞、肾俞、脾俞、膀胱俞、气海、关元、足三里。

（3）针刺取足三里、长强、三阴、气海，用毫针针刺，实证用泻法，虚证用补法或平补平泻法。

（4）灸法可选用关元、太溪；艾卷点燃灸 15～30 分钟，间日 1 次。

（二）耳针

（1）主穴可用尿道、膀胱、外生殖器、肝、肾、肾上腺，配穴选用内分泌等，行捻转手法，留针 30 分钟，每日 1 次。

（2）穴位可选用子宫、肾、膀胱、外生殖器、交感、肾上腺等，行捻转手法，留针20～30分钟，每日1次，5次为1个疗程。

六、养 护 调 摄

（1）忌吃辛热煎炸厚味、干果、杧果、榴梿、菠萝等，适当增加新鲜蔬菜、水果。

（2）养成良好生活习惯，保证充足睡眠，保持精神和情绪的稳定，避免工作学习过于紧张。

（3）保持大便通畅，有良好排便习惯。

（4）食疗：取新鲜车前草50g，白茅根30g，洗干净煎水500ml，加入适量白砂糖，分两次当茶水饮用。适用实证者；取北芪、白术、怀山药各10g，益智仁10g，取瘦肉50g，加水800ml于锅中煎汤40分钟，待凉饮用，适用于脾肾虚弱者。

七、名 家 医 案

案1　徐某，男，30岁，尿急尿不尽1月余。发病前有不洁婚外性接触史。近一月来尿急，解尿不尽，尿道外口潮红，有少许半透明分泌物，偶有瘙痒，曾到多家医院检查发现衣原体阳性，诊断为生殖道衣原体感染，曾经服用罗红霉素、阿奇霉素及清热解毒、利水通淋的中药，仍有不适，2019年5月10日特来求诊禤老。

刻下症：尿道仍有瘙痒不适，晨起尿道口有半透明分泌物，全身乏力，腰酸膝软，眠欠佳，咽干尿黄不畅、不尽感，易早泄，大便调，舌淡红、苔黄腻，脉细。辨证为湿毒稽留，脾肾亏虚，治法：利湿通淋，补益脾肾，用药如下：白花蛇舌草15g，土茯苓30g，崩大碗20g，车前草10g，黄柏12g，北芪15g，旱莲草12g，地肤子12g，金樱子12g，山茱萸10g，怀山药15g，五味子5g，甘草5g，共处方7剂，每日1剂，水煎分两次温服。

二诊（2018年5月17日）：尿道分泌物减少，疲倦有好转，尿道瘙痒偶有发生，仍有尿不尽，尿色淡黄，无尿频，仍有腰酸膝软，有早泄，大便偏烂，无腹痛，舌淡黄、苔白，脉细，上方北芪加量至20g，加陈皮10g，芡实15g，杜仲15g，薄树芝15g，去黄柏、崩大碗，处方7剂，水煎分两次温服。

三诊（2018年5月24日）：精神可，晨起尿道无分泌物，无尿道瘙痒，无尿频急，大便调，无腰酸膝软。前方去车前草、白花蛇舌草、地肤子，继服7剂。

两周后电话回访，诉尿道无不适，眠可，无腰酸不适，无早泄。

按语：本例患者早期因为诊断衣原体感染，服用多种抗生素及清热解毒中药伤及脾肾，日久亏虚，而湿毒仍稽留于内，患者的初诊表现为虚实夹杂之象，故禤老使用尿路清加减，方中用白花蛇舌草、土茯苓、崩大碗、车前草、黄柏、地肤子等清热利湿解毒，利尿通淋，北芪、怀山药、芡实、陈皮益气健脾，旱莲草、金樱子、山茱萸、薄树芝、杜仲补肾固本，甘草调和诸药。方中祛邪与扶正并进，标本兼治，后期湿毒已去，加强补益脾肾，故能取得明显疗效。患者发病于夏季，夏季气候炎热，湿热较重，故治疗过程中使用了岭南的用药，如崩大碗、车前草等利尿通淋中药，在补益脾肾方面均使用了补肾轻剂，如旱莲草、山茱萸、五味子等，而非淫羊藿、羊藿叶、巴戟天、鹿茸之类，且补肾药的剂量较少，考虑补益太过，易有闭门留寇之嫌，故在辨证论治当中，一定要结合当地的气候，因时因地因人制宜。

案2　陈某，男，41岁。2019年11月5日初诊，尿道潮红、阴囊坠痛2年。患者初以尿频尿急尿痛在医院诊断为淋病，衣原体感染，并以阿奇霉素及清热中药治疗，病情改善，但尿道口仍潮红瘙痒，渐出现阴囊、阴茎、小腹坠痛，外院完善 B 超排除前列腺疾病，以清热利湿利尿通淋中药无效，症状无明显改善。2019 年 11 月 5 日特来求诊禤老。

刻下症：患者精神疲倦，面色沉暗，消瘦，肢冷，腰酸腿软，尿频无尿痛，阴囊坠胀，尿不尽感，便溏纳呆，舌质淡，苔白腻，脉细弱。证型脾肾亏虚，治法：温补脾肾，通阳泄浊。方用无比山药丸加减，用药如下：山药 20g，肉苁蓉 15g，五味子 10g，菟丝子 12g，杜仲 10g，牛膝 15g，泽泻 15g，熟地 15，山茱萸 10g，巴戟天 15g，乌药 10g，云苓 15g，熟附子 10g，肉桂 3g，焗服，7 剂，每日 1 剂，水煎分两次温服。嘱禁忌辛辣厚味鱼腥发物生冷食物，暂停房事。

二诊（2019 年 11 月 12 日）：阴囊坠胀明显减轻，仍有尿不尽感，四肢渐温，大便仍偏溏，舌淡红，苔薄白，脉细。上方去熟地，加荔枝核 10g，7 剂，每日 1 剂，水煎分两次温服。禁忌同上。

三诊（2019 年 11 月 19 日）：无阴囊坠胀，无肢冷，大便调，仍小便不尽感，舌红，苔薄黄，脉细。前方去附子、肉桂、荔枝核、苍术，加益智仁 12g，处方 14 剂，每日 1 剂，水煎分两次温服。

2019 年 12 月 3 日电话回访，患者诉基本无不适。

按语： 生殖道沙眼衣原体感染的患者因治疗不规范，病程较长，经过抗生素及清热利湿通淋药的长期治疗，病情反复，正气多虚弱。本患者来诊时表现为肾阳亏虚之象，故以无比山药丸加减，方中菟丝子、肉苁蓉、杜仲、巴戟天、益智仁、肉桂、熟附子补肾助阳固精，熟地、怀山药、山茱萸益阴补肾，牛膝、云苓、泽泻补肾渗湿利尿通淋，乌药、荔枝核行气止痛。甘草调和诸药。因患者患病在冬季，冬季气候寒冷，寒邪易伤阳性，阳气虚弱，故病情难以恢复，治疗方面，可大胆使用温补之品，再根据患者的药后反应灵活辨证调整用药。

（邓家侵）

第二十九章　生殖器疱疹（阴疮）

中医称生殖器疱疹为阴疮，是一种由单纯疱疹病毒（HSV）引起的、常见的、难治愈、易复发的病毒性性传播疾病。临床上以外阴生殖器部位出现水疱、溃疡为特征。本病属中医学中"阴疮""阴疳""蜃疳"之范畴。历代中医对本病均有描述，该病名最早见于《神农本草经》。它是指以外阴皮肤黏膜糜烂、溃疡、灼热疼痛为主证的一种疾病，亦有医籍将阴疮称为阴疳，认为是由肝经湿热或男女不洁性交染毒所致，如《外科启玄》曰："妇人阴户内有疮名阴疳，是肝经湿热所生，久而有虫作痛，腥臊臭。或因男子交女太过之，此外肝经湿热，乃感疮毒之气。"亦有医籍把阴疮之浅轻者称为蜃疳，如《医宗金鉴·外科心法要诀》云：妇人阴疮"痛而多痒，溃而不深，形如剥皮烂李者，名蜃疳"。广东是我国对外开放最早的窗口，在打开窗口的同时"苍蝇"也随之进来，性病也在这里死灰复燃。作为发病率排名第三位的生殖器疱疹为岭南地区常见的性传播疾病，其发病率呈逐年上升的趋势，并由高危人群向普通人群转移。岭南医家在生殖器疱疹的病因、病机、证候特点、辨证论治等方面认识较早，积累了丰富的临床经验。

一、病因病机

岭南医家认为该病发于外阴，病在下焦，与肝、脾、肾关系最为密切，多因房事不洁，从外感受湿热淫毒，困阻外阴皮肤黏膜和下焦经络，外阴生殖器出现水疱、糜烂、灼热刺痛。反复发作者，耗气伤阴，导致肝肾阴虚，脾虚湿困，正虚邪恋，遇劳遇热则发。

1. 房事不洁

男女之间婚外不洁的性生活是引起生殖器疱疹的最直接原因。间接接触受污染物品虽亦可引起本病发生，但机会较少。近年来调查报告表明，由于性行为方式的混乱，单纯疱疹病毒两型混合感染的病例在不断增多。生殖器疱疹的流行与年龄、性别和种族等原因密切相关。其他相关因素还涉及人们的社会经济状况、受教育程度、居住环境、所在地区及其婚姻状况等。同时也受性行为和性交伴侣数等影响。

2. 外受湿热淫毒

岭南地区所处纬度较低，是我国较接近赤道的地带，日照时间长，太阳辐射量大，属亚热带海洋性气候，四季不分明，常年空气湿度偏大，地表含水分高，若无北方冷空气影响，常年气温相对较高，每年约有 7 个月平均气温高于 22℃，远胜于其他省区，是所谓"四时放花，冬无霜雪之地"。这种长时间的炎热，比一时的高温对人体体质的影响更大。岭南人长期处于炎热潮湿的地理环境中，机体易蕴湿成毒，蕴结下焦，加之房事不洁外受淫毒之邪，淫毒和湿毒之邪搏结于外阴，郁而化热化火，以致出现水疱、糜烂和灼热疼痛。

3. 正虚邪恋

由于湿热淫毒为阴邪，其性黏滞固着，易困结于下焦，形成伏邪，难以清解。每遇过劳、饮食不节、房事过度而致湿热淫毒循经走窜，流于肌肤。邪毒久伏，反复发作易伤精耗气，引起肝肾阴虚，脾失健运，正虚邪恋。

总之，该病是从外受之，湿、热、毒三邪合而致病，病在下焦，与肝、脾、肾三脏关系最为密切，初起多为实证热证，反复发作者多为正虚邪恋，虚实夹杂。

二、治疗特色

（一）抓根本病机，分期论治

生殖器疱疹临床分为原发性和复发性两种。复发性生殖器疱疹又分为发作期和非发作期两个阶段。所以治疗应按不同的临床表现和阶段进行辨证论治，分型治疗。总的原则是：①原发性生殖器疱疹应及时积极治疗，防止复发，治宜清热利湿解毒。②复发性生殖器疱疹发作期应以清热利湿解毒祛邪为主，佐以扶正；非发作期应以滋补肝肾，益气健脾、扶正为主，佐以利湿解毒祛邪或扶正祛邪并重。③对于复发次数频繁，症状较重的患者可中西医结合进行治疗。④生殖器疱疹发作有皮损时，可内治和外治相结合，加速皮疹愈合。

（二）内外合治

中医外治法在生殖器疱疹的治疗过程中亦可发挥较好的作用，内外结合，可有效提高疗效、缩短病程。局部红斑、水疱、糜烂为主的皮疹，外治以清利下焦湿热为主，且以温和不刺激为原则，根据皮损的具体情况选择相应方法。中药外洗贯穿整个治疗过程，既可清洁皮肤，又可清热利湿，可采用疣毒净洗剂（主要成分为虎杖、板蓝根、土贝母等，广东省中医院院内制剂），或消炎止痒洗剂、飞扬洗剂（广东省中医院院内制剂）外洗局部皮损处。对于糜烂皮损，可采用紫草油、青黛油外擦或者喉风散外喷，以清洁皮肤、收敛、保护创面。

（三）岭南特色草药的运用

本病的病机主要在于湿热、毒邪与后期正虚，岭南特色草药在治疗本病中发挥了重要的作用。白花蛇舌草是岭南地区的一味道地药材，有清热、解毒、利湿之功效，主治疔肿疮疡。蒲公英属多年生草本植物，是药食兼用的植物，本药味甘，微苦，性寒。功能清热解毒，消肿散结。国医大师禤国维治疗发作期生殖器疱疹时，常常在选用板蓝根、七叶一枝花、紫草等清热解毒药物的同时，配合选用白花蛇舌草、蒲公英等药物以祛湿清热、凉血解毒。灵芝，味甘，性平。归心、肺、肝、肾经。《神农本草经》把灵芝列为上品，谓紫芝"主耳聋，利关节，保神益精，坚筋骨，好颜色，久服轻身不老延年"，谓赤芝"主胸中结，益心气，补中增智慧不忘，久食轻身不老，延年成仙"。现代药理显示灵芝具有滋补强壮、延缓衰老、改善代谢水平、增强机体抗应激能力、增强肾上腺皮质功能的作用，可调节内分泌，调节免疫。在治疗非发作期的生殖器疱疹时，灵芝的使用较为常见，同时配合黄芪、太子参等以扶正祛邪，有效防止生殖器疱疹的复发。

三、辨证论治

生殖器疱疹临床分为原发性和复发性两种，根据本病的病因病机及发病特点，岭南医家对本病中医治疗总的法则是，发作期应以清热解毒利湿祛邪为主；非发作期应以益气养阴、健脾利湿扶正为主。在治疗方法上亦可采用内外治结合，以标本兼顾，取得更好的疗效，减少本病的复发。

1. 肝经湿热

主证：外阴群集小水疱，基底周边潮红，或水疱溃破形成糜烂面。自觉局部灼热疼痛或会阴、大腿内侧隐痛不适。口干口苦，大便干结，小便短赤不畅。舌红苔黄腻，脉弦数或滑数。此证多见于原发性生殖器疱疹或复发性生殖器疱疹发作期。

治法：清肝利湿解毒。

方药：中药自拟方加减。

诃子 10g，牛蒡子 15g，薏苡仁 30g，板蓝根 15g，红条紫草 10g，七叶一枝花 10g，蒲公英 15g，鸡内金 10g，淫羊藿 15g，甘草 10g。每日 1 剂，水煎服。

方解：方中诃子、牛蒡子、薏苡仁清肝利湿解毒，红条紫草凉血解毒，七叶一枝花、板蓝根、蒲公英清热解毒，鸡内金、淫羊藿护胃以防药物过于寒凉，甘草清热解毒并能调和诸药。

加减：大便秘结明显者加大黄 10g（后下），以通腑泻热；疼痛明显者加郁金 15g，香附 15g，三七末 3g，冲服以化瘀行气止痛。

中成药：虎草抗病毒胶囊（抗病毒 1 号方）。

2. 正虚邪恋

主证：外阴水疱反复发作或发作的间歇期，腰膝酸软，手足心热，口干心烦，失眠多梦。或抑郁焦虑，忧心忡忡，食少困倦，大便溏烂。舌红少苔或舌淡苔白，脉细数或细弱。此证多见于复发性生殖器疱疹的非发作期患者和生殖器疱疹反复发作，体弱症轻者。

治法：滋补肝肾，益气健脾利湿，扶正祛邪。

方药：知柏八味丸加减。

知母 12g，黄柏 12g，山药 20g，茯苓 15g，泽泻 12g，熟地 20g，山茱萸 15g，虎杖 15g，黄芪 20g，白术 12g，淫羊藿 12g，甘草 5g。每日 1 剂，水煎服。

方解：方中知母、黄柏、泽泻泻火养阴。山药、茯苓、黄芪、白术益气健脾，熟地、山茱萸、淫羊藿补益肝肾，虎杖解毒利湿化瘀，甘草调和诸药并能健脾。

加减：失眠口干明显者去黄芪、白术，加炒酸枣仁 15g，麦冬 15g 养阴安神；忧虑肝郁症状明显者去知母、黄柏，加柴胡 12g，合欢皮 20g，疏肝行气解郁；阳痿早泄肾虚症状明显者去黄芪、白术，加巴戟天 15g 补肾壮阳。

中成药：虎芪抗病毒胶囊（抗病毒 2 号方）。

四、外 治 法

（1）紫草 30g，虎杖 30g，大黄 30g，甘草 15g，水煎成 500ml 放凉后外洗患处，适用于疱疹发作期间的治疗。

（2）用青黛散适量加麻油调匀后外涂患处。

（3）疱疹溃破后的糜烂面用中成药喉风散外喷或用紫草油外搽。

五、其 他 疗 法

（1）生殖器疱疹发作期可选用长强、会阴、曲骨等穴位针刺治疗，用泻法。

（2）生殖器疱疹非发作期可选用足三里、三阴交、肾俞、脾俞等穴位针刺治疗，用补法；

亦可选用上述穴位用艾灸法治疗。

六、养 护 调 摄

（1）饮食调理

1）忌饮酒和少吃辛辣煎炸刺激的食物。

2）适当增加具有滋肾健脾养阴的食物：①怀山药 30g，玉竹 30g，薏苡仁 50g，煲汤，适用于本虚邪恋。②新鲜土茯苓 30g，甲鱼 1 只煲汤，适用于肝经湿热证。③北芪 30g，枸杞子 20g，煲汤，平素预防复发。

（2）加强体育锻炼，增强体质，提高机体的抗病能力。

（3）注意劳逸结合，避免过于紧张和疲劳，保证充足睡眠。

（4）性生活调理：注意控制性行为，避免不洁性交，同时避免生殖器疱疹活动期的性接触；必要时配偶或性伴侣亦要进行检查。

（5）正确对待本病，解除不必要的精神心理负担，参加一些有益身心健康的娱乐活动。

七、名 家 医 案

蒋某，男，44 岁。初诊时间：2018 年 11 月 15 日。

因反复外阴起水疱、溃疡 3 年来诊。缘 3 年前阴茎出现数个绿豆大小簇状水疱，自觉刺痛，水疱可自破，形成溃疡，然后愈合。初起未曾注意，后每逢劳累或饮食辛辣均易发作。曾于当地医院皮肤科就诊，查 HSV-Ⅱ IgM 阳性、IgG 阳性，并行局部皮损 HSV-Ⅱ DNA 测验阳性，诊断为生殖器疱疹。患者先后注射干扰素、胸腺素及口服阿昔洛韦，但病情仍反复，每月发作 1 次。为求进一步中医诊治，遂于 2018 年 11 月转诊至国医大师门诊。刻下症：精神抑郁，比较焦虑，面色萎黄，纳眠可，易汗出，小便调，大便偏硬。舌淡，苔微黄腻，脉弦数。

西医诊断：复发性生殖器疱疹。

中医诊断：阴疮（湿热下注，气阴亏虚）。

治法：清肝胆湿热，益气健脾养阴。

自拟方：牛蒡子 15g，红条紫草 10g，薏苡仁 30g，鸡内金 10g，白芍 15g，珍珠母 30g（先煎），蒲公英 20g，七叶一枝花 10g，甘草 10g，白花蛇舌草 15g，淫羊藿 15g，薄盖灵芝 15g，北芪 10g，诃子 10g。

共 14 剂，日 1 剂，水煎服。

其他治疗：虎芪抗病毒胶囊口服，每日 3 次，每次 5 粒。配合疣毒净外洗液稀释后外洗外阴，每周 3 次，每次 15 分钟。

二诊（2018 年 11 月 29 日）：服药 2 周后患者复诊，面有微笑，其间有一次复发，纳眠可，二便调，舌淡，苔微黄腻，脉弦数。

中药处方：牛蒡子 15g，红条紫草 10g，薏苡仁 30g，鸡内金 10g，白芍 15g，珍珠母 30g（先煎），蒲公英 20g，板蓝根 15g，甘草 10g，白花蛇舌草 15g，淫羊藿 15g，薄盖灵芝 15g，北芪 20g，诃子 10g，鱼腥草 15g，太子参 15g。

共 14 剂，日 1 剂，水煎服。

其他治疗：虎芪抗病毒胶囊及疣毒净外洗液用法如前。

三诊（2018 年 12 月 26 日）：患者精神明显转佳，较前开朗。其间暂无新发皮疹，舌红，苔薄白，脉细。

牛蒡子 15g，薏苡仁 30g，鸡内金 10g，白芍 15g，珍珠母 30g（先煎），蒲公英 20g，板蓝根 15g，甘草 10g，淫羊藿 15g，薄盖灵芝 15g，北芪 20g，诃子 10g，鱼腥草 15g，徐长卿 15g。

共 14 剂，日 1 剂，水煎服。

其他治疗：虎芪抗病毒胶囊及疣毒净外洗液用法如前。嘱患者加强体育锻炼以增强体质。

四诊：服药 1 个月以来未见复发。精神较佳，体重增加，面部红润，纳眠可，二便调。舌红，苔薄白，脉细。嘱其隔日服药 1 个月，以观是否有复发。外洗方可每周 1～2 次。

随访：患者诉接受半年治疗以来，未见外阴疱疹复发。后间断服用虎芪抗病毒胶囊及疣毒净外洗液外洗，未再使用其他治疗药物。

按语：复发性生殖器疱疹（RGH）主要是由单纯疱疹病毒-Ⅱ（HSV-Ⅱ）感染生殖器部位皮肤黏膜所引起的炎症、水疱、溃疡性疾病，是最常见的性传播疾病之一。该病危害严重，复发率高，在女性可引起不孕、流产或新生儿死亡。生殖器疱疹在由病毒引起的性传播疾病中，发病率是最高的，患者终生有泌尿生殖道单纯疱疹病毒的间歇性活动。

目前，中西医药物治疗只是起到减轻发作症状、缩短疾病病程的作用，均很难达到根治的目的。而复发性生殖器疱疹不仅给患者带来了沉重的心理和精神负担，而且严重影响了夫妻感情及家庭的幸福。因此，控制疾病的复发是治疗本病的难点和重点。

褟老认为，本病由于机体内蕴湿热，因不洁性交而染毒邪，湿热毒邪相结于肝胆二经，下注二阴而生疱疹，反复发作者则由于热邪伤阴，肝脾肾受损，而致湿热内困所致。针对本病病机及发病的不同阶段（发作期、非发作期），结合患者的体质进行中医药辨证施治，可达长期稳定，减少发作频率、减轻发作症状。

褟老根据自己的临床经验，在辨证的基础上，结合现代中药药理的理论，制定出治疗病毒性疾病的基本方：诃子、牛蒡子、薏苡仁、板蓝根、红条紫草、七叶一枝花、鸡内金、淫羊藿等。现代药理研究证实，诃子中的没食子酸及其衍生物、牛蒡子、薏苡仁、板蓝根、紫草、七叶一枝花均具有抗病毒的作用。本病案是在上述理论指导下进行辨证施治的。在发作频繁期间，以清肝胆湿热为主，佐以益气健脾养阴；发作减少后，处于稳定时期，以益气健脾养阴为主，以清肝胆湿热为辅。方中诃子、牛蒡子、薏苡仁、板蓝根、白花蛇舌草、红条紫草、七叶一枝花、鱼腥草共奏清热祛湿解毒之功效，在大量清热利湿解毒类药中加入鸡内金以防伤脾胃，加淫羊藿以防过于寒凉。同时加北芪、薄盖灵芝、太子参、甘草等共奏益气健脾之功。在该病治疗中，褟老尤其重视灵芝、黄芪的使用。黄芪具有补中益气、扶正固本的功效，内含黄芪多糖、生物碱等多种成分，研究证实黄芪不仅可以直接抑制病毒的增殖，还可以提高感染后的免疫功能。三诊后褟老调整处方，酌减清热解毒之品以防长时间服用伤正，加用太子参以加强益气养阴之功。

（熊述清）

第三十章　尖锐湿疣（臊瘊）

尖锐湿疣又名尖圭湿疣、生殖器疣，系人类乳头瘤病毒（HPV）感染所致的生殖器、会阴和肛门等部位的表皮瘤样增生，属性传播疾病。已发现与尖锐湿疣有关的型别达 34 个，据其致病力大小分为低危型和高危型，低危型导致生殖道、肛门、皮肤和阴道下部的外生殖器湿疣类病变和低度宫颈上皮内瘤样病变，主要有 HPV6、HPV11、HPV39；而高危型导致子宫颈癌的发生，主要有 HPV16、HPV18。由于广东是改革开放的前沿地，性病在此地发生最早，当时发病率排名第三的为尖锐湿疣，岭南医家对此病的治疗有独到的经验。

一、病 因 病 机

岭南医家认为尖锐湿疣发生的主要病因病机是由于房事不洁或间接接触污秽之物品，湿热淫毒从外侵入外阴皮肤黏膜，导致肝经郁热，气血不和，湿热毒邪搏结而成臊瘊。由于湿毒为阴邪，其性黏滞，缠绵难去，容易耗伤正气。正虚邪恋，以致尖锐湿疣容易复发，难以根治。

1. 房事不洁

男女婚外性生活或性滥交或多个性伴侣是导致尖锐湿疣发生的主要原因。岭南地处改革开放前沿，存在嫖娼不法行业及受性开放思想影响，为性病高发地区。不洁及性乱行为导致湿热毒邪搏结积聚于外阴皮肤腠理而成臊瘊。

2. 间接接触污秽之物品

尖锐湿疣亦可由于外阴皮肤黏膜接触了有病邪的污秽之物品而感染，如有病邪的浴巾、浴缸、内衣裤、医疗用品等。

3. 正虚邪恋

岭南气候潮湿炎热，岭南人常汗出较多；加之夜生活丰富，作息较晚，所以岭南人体质多具湿热、气虚、阴虚、阳虚之特点。再加上湿毒之邪为阴邪，其性黏滞，侵入机体后缠绵难去，且易耗伤正气，以致正虚邪恋，外阴皮肤黏膜的尖锐湿疣容易复发，难以根除。

二、治 疗 特 色

（一）分期治疗

有肉眼可见疣体，主张"实者泻之"，具体方法可选用二氧化碳激光、冷冻、微波或药物腐蚀法（如咪喹莫特、鬼臼毒素、鸦胆子膏等）。外在有形之疣体，符合中医邪实特点，采用攻邪原则，直接破坏疣体，简单、直接，疗效显著。消除肉眼疣体后，主张"攻补兼施"，即扶助正气，攻伐邪气，具体方法为中药内服和（或）中药外洗。

（二）内外结合

尖锐湿疣虽病变在外，但与机体内在正气有关，特别是易反复发作的患者内在正气常有不足。中医治疗不仅专注外治疗法，也同样重视内治法。常采用内外结合治疗，对于减少复发、较快根治有其优势。

三、辨证论治

1. 湿毒聚结

主证：外阴肛门皮肤黏膜有柔软赘生物，呈菜花状或鸡冠状，表面灰白湿润或粉红滑润，或伴有瘙痒不适。女性白带增多色黄。口干口苦，大便干结或稀烂不畅，尿黄。舌红苔黄或黄腻，脉滑或濡细。

治法：燥湿清热，解毒散结。

方药：燥湿解毒除疣方。

板蓝根 20g，土贝母 12g，虎杖 15g，紫草 15g，土茯苓 20g，玄参 15g，茵陈蒿 20g，莪术 15g，赤芍 12g，龙胆草 10g，薏苡仁 20g，甘草 5g。每日 1 剂，水煎服。

加减法：外阴瘙痒明显者去薏苡仁、玄参，加白鲜皮 12g，地肤子 12g 利湿解毒止痒；女性患者白带色黄而多者去玄参，加苍术 12g，黄柏 12g 以燥湿止带。

2. 脾虚毒蕴

主证：外阴肛门尖锐湿疣反复发作，屡治不愈，体弱肢倦，声低食少，大便溏烂，小便清长或女性白带多而清稀。舌质淡胖，苔白，脉细弱。

治法：益气健脾，化湿解毒。

方药：参芪扶正方。

黄芪 20g，党参 15g，白术 15g，薏苡仁 20g，茯苓 12g，板蓝根 15g，虎杖 15g，紫草 12g，刘寄奴 15g，白花蛇舌草 20g，莪术 12g，甘草 5g。每日 1 剂，水煎服。

加减法：大便溏烂明显者去虎杖、紫草，加山药 20g，炒扁豆 20g 以加强健脾化湿之功效。

四、外治法

1. 鸦胆子制剂

常用单味鸦胆子或鸦胆子的复方制成油剂、糊剂、软膏直接点涂疣体使之枯萎脱落。有一定的刺激性，要注意掌握鸦胆子的分量和使用方法。

2. 水晶膏

石灰水、糯米各适量。将糯米放于石灰水中浸泡 24～36 小时，取糯米捣烂成膏备用，使用时将膏直接涂在疣体上，每天 1 次，直至疣体脱落。要注意保护好周围正常皮肤。

3. 湿疣外洗方

虎杖 30g，龙胆草 30g，大黄 30g，赤芍 20g，石榴皮 30g，枯矾 20g，莪术 30g，紫草 30g，水煎成 2000ml，微温擦洗疣体 15～20 分钟，每天 1～2 次。

五、其他疗法

1. 火针

局部麻醉下用火针从疣体顶部直刺至疣体基底部，视疣体大小每个疣体 1～3 次直至脱落。

2. 疣体注射

用中药莪术注射液或消痔灵注射液直接注射于疣体，使疣体枯萎坏死脱落。

3. 灸法

局部麻醉后，将艾炷放在疣体上点燃任其烧尽，视疣体大小每次1～3炷，每天1次，至疣体脱落。

六、养护调摄

（1）避免婚外不洁性行为，防止性接触感染。

（2）治疗期间最好使用一次性内裤。夫妻双方有尖锐湿疣的要同时治疗，并在治疗期间忌性生活。治疗后3个月内性生活要使用避孕套。

（3）治疗期间和治疗后3个月可经常用中药薏苡仁煲汤，每次50～100g，有预防和辅助治疗作用。

七、名家医案

案1 徐某，女，23岁。初诊时间：1998年6月12日。

主诉：外阴增生物1个月。

1个月前外阴出现绿豆大增生物，偶有微痒。近周外阴增生物增大。检查：阴道口下方见约蚕豆大灰白色疣体，5%醋酸白试验阳性。病理报告：尖锐湿疣。舌红，苔黄，脉弦数。

中医诊断：臊瘊（湿热淫毒聚结）。

西医诊断：尖锐湿疣。

治则治法：清热利湿，解毒散结。

中药处方：内服方：板蓝根20g，龙胆草12g，茵陈蒿20g，土贝母12g，莪术12g，紫草12g，薏苡仁30g，蒲公英20g，甘草3g。每天1剂，水煎服。

外洗方：大黄30g，黄柏20g，枯矾20g，野菊花30g，赤芍30g，苦参30g，每天1剂，煎水外洗患处；每天1次用疣毒净点涂霜（主要由鸦胆子、莪术、枯矾、白及等药制成）外搽疣体。治疗5天，疣体全部脱落消失。继续外洗和内服治疗10天。停药观察6个月无复发。

案2 申某，男，32岁。初诊时间：2012年6月18日。

主诉：发现阴茎及冠状沟淡红赘生物半年余。

患者诉发病前半年曾有不洁性接触史，2012年1月发现阴茎及冠状沟出现淡红色丘疹赘生物，部分呈鸡冠状，曾到当地人民医院诊治，查HPV18、HPV11阳性，梅毒2项、HIV抗体阳性，并先后行二氧化碳激光、光动力疗法，口服胸腺素胶囊、外用高锰酸钾溶液，但1个月后又在原部位出现类似赘生物，并伴局部潮湿瘙痒感，偶有异味，严重影响工作。故为求进一步治疗，遂求治于范瑞强教授门诊。

专科检查：患者冠状沟、包皮散在分布淡红色赘生物，部分呈菜花样，皮疹异味感，表面少许分泌物，患者口干苦，纳眠欠佳，大便黏滞，舌红，苔黄腻，脉滑。

中医诊断：臊瘊（湿毒聚结）。

西医诊断：尖锐湿疣。

治则治法：燥湿清热，解毒散结。

处方：①燥湿解毒除疣方加减：土茯苓 30g，薏苡仁 20g，茵陈 20g，虎杖 15g，板蓝根 15g，土贝母 15g，紫草 15g，玄参 15g，莪术 10g，赤芍 15g，川朴 15g，蜂房 10g。每日 1 剂，煎至 200ml 温服，每日 2 次。②二氧化碳激光清除可见皮疹。③术后中药溶液泡洗，处方：枯矾 10g，黄柏 20g，苦参 20g，野菊花 20g，木贼 30g，香附 30g，虎杖 30g，紫草 30g，煎水 2000ml，待常温后坐浴，温洗半小时，每日两次。

二诊：用上药 7 天后，大部分术口结痂，无渗液，大便调，舌红，苔薄黄，脉弦细。

处方：①上方去虎杖，水煎内服。②疣毒净胶囊，每次 5 片，每天 3 次，口服；③外洗同前。

三诊：用上药 7 天后，术口愈合，术口周围干爽，无新起皮疹，胃纳可，大便偏烂，舌淡红，苔薄白，脉细。

处方：①中药方去玄参、茵陈，改用炒薏苡仁 20g，北芪 15g。煎水温服。②疣毒净胶囊同前，外洗方同前。

四诊：用药两周，无新发皮疹，原皮疹处局部干爽，无分泌物。患者精神可，二便调，眠可。

处方：疣毒净胶囊口服，每周服 5 天，中药煎药外洗同前，隔日一次。

五诊：1 个月后复诊，无复发，患者精神状态可。随诊 3 个月未见复发。

按语：范瑞强教授认为其发病机理主要是由于房事不洁，从外感受湿热淫毒，蕴结积聚于外阴生殖器部位而成。由于湿毒为阴邪，其性黏滞缠绵，易耗伤气血，阻遏正气，引起脾肾亏损，正气不足，正虚邪恋，以致尖锐湿疣易于复发，难以根治。

尖锐湿疣的治疗目前中医主要采用中药外治法与内治法相结合，包括中药熏洗、点涂、外敷、疣体注射、疣体局部针灸、中药内服等；西医亦主要以外治法为主，包括 CO_2 激光、光动力疗法、钬激光、微波、电灼、冷冻、手术剪除和化学腐蚀剂点涂等，亦有配合干扰素局部或全身治疗。

范教授认为在激光术后早期采用清热燥湿散结的方案攻邪，后期配合益气药扶助正气，并配合中药外洗直接作用于病灶。而紫草、板蓝根、薏苡仁对病毒有抑制作用。从内外两个方面结合进行治疗，能取得更好的疗效。

（陈信生）